20일
비키니 핏 다이어트

비타북스

하루에 한 동작 비키니 몸매는 만들어진다!

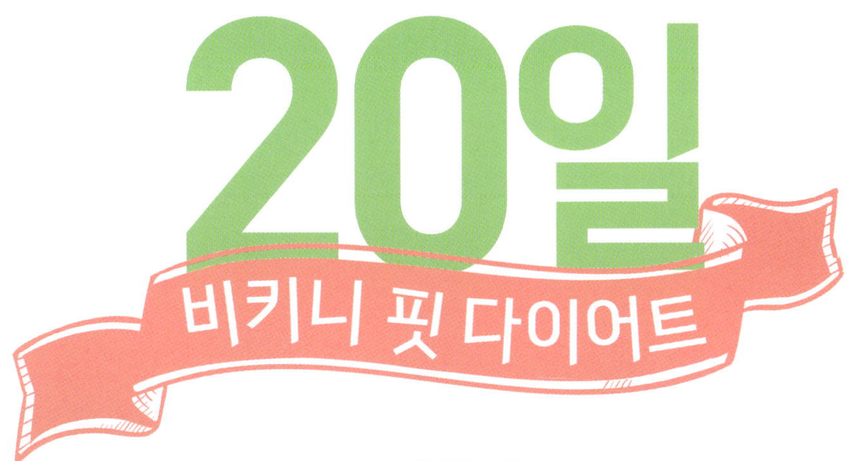

양덕일 지음

비타북스

Prologue

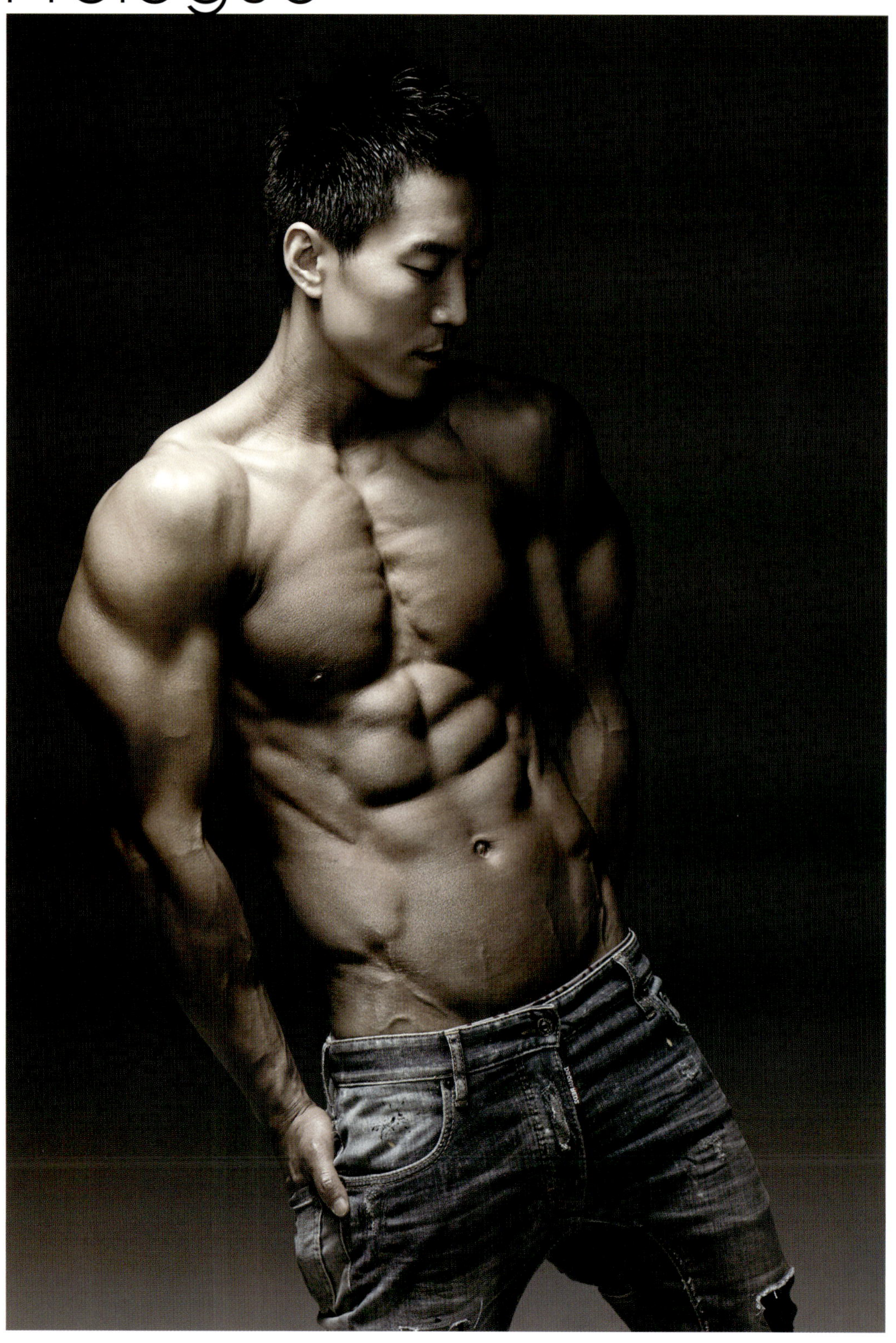

"더 이상 유행 다이어트에 현혹되지 마세요!"

"정말 효과가 있을까요?"

수년간 함께 운동해온 여성분이 어느 날 조심스럽게 유행하는 다이어트에 대한 호기심을 내비쳤다. 수없이 많은 유행 다이어트에 시간과 비용을 허비하다 오로지 운동만이 다이어트의 진리라는 것을 몸소 깨달은 회원이었지만, 여전히 '유행 다이어트'에 솔깃해진다고 했다.

그도 그럴 것이 시즌마다 유행하는 다이어트 방법이 쏟아져 나오고, 각종 매체에서는 매일같이 단번에 날씬해질 수 있다는 뻔한 다이어트 방법을 비책처럼 소개하고 있다. 그런 정보들을 접하다 보면 누구나 최면에 걸린 것처럼 유행하는 다이어트에 빠져들게 되는 것이다. 물론 그 과정에서 다이어트에 대한 올바른 정보를 습득할 수도 있겠지만, 잘못된 정보를 맹신하거나 효율적이지 못한 방법으로 운동을 익히고 따라 하는 이들이 많아 안타깝다.

물론 최근에는 전문가의 지도를 받으며 체계적으로 다이어트를 하는 사람들이 크게 늘어나는 추세다. 예전에는 다이어트를 위해 운동을 하는 사람들의 목표는 거창하지도, 구체적이지도 않았다. 단순히 '살을 빼고 싶다', '10년 전 체중으로 돌아가고 싶다', '딱 5kg 정도만 감량하고 싶다'는 정도의 막연한 목표를 세웠을 뿐이었다. 하지만 최근 몇 년 사이, 사람들의 인식은 완전히 달라졌다. 몸의 밸런스를 생각하고, 근육량과 체지방량을 따지며, 체형의 단점을 최대한 보완할 수 있는 방법을 찾고 있다. 울퉁불퉁한 몸을 갖게 될까 근육 운동을 기피하던 여성들도 각종 머신과 덤벨을 이용해 본인 몸무게보다 무거운 중량을 들고 내리며 운동하는 모습을 보면, 많은 변화가 생겼음을 실감한다. 그만큼 건강하고 아름다운 몸매에 대한 관심이 높아진 것이다.

하지만 정직 일상에서 혼자 운동을 하려면 이떻게 해야 하는지, 건강하고 아름다운 몸매를 어떻게 만들어가야 하는지 모르는 이들이 부지기수다. 이 책에는 지금까지 다양한 유형의 다이어터들과 스타들을 지도하고 변화시키며 쌓은 운동 노하우를 압축시켜 일상에서 활용할 수 있도록 담았다. 집안, 직장, 학교 어디에서도 가능한 맨몸 운동과 최소한의 도구를 사용하여 효과를 볼 수 있는 방법을 간추려 놓았다. 또한 여성들이 가장 원하는 이상적인 몸매를 만들 수 있도록 가슴, 복부, 힙&허벅지의 부위별 운동법들을 소개하고 있다. 자신의 신체적 단점을 보완할 수 있도록 운동 부위를 선택할 수 있는 프로그램이다. 시간과 경제적 여유 때문에 퍼스널 트레이너에게 지도받지 못하는 이들이 이 책을 읽고 하루 5분에서 최대 15분 정도 꾸준히 투자한다면 분명 몸의 변화를 느끼게 될 것이다.

건강하고 아름다운 몸매는 한 잔의 해독주스, 한 알의 다이어트 보조제, 반짝 떠오른 유행 다이어트가 만들어주는 것이 절대 아니다. 쉽게 할 수 있는 운동, 효율적인 운동, 꾸준히 지속할 수 있는 운동이 만들어준다는 사실을 반드시 기억해야 한다. 이 책을 접한 독자들이 '아름다운 몸매 완성은 운동이 진리'라는 참된 이치를 스스로 깨닫고 실천에 도전하기를 희망한다. 그러한 도전이 스스로를 당당하게 만들 수 있는 든든한 발판이 되길 기대해본다. 나아가 이 한 권의 책이 모든 독자들을 건강하고 아름다운 몸매로 이끄는 퍼스널 트레이너가 되기를 바라본다.

2016년 5월
트레이너 양덕일

Contents

PART 01

볼륨감을 업시키고 상체 라인을 바로잡는
가슴 트레이닝

대세는 '탄력'이다. 나올 데는 나오고 들어갈 데는 들어간 몸매, 누가 봐도 '운동 좀 하고 관리한 몸매'가 찬사를 받고 있다. 그런 몸을 단시간에 만들려면 전신 운동보다 특정 부위 운동을 하는 것이 더욱 효과적이다. 따라서 이 책에서는 가슴, 복부, 힙&허벅지라는 주요 부위 집중 트레이닝 프로그램을 제시한다. 이 중 원하는 부위를 선택해 하루에 한 가지 운동으로 단련해보자. 탄력과 라인이 돋보이는 몸매로, 자신 있게 비키니를 입게 될 것이다.

1 매력을 어필할 수 있는
부위 선택 후 집중 공략

비키니를 입을 때 매력을 어필할 수 있는 신체 부위는 사람마다 다르다. 하지만 많은 여성들이 비키니 시즌이 다가오면 가슴, 복부, 하체의 고민을 특히 호소한다. 그만큼 이 부위들이 매력적인 비키니 몸매를 결정짓는 주된 부위인 동시에 여성들이 가장 고민하는 부분이기 때문이다. 일반적으로 가슴은 여성성을 가장 잘 드러낼 수 있고, 복부는 건강미를 나타내며 힙&허벅지 등의 하체는 섹시함을 강조할 수 있는 부위다. 물론 볼륨 있는 가슴과 매끈한 복부, 탄력 넘치는 하체를 한 몸에 가진다면 이상적이겠지만, 짧은 시간을 투자해 매력적인 비키니 몸매를 완성하기 위해서는 자신의 매력을 가장 잘 어필할 수 있는 신체 부위를 집중 공략해야 한다. 이 책을 통해 한 부위를 선택하고 단련해 자신의 장점을 부각시키고 단점을 보완하면 비키니 몸매를 만드는 것은 어렵지 않다.

2 하루 한 가지 운동으로
비키니 몸매 완성

20일간 매일 한 가지 운동으로 굴욕 없는 비키니 몸매에 도전한다. '20일 비키니 핏 다이어트'는 가슴과 복부, 힙&허벅지를 집중적으로 단련해 라인과 볼륨을 살릴 수 있는 운동을 소개한다. 자신의 신체에서 가장 탄력을 주고 싶은 부위, 라인을 살리고 싶은 부위부터 도전해보자. 하루 한 가지 운동을 열심히 따라 하다 보면 20일 뒤, 달라진 몸매를 직접 확인하게 될 것이다.

3 완벽한 비키니 몸매를 원한다면
원하는 부위 추가해 단련하기

가장 자신 없던 부위를 조금이라도 변화시켰다면 다른 부위 운동을 추가적으로 시행해보자. 가슴과 복부, 힙&허벅지 운동이 한 권의 책 안에 파트별로 따로 따로 구성되어 있기 때문에 원하는 신체 부위가 있다면 언제든 추가적으로 단련이 가능하다. 매일 가슴 - 복부 - 힙&허벅지 운동을 한 가지씩 진행하면 자연스럽게 전신 운동이 되며, 군살 제거와 탄력 라인을 만드는 효과가 극대화된다. 혹은 하루씩 번갈아가며 가슴과 복부, 힙&허벅지 운동을 진행해도 좋다.

4 세트와 횟수로
운동 강도 조절하기

트레이닝은 후반부로 갈수록 운동의 강도가 점차 높아지는 구성이므로 별도로 운동 강도를 조절하지 않아도 된다. 하지만 개개인의 운동 능력에는 차이가 있으니 힘에 부치거나 근육에 전달되는 자극이 적으면 운동 횟수로 강도를 낮추거나 높인다. 대부분의 운동은 1세트가 10~20회지만 자신의 체력에 따라 횟수를 조절해도 좋다. 횟수를 낮춰 운동할 때는 약간 힘들다고 느낄 정도로만 살짝 줄이고, 횟수를 높일 때는 제시된 횟수보다 1~2회씩 늘리는 것이 바람직하다. 특히 강도를 높여 운동할 때 너무 무리하게 횟수를 늘리면 부상의 위험이 있으므로 주의한다.

5 부위별 동작 후
연예인 몸매 따라잡기 도전

각 부위 프로그램은 20가지 운동으로 이루어져 있다. 한 부위의 20가지 운동을 모두 마스터한 뒤에는 각 부위 도입부에 소개된 연예인 몸매 따라잡기 프로그램에 도전해보자. 20일간 배운 운동 중 6가지로 구성했으며 실제 전지현, 유이 등 연예인들이 부위별 집중 트레이닝을 받을 때 운동한 프로그램이다. 하루 한 동작씩 운동했을 때보다 높은 강도로 트레이닝을 진행할 수 있고, 단시간에 '연예인 몸매를 따라잡는' 드라마틱한 운동 효과를 얻을 수 있다.

무결점 몸매를 자랑하는 스타들의 트레이닝 스토리를 담았어요. 어떻게 목표를 설정했고, 이떤 운동을 했으며 무엇을 먹었는지 참고하세요.

스타들의 트레이닝 방법 중 가장 핵심 포인트만 정리했어요.

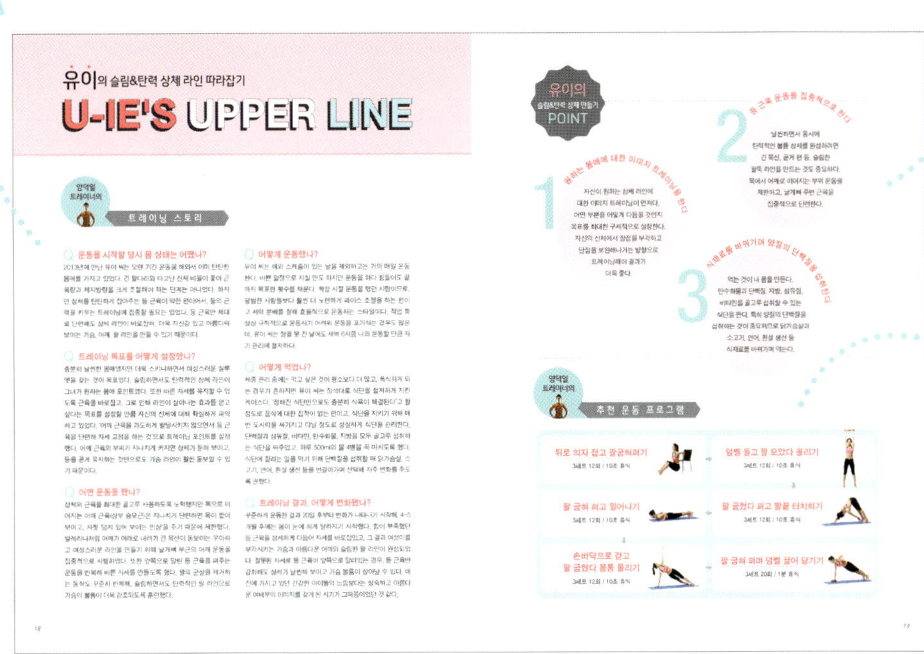

각 부위의 운동을 모두 마쳤거나 20일보다 빠른 기간에 드라마틱한 효과를 보고 싶다면 연예인들이 실제 운동했던 프로그램을 따라 해보세요.

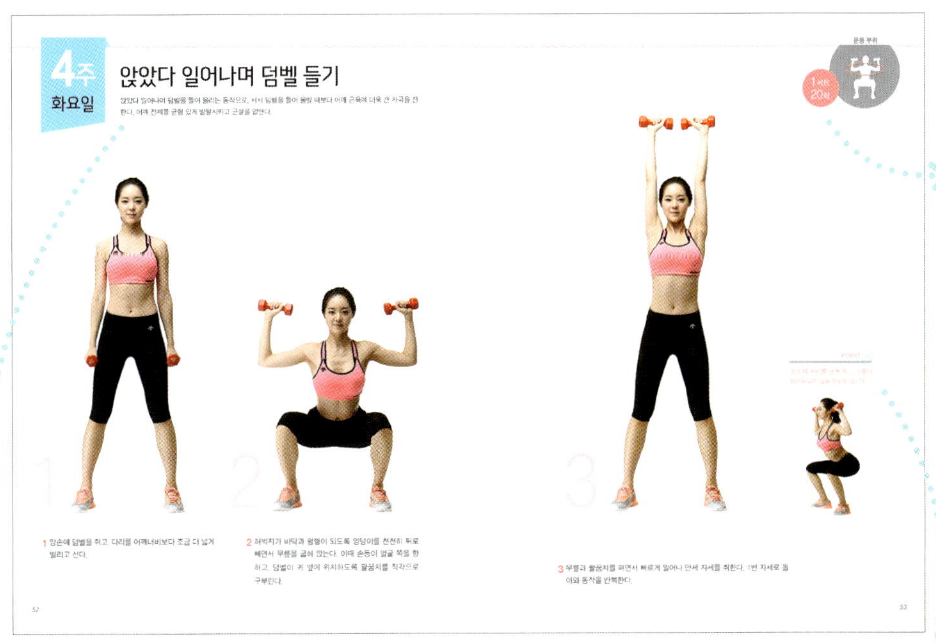

군살과 라인을 잡기 위해 필요한 최소한의 세트와 횟수를 표기했어요. 자신의 운동 능력과 체력을 고려해 표기된 것보다 줄이거니 늘러도 좋아요.

각 운동의 효과를 구체적으로 설명했어요. 어떤 동작이 어떤 효과를 내는지 알고 운동하면 더욱 그 부위에 집중해 움직일 수 있어서 운동 효과를 높여줘요.

중요한 과정이나 정확한 자세가 필요한 동작은 사진을 추가했어요.

비키니 몸매 만드는 식단

쨍쨍한 탄력이 필요한 1~2주

	아침	점심	저녁
월요일	● **현미밥 일반식** 나물, 구운 생선 등 저염식 반찬 위주로 섭취	● **소고기 안심 볶음** 소고기 안심 100g, 양파, 버섯, 브로콜리, 파프리카 등 채소를 소량의 후추, 굴소스와 함께 볶아 섭취	● **삶은 달걀 1개** ● **과일 샐러드** 사과 1/2개·오렌지 1/2개·바나나 1개·딸기 5개·방울토마토 5개·키위 2개·토마토 1개·포도 5알·오이 1/2개 중 3가지를 선택해 샐러드 채소와 섞고 발사믹 식초나 플레인 요거트를 뿌려 섭취
화요일	● **바나나 1개** ● **삶은 고구마 1개** ● **저지방 우유 1잔**	● **참치 샐러드** 기름을 제거한 캔참치와 양상추, 브로콜리, 파프리카, 오이, 방울토마토를 섞고 발사믹 식초나 레몬즙을 뿌려 섭취	● **두부 샐러드** 두부 1모, 양상추, 브로콜리, 파프리카, 오이, 방울토마토에 발사믹 식초나 플레인 요거트를 뿌려 섭취
수요일	● **현미밥 일반식** 나물, 구운 생선 등 저염식 반찬 위주로 섭취	● **닭가슴살 샐러드** 구운 닭가슴살 1쪽, 양상추, 브로콜리, 파프리카, 오이, 방울토마토에 발사믹 식초나 플레인 요거트를 뿌려 섭취	● **삶은 고구마 1개** ● **삶은 달걀 1개** ● **방울토마토 한 주먹**
목요일	● **아메리카노 1잔** ● **호밀빵 슬라이스 1조각** 딸기잼이나 땅콩잼을 약간 발라 섭취	● **소고기 샤브샤브 샐러드** 데친 소고기 100g에 양상추, 양파, 버섯, 브로콜리, 파프리카 등 채소를 넣고 발사믹 식초나 레몬즙 또는 플레인 요거트를 뿌려 섭취	● **삶은 달걀 2개** ● **과일 샐러드** 사과 1/2개·오렌지 1/2개·바나나 1개·딸기 5개·방울토마토 5개·키위 2개·토마토 1개·포도 5알·오이 1/2개 중 3가지를 선택해 샐러드 채소와 섞고 발사믹 식초나 플레인 요거트를 뿌려 섭취
금요일	● **사과 1개** ● **삶은 고구마 1개** ● **아메리카노 1잔**	● **연어 샐러드** 연어 120g에 양상추, 브로콜리 등 각종 채소와 견과류를 넣고 발사믹 식초나 레몬즙을 뿌려 섭취	● **삶은 달걀 1개** ● **과일 샐러드** 사과 1/2개·오렌지 1/2개·바나나 1개·딸기 5개·방울토마토 5개·키위 2개·토마토 1개·포도 5알·오이 1/2개 중 3가지를 선택해 샐러드 채소와 섞고 발사믹 식초나 플레인 요거트를 뿌려 섭취
토요일	● **현미밥 일반식** 나물, 구운 생선 등 저염식 반찬 위주로 섭취	● **참치 샐러드** 기름을 제거한 캔참치에 양상추, 브로콜리, 파프리카, 오이, 방울토마토를 넣고 발사믹 식초나 레몬즙을 뿌려 섭취	● **방울토마토 한 주먹** ● **닭가슴살 쉐이크 1잔** 삶은 닭가슴살 1쪽을 믹서에 찢어 넣고 우유 250ml, 물 1/2컵, 아몬드 10알, 바나나 1개와 함께 갈아서 섭취
일요일	● **단호박 1/4개** 찌거나 오븐에 구워서 섭취 ● **두부 쉐이크 1잔** 두부 1/2모, 바나나 1개, 아몬드 약간, 저지방 우유(또는 물) 500ml, 꿀 1스푼을 믹서에 넣고 갈아서 섭취	● **자유식** 인스턴트나 패스트푸드를 제외하고 먹고 싶었던 음식을 섭취하되, 과식하지 않도록 조금만 섭취	● **버섯 견과류 샐러드** 팬에 올리브유를 두르고 표고버섯, 새송이버섯, 느타리버섯, 팽이버섯 등을 빠른 시간 안에 볶은 후 샐러드 채소와 과일, 아몬드, 호두 등 견과류와 함께 섭취

20일이라는 짧은 기간에 군살을 제거하고, 늘어진 살에 탄력을 부여해 라인을 다듬는 일은 결코 쉽지 않다. 특히 운동만으로 몸을 만들기란 정말 어렵다. 식단은 운동만큼이나 다이어트의 성패를 좌우하는 중요한 요소다. 구하기 쉬운 재료로 간단히 조리할 수 있는 1~2주, 3~4주 식단을 소개한다. 단백질을 주재료로 섭취하고, 함께 먹는 채소는 포만감을 느낄 정도로 적당량 섭취하는 알짜배기 식단이다. 스타들의 스타 트레이너, 양덕일 트레이너가 직접 그들을 지도할 때 구성한 친절하고 꼼꼼한 식단에 상세한 레시피까지 담았으니, 완벽한 비키니 몸매를 원한다면 믿고 따라 해보자.

슬림한 라인을 만드는 3~4주

	아침	점심	저녁
월요일	● **달걀 스크럼블** 달걀 2개를 소량의 후추, 소금과 함께 볶아 섭취 ● **두부 쉐이크 1잔** 두부 1/2모, 바나나 1개, 아몬드 약간, 저지방 우유 or 물 500ml, 꿀 1스푼을 믹서에 넣고 갈아서 섭취	● **소고기 안심 볶음** 소고기 안심 100g, 양파, 버섯, 브로콜리, 파프리카 등 채소를 소량의 후추, 굴소스와 함께 볶아 섭취	● **삶은 달걀 1개** ● **과일 샐러드** 사과 1/2개·오렌지 1/2개·바나나 1개·딸기 5개·방울토마토 5개·키위 2개·토마토 1개·포도 5알·오이 1/2개 중 3가지를 선택해 샐러드 채소와 섞고 발사믹 식초나 플레인 요거트를 뿌려 섭취
화요일	● **삶은 고구마 1개** ● **토마토 수프** 토마토 2개, 양파, 당근, 마늘, 버섯, 브로콜리를 잘게 썰어 올리브유에 볶은 후 물 300~400ml를 넣고 뭉근히 끓여 섭취	● **돼지고기 안심 볶음** 돼지고기 안심 80g, 양파, 버섯, 브로콜리, 파프리카 등 채소를 소량의 후추, 굴소스와 함께 볶아 섭취	● **방울토마토 한 주먹** ● **닭가슴살 쉐이크 1잔** 삶은 닭가슴살 1쪽을 믹서에 찢어 넣고 우유 250ml, 물 1/2컵, 아몬드 10알, 바나나 1개와 함께 갈아서 섭취
수요일	● **현미밥 일반식** 나물, 구운 생선 등 저염식 반찬 위주로 섭취	● **버섯 견과류 샐러드** 팬에 올리브유를 두르고 표고버섯, 새송이버섯, 느타리버섯, 팽이버섯 등을 빠른 시간 안에 볶아 샐러드 채소와 과일, 아몬드, 호두 등 견과류와 함께 섭취	● **삶은 고구마 1개** ● **삶은 달걀 1개** ● **방울토마토 한주먹**
목요일	● **채소&과일 주스 1잔** 당근, 브로콜리, 적양배추를 끓는 물에 데치고, 사과·바나나·블루베리·키위·딸기·토마토 중 3가지를 선택해 데친 채소와 함께 믹서에 넣고 무지방 또는 저지방 우유와 갈아서 냉장 보관하며 섭취	● **닭가슴살 샐러드** 구운 닭가슴살 1쪽, 양상추, 브로콜리, 파프리카, 오이, 방울토마토에 발사믹 식초나 플레인 요거트를 뿌려 섭취	● **두부 샐러드** 두부 1모, 양상추, 브로콜리, 파프리카, 오이, 방울토마토에 발사믹 식초나 플레인 요거트를 뿌려 섭취
금요일	● **사과 1개** ● **두부 쉐이크 1잔** 두부 1/2모, 바나나 1개, 아몬드 약간, 저지방 우유(또는 물) 500ml, 꿀 1스푼을 믹서에 넣고 갈아서 섭취	● **연어 샐러드** 연어 100g에 양상추, 브로콜리, 각종 채소와 견과류를 넣고 발사믹 식초 또는 레몬즙을 뿌려 섭취	● **삶은 고구마 1개** ● **삶은 달걀 2개** ● **방울토마토 한 주먹**
토요일	● **사과 1개** ● **토마토 수프** 토마토 2개, 양파, 당근, 마늘, 버섯, 브로콜리를 잘게 썰어 올리브유에 볶은 후 물 300~400ml를 넣고 뭉근히 끓여 섭취	● **참치 샐러드** 기름을 제거한 캔참치에 양상추, 브로콜리, 파프리카, 오이, 방울토마토를 넣고 발사믹 식초나 레몬즙을 뿌려 섭취	● **삶은 고구마 1개** ● **삶은 달걀 1개** ● **방울토마토 한 주먹**
일요일	● **채소&과일 주스 1잔** 당근, 브로콜리, 적양배추를 끓는 물에 데치고, 사과·바나나·블루베리·키위·딸기·토마토 중 3가지를 선택해 데친 채소와 함께 믹서에 넣고 무지방 또는 저지방 우유와 갈아서 냉장 보관하며 섭취	● **닭가슴살 샐러드** 구운 닭가슴살 1쪽, 양상추, 브로콜리, 파프리카, 오이, 방울토마토에 발사믹 식초나 플레인 요거트를 뿌려 섭취	● **버섯 견과류 샐러드** 팬에 올리브유를 두르고 표고버섯, 새송이버섯, 느타리버섯, 팽이버섯 등을 빠른 시간 안에 볶은 후 샐러드 채소와 과일, 아몬드, 호두 등 견과류와 함께 섭취

성공적인 체중 조절을 위한 생활습관 십계명

운동을 하며 체중 감량과 현상 유지를 하는 일도 중요하지만, 식습관과 생활습관을 교정해 '살찌지 않는 체질'을 만드는 것이 우선이다. 하나씩 실천하다 보면 자연스럽게 살이 빠지는, 놀라운 습관들을 소개한다.

1 11시 전에 취침하기

신진대사 기능이 원활하면 칼로리 소모가 많아져 쉽게 살찌지 않는다. 밤 11시에서 1시 사이에는 신진대사를 높이는 호르몬이 왕성하게 분비되므로, 늦어도 11시부터는 취침한다.

2 금주와 금연은 필수

술은 칼로리가 높으며 주로 저녁에 고열량 안주와 섭취하기 때문에 요요 현상을 불러오기 쉽다. 흡연은 몸을 쉽게 피곤하게 만들고, 스트레스 지수를 높인다. 따라서 최적의 몸 상태를 유지하려면 금주와 금연한다.

3 운동 전 커피 마시기

카페인을 섭취하면 도파민과 아드레날린이 분비되어 일시적으로 몸의 피로도를 감소시킨다. 따라서 커피를 마시면 몸이 힘들고 지친 상태에서도 운동을 지속할 수 있고 결과적으로 체중을 감량하게 된다. 단, 내성이 생겨 몸이 반응하지 않을 수 있으므로 운동 전 설탕과 크림 없이 아메리카노를 마시되, 하루 1~2잔 정도로 제한하는 것이 좋다.

4 충분한 물 섭취는 기본

운동 중 수분 섭취는 매우 중요하다. 근력을 강화하는 웨이트 트레이닝을 할 때 하루 2L의 물 섭취는 기본이다. 땀이 배출되면 혈압과 신진대사가 낮아지고, 그로 인해 체지방이 분해되는 속도 역시 낮아지기 때문이다. 한꺼번에 많이 마시지 말고, 운동을 하며 10~20분마다 100ml 정도씩 나눠 마신다.

5 식단 정확히 지키기

다이어트에서 운동만큼이나 중요한 것이 식단이다. 체중을 줄이려면 단백질과 식이 섬유 섭취를 늘리며, 탄수화물과 지방 섭취를 줄여야 한다. 이를 위해 체중 감량용 식단을 최대한 지키는 것이 좋다. 식단 이외의 음식은 되도록 삼가고, 특히 야식은 절대 먹지 않는다.

6 규칙적인 시간에 식사하기

식사 시간이 불규칙하면 폭식하기 쉽다. 폭식은 몸에 지방을 과하게 축적하게 만드는 비만의 주범이다. 세끼를 정해진 시간에 먹으면 신진 대사량과 기초 대사량을 높여, 소위 말하는 '숨만 쉬어도', '잠을 자고 있어도' 살이 빠지는 체질이 될 수 있다. 아침과 점심, 저녁을 5시간 간격으로 먹도록 한다.

7 소금 멀리하기

흰쌀밥 대신 현미밥이나 잡곡밥을 소량 먹으며 포만감을 느끼기 위해 나물무침, 생선구이, 백김치 등 반찬을 많이 먹는다. 소금은 몸을 붓게 만들고, 근육 생성을 방해하므로 저염식을 한다. 소금 양을 단번에 줄이기 힘들면 요리할 때 레몬즙을 소량 첨가한다. 나트륨 배출을 돕고 음식 맛을 살릴 수 있다.

8 과식하지 않는 습관 들이기

자유식을 먹을 때는 인스턴트식품이나 패스트푸드를 피한다. 대개 고칼로리 식품이며 짜고 맵고 자극적인 맛을 내, 의도했던 양 이상을 먹기 쉽다. 식단을 지키느라 쌓인 스트레스를 해소하기 위해 평소 먹고 싶었던 음식을 먹되, 과식하지 않도록 주의한다.

9 먹을 때는 먹는 것에만 집중

딴짓을 하면서 먹으면 무의식적으로 음식을 먹게 되어 식사량을 조절하기 어렵다. 특히 TV를 시청하며 식사하면 하루 식사량이 300 칼로리 정도 높아진다는 연구 결과도 있다. 밥을 먹을 때는 먹는 행위에만 집중하자.

10 먹은 만큼, 먹은 이상 움직이기

식욕을 참지 못해 과식했다면? '내일부터 다이어트하면 되지'라는 생각으로 포기하지 말고, 그만큼 더 움직이고 운동한다. 모두가 알고 있듯이, 섭취하는 에너지보다 사용하는 에너지가 많으면 살은 절대 찌지 않는다. 섭취량보다 에너지 소모량이 많다면 얼마만큼 먹든 살은 반드시 빠진다.

비키니 몸매 트레이닝에 필요한 도구와 소품

비키니 몸매 트레이닝은 집에서 따라 하기 쉬운 프로그램으로 구성되었다. 맨몸 운동이 기본이지만, 운동 효과를 높이고 싶다면 도구와 소품을 사용한다. 운동할 때 필요한 최소한의 도구, 집에서 늘 구할 수 있는 소품엔 어떤 것이 있고 그 역할은 무엇인지 알아보자.

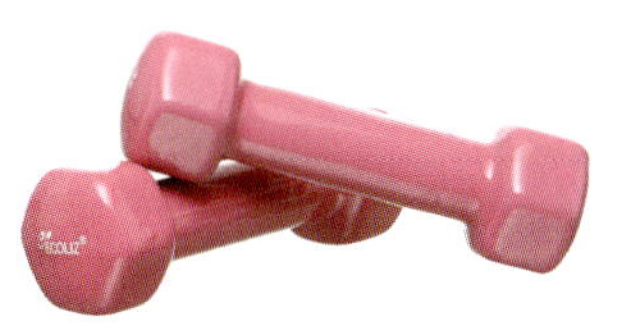

덤벨

덤벨을 쥐고 운동을 하면 같은 횟수를 움직이더라도 움직이는 부위에 가해지는 자극이 높아, 맨손으로 운동할 때보다 근력이 증가하고 체력이 향상된다. 처음부터 너무 무거운 중량을 선택하지 말고 1kg부터 시작하는 것이 좋다. 덤벨이 없으면 물을 가득 채운 물병을 사용한다.

매트

웨이트 트레이닝이나 요가, 스트레칭까지 종류를 막론하고 집에서 운동을 할 때 사용한다. 매트는 눕거나 엎드리는 동작을 취할 때 몸이 바닥으로부터 흡수하는 충격을 완화해주고, 미끄럼 방지 기능을 해 부상을 예방해준다. 10mm 정도의 너무 얇거나 두껍지 않은 것이 좋고, 매트가 없다면 이불을 깔고 운동한다.

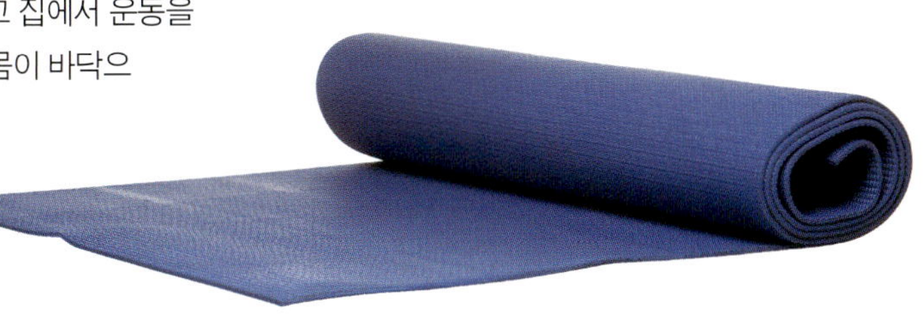

타월

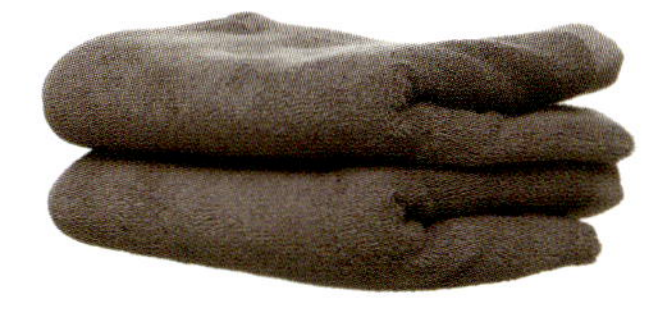

앉았다 일어나거나 다리를 밀었다 당기는 등의 동작을 할 때 바닥에 타월을 깔면 마치 기구 운동을 하듯 천천히 원하는 부위에 힘을 주며 움직일 수 있다. 마찰력이 감소해 부드럽게 자세를 취할 수 있으며 부상의 위험이 줄어든다. 동작의 정확도를 높여 운동 효과를 높여준다.

쿠션

주로 팔이나 다리 운동 시 보조 도구로 사용한다. 양쪽 팔과 다리 사이에 쿠션을 끼우고 동작을 하면 맨몸으로 운동했을 때보다 더욱 정확한 자세로 움직일 수 있다. 또한 쿠션을 떨어뜨리지 않으려 집중하는 동안 뻗은 팔과 다리 근육에 힘이 들어가 근력이 더욱 세진다. 쿠션 대신 베개를 사용해도 좋다.

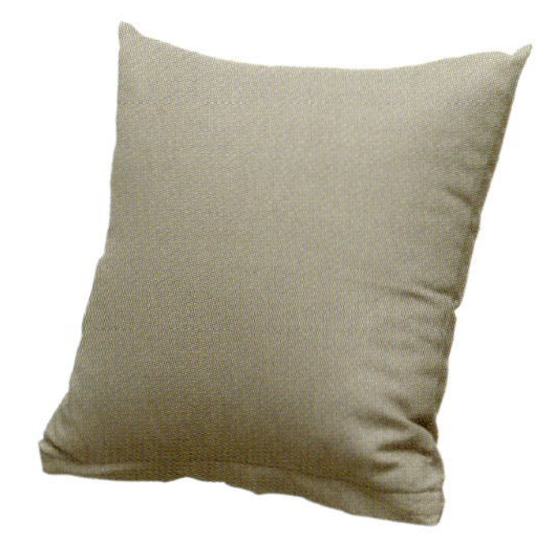

의자

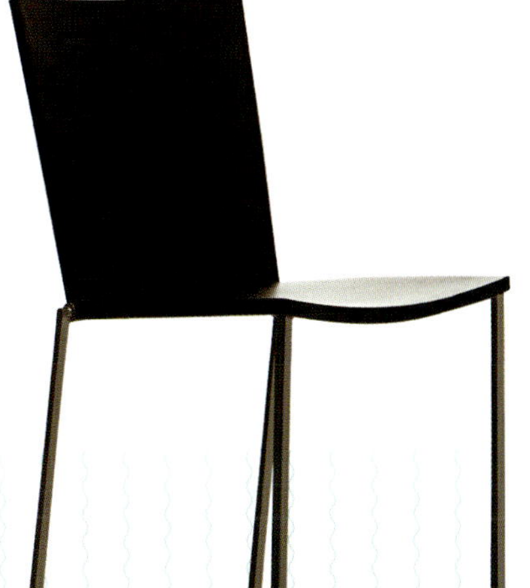

실내에서 계단이 필요한 운동을 할 때 보통 '스텝박스'라는 도구를 쓰는데, 집에서는 그마저도 구비하기 여의치 않다. 이때 무릎 높이 정도의 의자 위를 오르내리며 운동하면 좋다. 의자에 오르내리는 동작은 러닝머신에서 달리는 것보다 약 3배 이상의 유산소 운동 효과를 낸다. 특히 하체를 날씬하고 탄력 있게 만드는 효과가 뛰어나 체지방을 줄이는 동시에 라인을 매끈하게 다듬을 수 있다.

20일 비키니 핏 다이어트 Q&A

비율과 라인을 살리는 양덕일 트레이너의 트레이닝 절대 처방을 공개한다. 20일간 진행할 비키니 몸매 트레이닝에 대한 궁금증이 말끔히 해소될 것이다.

20일 비키니 핏 다이어트는 어떤 운동인가요?

하루 한 가지 동작만으로 원하는 부위의 라인을 살리는 유산소성 근력 운동 프로그램입니다. 특정 부위를 자극하고 단련하면서 심폐지구력을 키울 수 있기 때문에 유산소 운동의 효과도 얻을 수 있습니다. 이로 인해 근육량과 근력 증가는 물론 체지방 감량도 가능해 슬림하면서 탄력 넘치는 몸매가 만들어집니다. 무엇보다 특별한 기구 없이 언제, 어디서나 쉽게 따라 할 수 있습니다. 쉽고 간단한 하루 단 한 가지 동작으로 비율과 라인을 바로잡는 운동입니다.

운동 강도 조절은 어떻게 하나요?

체력이 뒷받침된다면 운동의 종류와 횟수를 모두 늘리는 것이 좋지만 전문가의 도움 없이 무리하게 운동하면 자칫 부상을 얻을 수 있습니다. 따라서 횟수를 조금씩 늘리며 강도를 조절하는 것이 가장 안전합니다. 20회가 명시되어 있지만, 22~23회까지 할 수 있다면 2~3회 정도씩 횟수를 점차 늘리길 권합니다.

공복에 운동하면 체중 감량 효과를 더 빨리 볼 수 있을까요?

공복에 운동하면 탄수화물 대신 지방을 연소시키기 때문에 체중 감량에는 효과적입니다. 하지만 고강도 운동을 시행해 몸매를 다듬으려면 많은 에너지가 필요한데 공복 상태라면 쉽게 지치고 근육 형성이 더욱 힘들어집니다. 결과적으로 제대로 체지방 분해를 하지 못하는 몸이 됩니다. 따라서 식사는 거르지 않고 제 시간에 하되, 자신의 컨디션이 가장 좋은 시간대를 선택해 운동하길 추천합니다. 단, 식사를 마치고 1~2시간 정도 후 운동하는 것이 바람직합니다.

세 부위의 운동을 함께 진행하려면 순서를 어떻게 해야 하나요?

20일 비키니 핏 다이어트는 에너지 소비율이 높으면서 여러 개의 근육을 동시에 단련할 수 있는 운동으로 구성되어 있습니다. 한 가지 부위를 집중 공략하는 것도 좋지만 여러 부위의 운동을 동시에 진행하면 전신을 비율 좋게 단련할 수 있습니다. 프로그램을 짜기 번거롭다면 책에 소개된 것처럼 파트 순서를 따라, 매일 가슴 → 복부 → 힙&허벅지 운동을 한 가지씩 진행합니다. 만약 가슴 라인을 살리고, 복부까지 매끈하게 단련하고 싶다면 가슴과 복부 운동을 함께 진행해도 좋습니다. 20일 비키니 핏 다이어트는 프로그램을 원하는 대로 짤 수 있는 'DIY 운동 프로그램'인 셈입니다.

유독 운동하기 싫은 날,
슬럼프를 현명하게 극복하는
방법을 알고 싶어요.

우선 운동을 시작하기 전에 목표를 제대로 세워야 합니다.
'전지현의 몸매를 닮고 싶다', '허리 사이즈를 3인치 줄이겠다',
'44 사이즈의 옷을 꼭 입겠다', '체중의 10%를 감량하겠다'
등 구체적인 목표를 갖는 것이 중요합니다. 또 힘들 때마다
닮고 싶은 사람의 몸매 이미지를 보며 스스로를
자극해야 합니다. 노력은 결코 거짓을 보여주지 않습니다.
노력한 만큼 20일 후에는 가장 정직한
보상을 받게 됩니다.

반드시 운동과
식이 요법을 병행해야 하나요?

적게 먹고 운동을 하지 않으면
우리 몸은 에너지를 소비하지 않으려는 상태로
바뀌기 때문에 쉽게 살찌는 체질로 변합니다.
섭취하는 에너지보다 사용하는 에너지가 많으면
살은 절대 찌지 않습니다. 하지만 평생 먹고 싶은 것을
모두 먹으며 운동 선수처럼 운동할 수는 없으므로,
운동과 식이 요법이 병행되어야 하는 것입니다.
책에서 제시하는 20일 식단을 따라 하며,
평생 건강한 식습관을 자신의 것으로
만들길 바랍니다.

운동으로 다이어트에
성공할 수 있을까요?

매년 새롭게 유행하는 다이어트 방법이 소개된다는 것은
그것들이 절대적인 방법이 아니라는 얘기인지도 모릅니다.
하지만 시간이 흘러도 변함없이 언급되는 것은 운동입니다.
유행하는 다이어트에 현혹되지 말고, 운동으로 근육량을
늘리는 것이 좋습니다. 근육량이 늘면 운동을 쉬어도 체중 감량 후
몸무게를 유지하기가 용이합니다. 다만 똑같은 레시피라도
요리하는 사람에 따라 음식 맛이 달라지듯이 같은 운동 방법이라도
사람마다 효과는 달리 나타날 수 있습니다. 하지만 레시피를
정확히 따라하고 정성을 쏟으면 맛과 영양 성분은 크게
달라지지 않듯, 운동 역시 정확한 방법으로
꾸준히 시행하면 누구나 좋은 결과를
얻게 될 것입니다.

프로그램을 마치면
어떤 몸으로 변화하나요?

체지방을 연소시키면서 근육을 단련시키는
프로그램이므로, 운동 전보다 날렵하고 탄탄한
몸매를 기대해볼 수 있습니다. 만약 한 가지 부위가 아닌
가슴 - 복부 - 힙&허벅지의 모든 프로그램을 동시에
시행하게 된다면 훨씬 밸런스가 잡히고 라인이 살아난
'비율 좋은 몸매'를 만들 수 있습니다.
꾸준히 시행하면 20일 전에 비해 누가 보아도
'좋은 몸매'가 된 것을 직접
느끼게 될 것입니다.

볼륨감을 업시키고
상체 라인을 바로잡는
가슴 트레이닝

볼륨 있는 아름다운 가슴은 바른 자세에서 비롯된다.
평소 잘 사용하지 않는 날개뼈 부근의 등 근육이 약해지면
어깨가 앞으로 말리면서 가슴 라인이 무너진다.
따라서 등 근육을 단련해 상체를 바르게 펴고,
세부적으로 팔과 어깨 라인을 슬림하게 다듬어 가슴의 볼륨을
돋보이도록 만드는 것이 가슴 트레이닝의 핵심이다.
상체를 바르게 펴는 것만으로도 2kg 정도 날씬해 보이는 것은 물론
여성들이 원하는 볼륨 업 가슴을 얻을 수 있을 것이다.

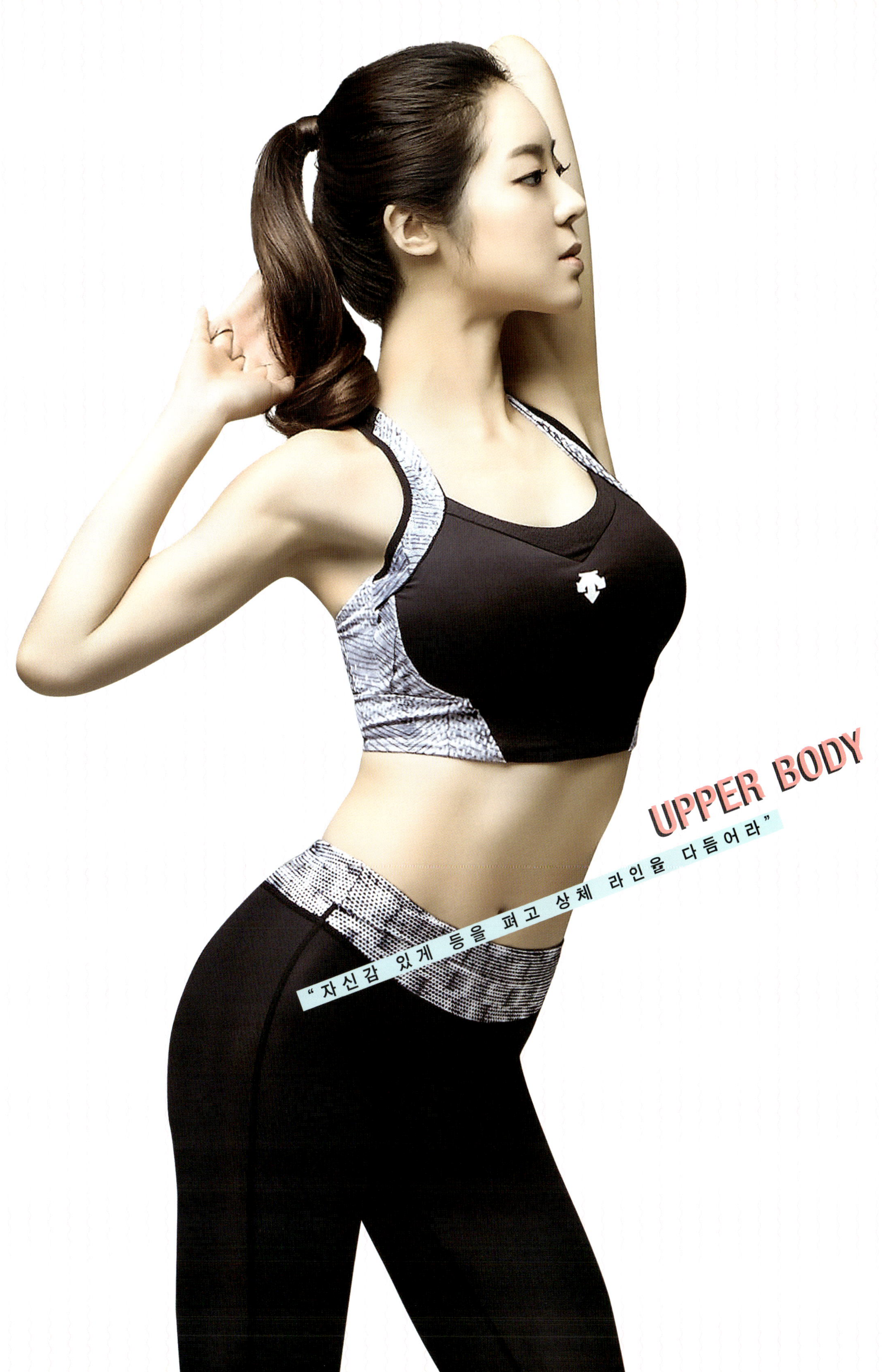

UPPER BODY
"자신감 있게 등을 펴고 상체 라인을 다듬어라"

U-IE'S UPPER LINE

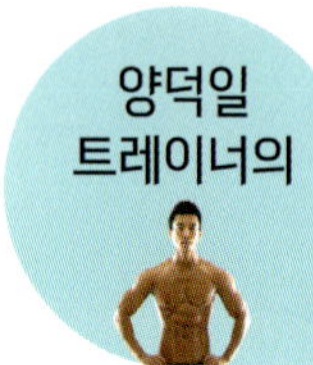

양덕일 트레이너의

트레이닝 스토리

Q 운동을 시작할 당시 몸 상태는 어땠나?

2013년에 만난 유이 씨는 오랜 기간 운동을 해와서 이미 탄탄한 몸매를 가지고 있었다. 긴 팔다리와 타고난 신체 비율이 좋아 근육량과 체지방량을 크게 조절해야 하는 단계는 아니었다. 하지만 상체를 탄탄하게 잡아주는 등 근육이 약한 편이어서, 등의 근력을 키우는 트레이닝에 집중할 필요는 있었다. 등 근육만 제대로 단련해도 상체 라인이 바로잡혀, 더욱 자신감 있고 아름다워 보이는 가슴, 어깨, 팔 라인을 만들 수 있기 때문이다.

Q 트레이닝 목표를 어떻게 설정했나?

충분히 날씬한 몸매였지만 더욱 스키니하면서 여성스러운 실루엣을 갖는 것이 목표였다. 슬림하면서도 탄력적인 상체 라인이 그녀가 원하는 몸매 포인트였다. 또한 바른 자세를 유지할 수 있도록 근육을 바로잡고, 그로 인해 라인이 살아나는 효과를 얻고 싶다는 목표를 설정할 만큼 자신의 신체에 대해 확실하게 파악하고 있었다. 따라서 '어깨 근육을 과도하게 발달시키지 않으면서 등 근육을 단련해 자세 교정을 하는 것'으로 트레이닝 포인트를 설정했다. 등을 곧게 유지하는 것만으로도 가슴 라인이 훨씬 돋보일 수 있기 때문이다.

Q 어떤 운동을 했나?

상체의 근육을 최대한 골고루 사용하도록 노력했지만 목으로 이어지는 어깨 근육(상부 승모근)은 지나치게 단련하면 목이 짧아 보이고, 자칫 '덩치 있어 보이는 인상'을 주기 때문에 제한했다. 발레리나처럼 어깨가 아래로 내려가 긴 목선이 돋보이는 우아하고 여성스러운 라인을 만들기 위해 날개뼈 부근의 어깨 운동을 집중적으로 시행하였다. 또한 앞쪽으로 말린 등 근육을 펴주는 운동을 반복해 바른 자세를 만들도록 했다. 팔의 군살을 제거하는 동작도 꾸준히 반복해, 슬림하면서도 탄력적인 팔 라인으로 가슴의 볼륨이 더욱 강조되도록 훈련했다.

Q 어떻게 운동했나?

유이 씨는 해외 스케줄이 있는 날을 제외하고는 매일 운동을 한다. 바쁜 일정으로 지칠 만도 하지만 운동을 하다 힘들어도 끝까지 목표한 횟수를 채운다. 학창 시절 운동을 했기 때문에 일반 사람들보다 훨씬 노련하게 페이스 조절을 하는 편이고 체력 분배를 잘해 효율적으로 운동하는 스타일이다. 직업 특성상 규칙적으로 운동하기 어려워 운동을 포기하는 경우도 많은데, 유이 씨는 잠을 못 잔 날에도 새벽 6시쯤 나와 운동할 만큼 자기 관리에 철저하다.

Q 어떻게 먹었나?

체중 관리 중에는 먹고 싶은 것이 평소보다 더 많아지고, 폭식하게 되는 경우가 흔하지만 유이 씨는 정석대로 식단을 철저하게 지킨 케이스다. '정해진 식단만으로도 충분히 식욕이 해결된다'고 할 정도로 음식에 집착이 없는 편이고, 식단을 지키기 위해 도시락을 싸가지고 다닐 정도로 성실하게 식단을 관리한다. 단백질과 섬유질, 비타민, 탄수화물, 지방을 모두 골고루 섭취하는 식단을 이행했고, 하루 500㎖ 물 4병을 반드시 마셨다. 식단에 질리는 일을 막기 위해 단백질을 섭취할 때 닭가슴살, 소고기, 연어, 흰살 생선 등을 번갈아가며 선택해 자주 변화를 주도록 권했다.

Q 트레이닝 결과, 어떻게 변화됐나?

꾸준하게 운동한 결과 20일 후부터 라인에 변화가 나타나기 시작해, 4~5개월 후에는 몸이 눈에 띄게 달라졌다. 힘이 부족했던 등 근육을 섬세하게 다듬어 자세를 바로잡았고, 그 결과 여성미를 부각시키는 가슴과 아름다운 어깨, 슬림한 팔 라인이 완성되었다. 잘못된 자세로 등이 앞쪽으로 말려 있는 경우, 등 근육만 강화해도 상체가 날씬해 보이고 가슴 볼륨이 살아날 수 있다. 예전에 가지고 있던 건강한 아이돌의 느낌보다는 성숙하고 아름다운 여배우의 이미지를 갖게 된 시기가 바로 운동을 하면서였다.

1. 원하는 몸매에 대한 이미지 트레이닝을 한다

자신이 원하는 상체 라인에
대한 이미지 트레이닝이 먼저다.
어떤 부분을 어떻게 다듬을 것인지
목표를 최대한 구체적으로 설정한다.
자신의 신체에서 장점을 부각하고
단점을 보완해나가는 방향으로
트레이닝해야 결과가
더욱 좋다.

2. 등 근육 운동을 집중적으로 한다

날씬하면서 동시에
탄력적인 볼륨 상체를 완성하려면
긴 목선, 곧게 편 등, 슬림한
팔뚝 라인을 만드는 것이 중요하다.
목에서 어깨로 이어지는 부위 운동을
제한하고, 날개뼈 주변 근육을
집중적으로 단련한다.

3. 식재료를 바꿔가며 양질의 단백질을 섭취한다

먹는 것이 내 몸을 만든다.
탄수화물과 단백질, 지방, 섬유질,
비타민을 골고루 섭취할 수 있는
식단을 짠다. 특히 양질의 단백질을
섭취하는 것이 중요하므로 닭가슴살과
소고기, 연어, 흰살 생선 등
식재료를 바꿔가며 먹는다.

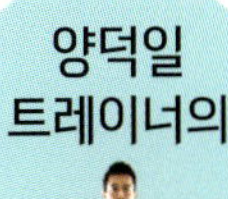

**양덕일
트레이너의**

추 천 운 동 프 로 그 램

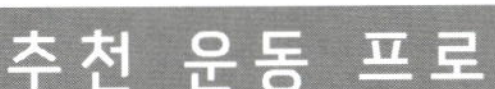

1. **뒤로 의자 잡고 팔굽혀펴기** (p.28)
12회 3세트 / 10초 휴식

2. **덤벨 들고 양팔 모았다 들기** (p.34)
12회 3세트 / 10초 휴식

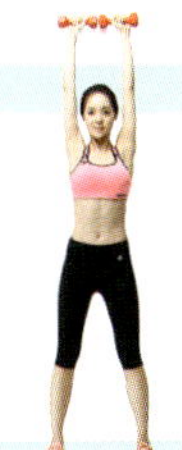

4. **팔 굽혔다 일어나기** (p.50)
12회 3세트 / 10초 휴식

3. **팔 굽혔다 펴고
발끝 터치하기** (p.44)
12회 3세트 / 10초 휴식

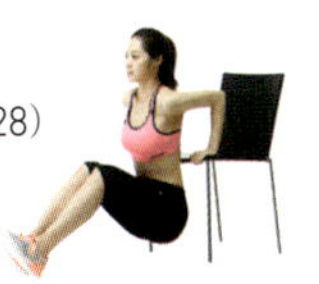

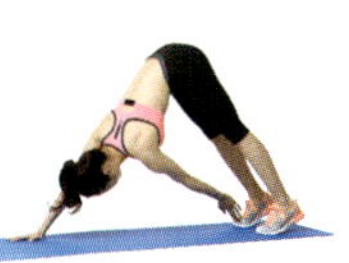

5. **손바닥으로 걷고
팔 굽혔다 몸통 돌리기** (p.54)
12회 3세트 / 10초 휴식

6. **팔 굽혔다가 펴며
덤벨 끌어 당기기** (p.58)
12회 3세트 / 1분 휴식

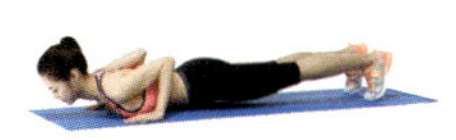

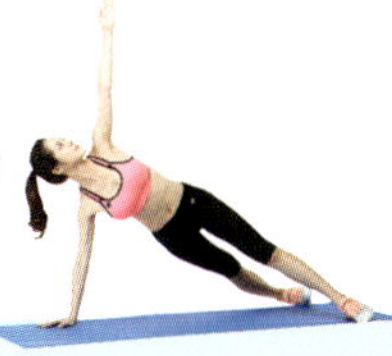

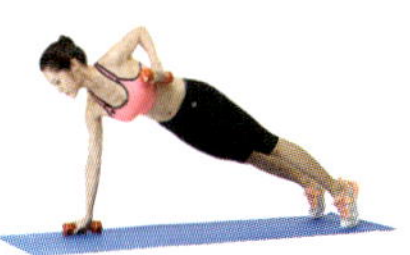

무릎 대고 팔굽혀펴기

팔을 굽혔다 펴면 상체의 거의 모든 근육이 자극된다. 특히 가슴과 등의 군살을 제거해주며, 팔 뒤쪽 라인을 매끈하게 정리하는 효과가 크다.

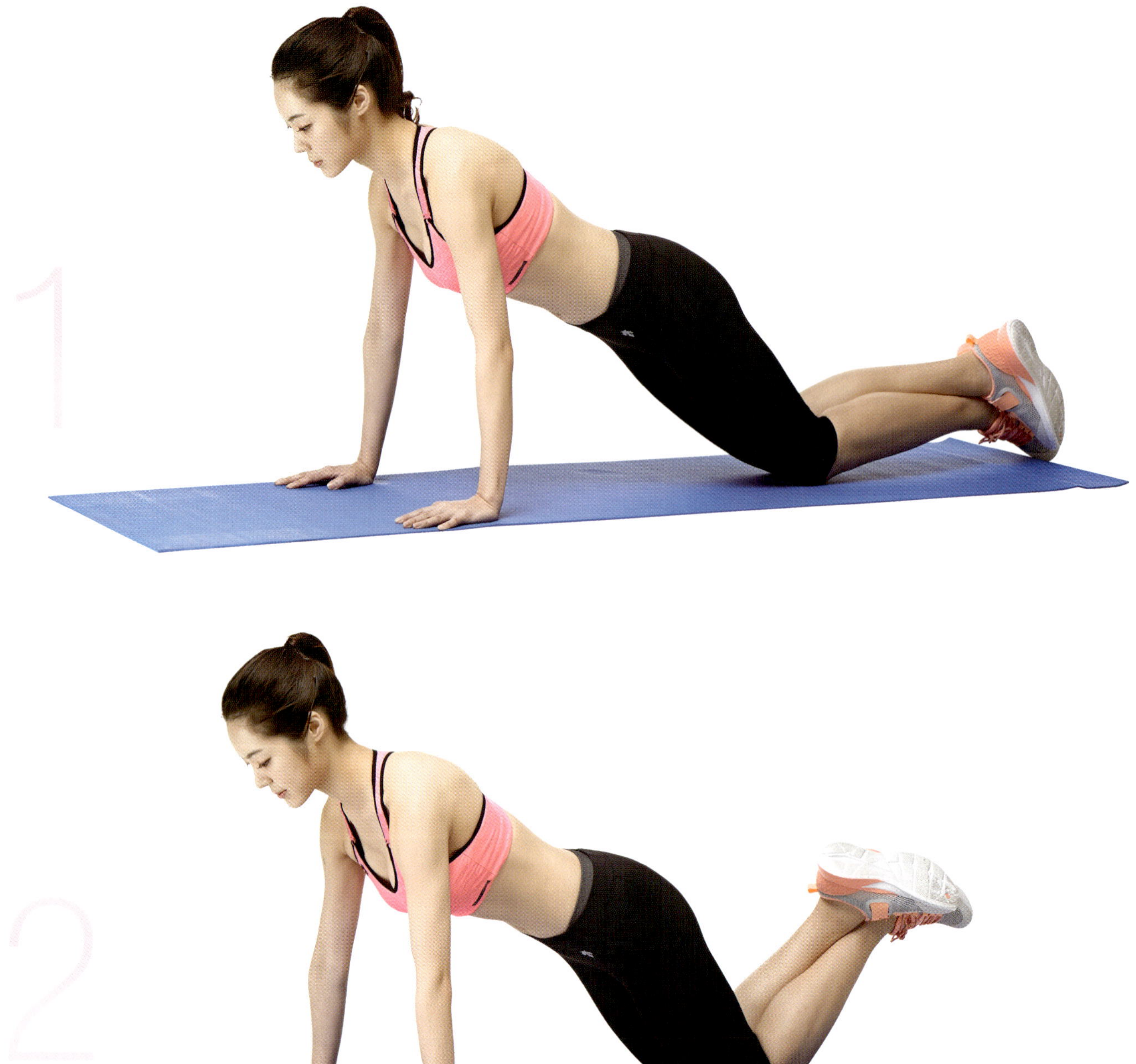

1 손바닥과 무릎을 바닥에 대고 엎드려 양손을 어깨너비보다 조금 넓게 벌린다. 발목은 서로 교차시킨다.

2 무릎을 바닥에 고정한 채 양쪽 다리를 살짝 든다. 이때 팔꿈치를 곧게 펴고 팔과 어깨, 복부에 힘을 준다.

20회

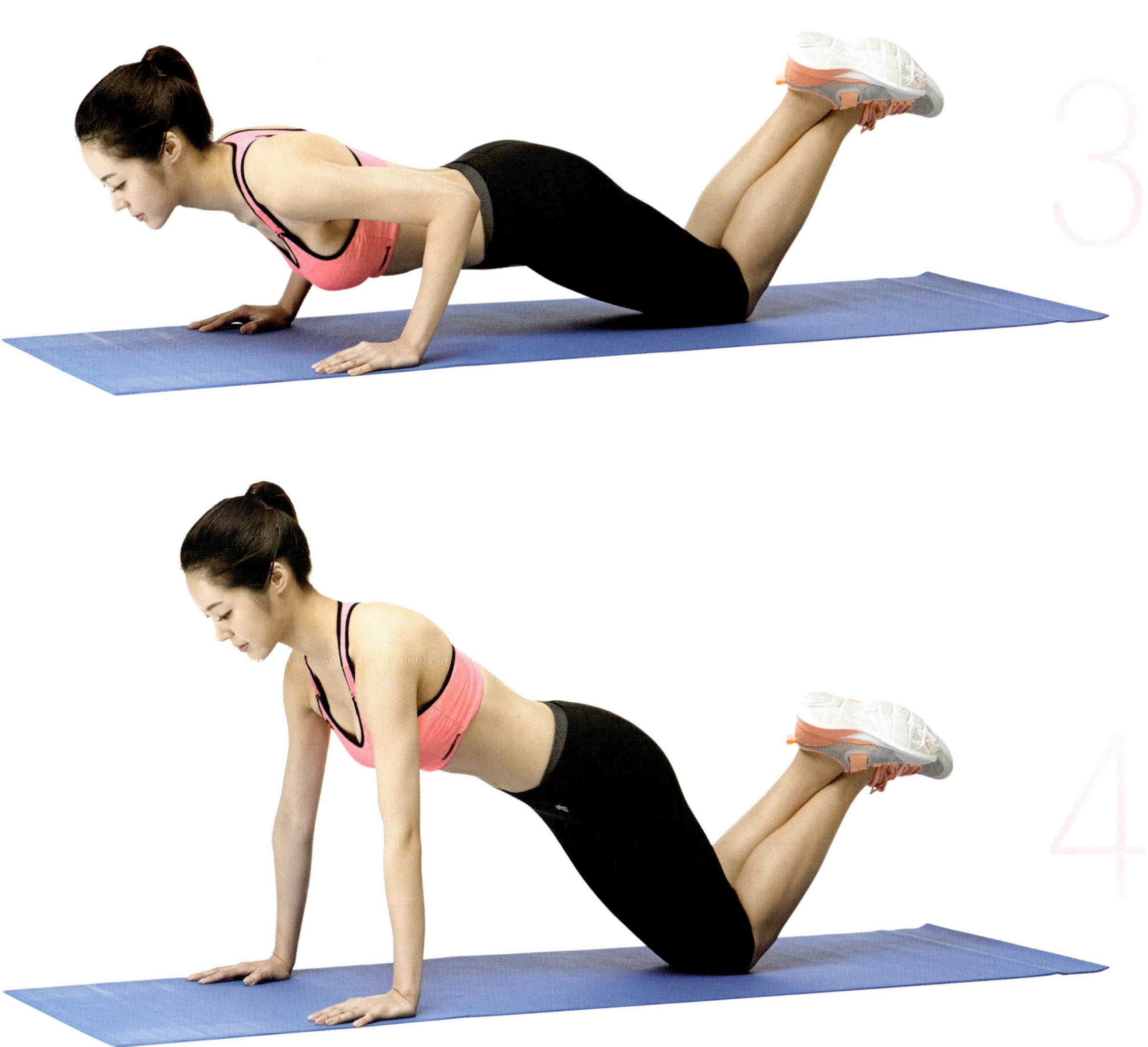

3 팔꿈치를 굽혀 가슴이 바닥에 닿기 직전까지 상체를 숙인 뒤 3초간 멈춘다. 머리부터 엉덩이까지 일직선을 유지한다.

4 상체를 들며 2번 자세로 돌아와 동작을 반복한다.

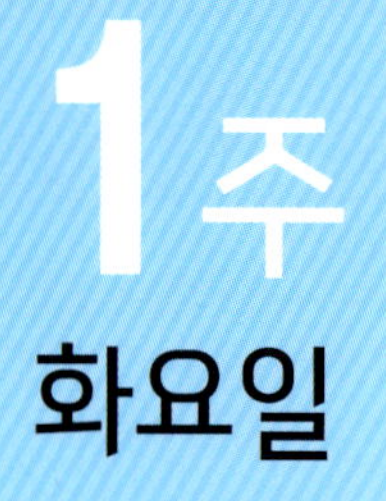

Y자로 상체 들기

어깨 뒤쪽과 등, 허리 근육을 단련하는 운동이다. 특히 힘없이 늘어진 등과 허리를 탄탄하게 만드는 효과가 좋다. 앞으로 움츠러든 등 근육을 바로잡아 상체와 가슴 라인을 반듯하게 펴준다.

1

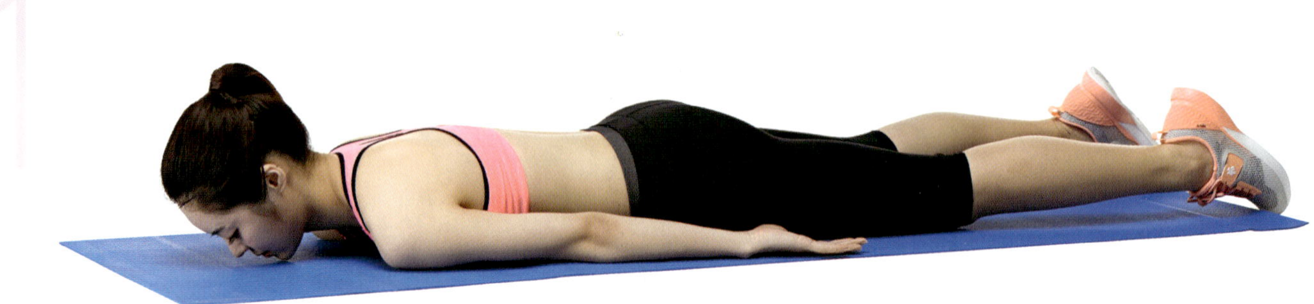

2

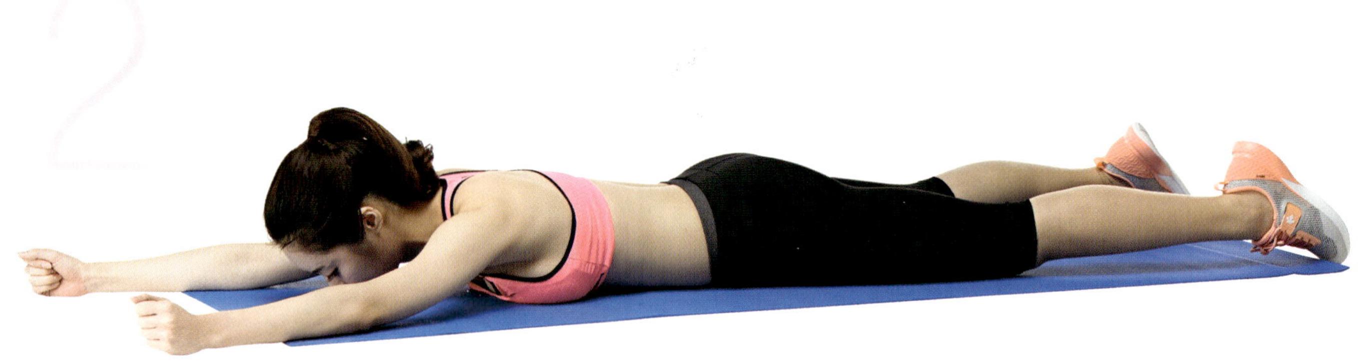

1 몸 전체를 바닥에 대고 엎드린다. 이때 손바닥은 천장을 향하게 놓는다.

2 양팔을 머리 위로 쭉 뻗어 올린 후 어깨너비보다 넓게 벌리고 주먹을 쥔다.

20회

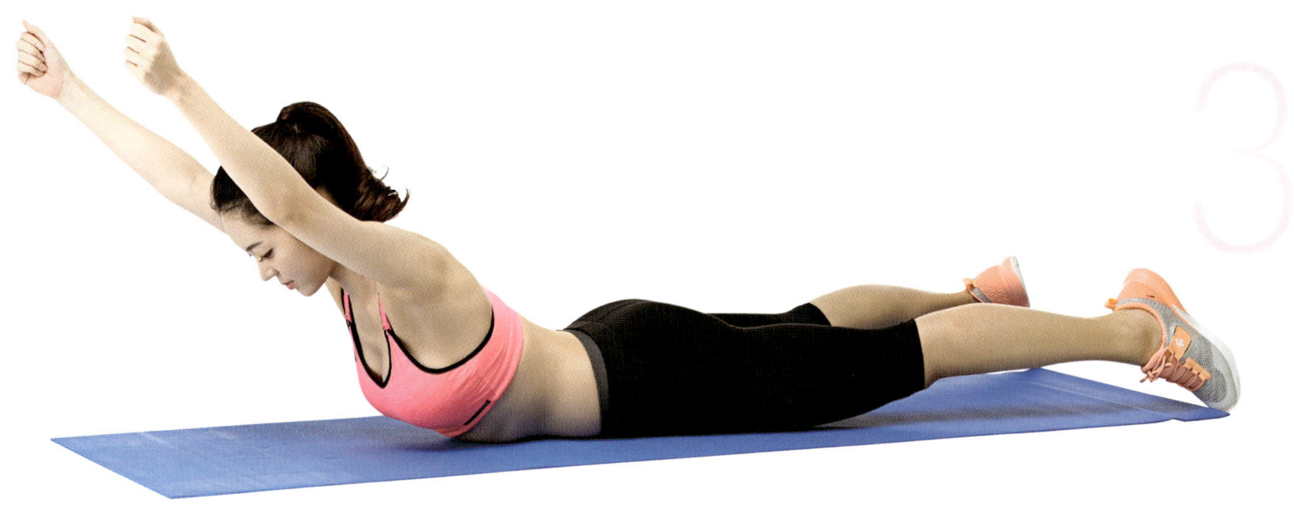

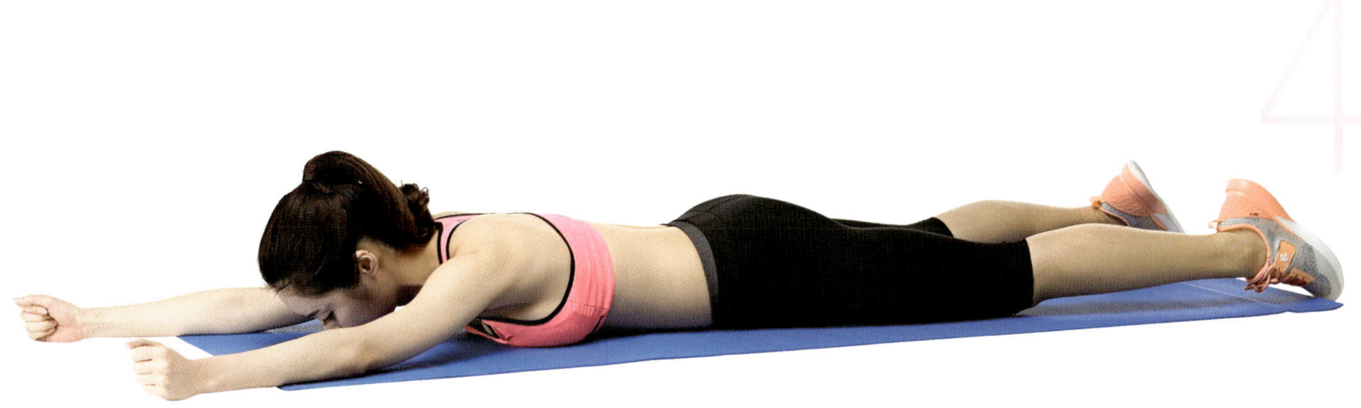

3 가슴과 양팔을 최대한 높이 들고 3초간 멈춘다.

4 천천히 상체를 내리며 2번 자세로 돌아와 동작을 반복한다.

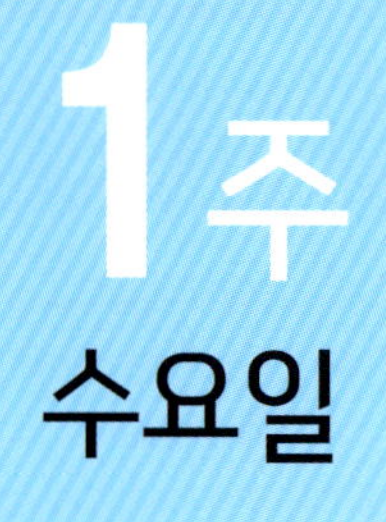

덤벨 높이 들기

어깨와 팔 뒤쪽의 처진 군살을 정리하는 운동이다. 어깨, 팔로 이어지는 근육을 길게 늘려주어 슬림하고 탄력 있는 상체 라인을 완성해준다.

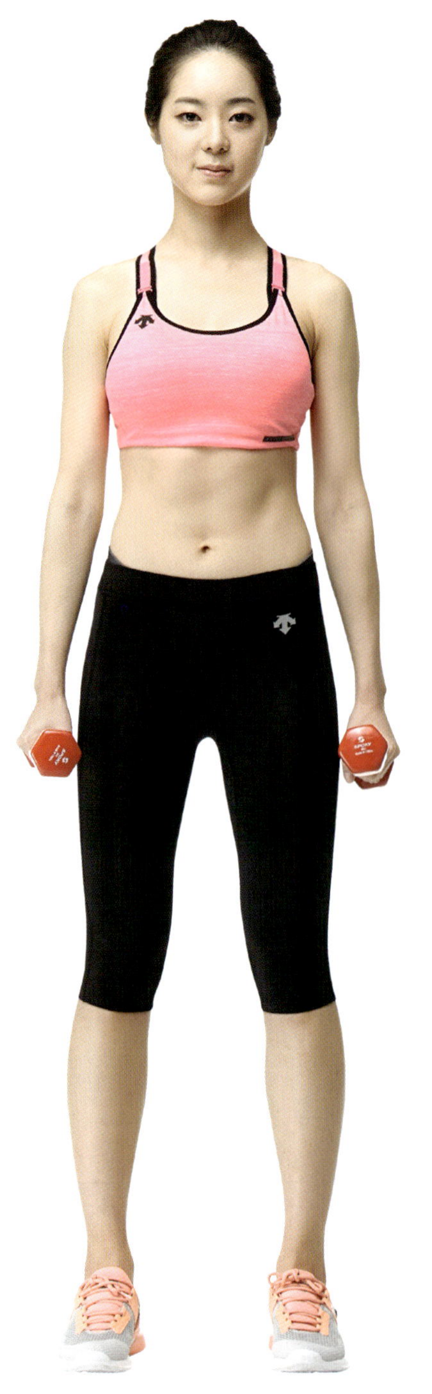

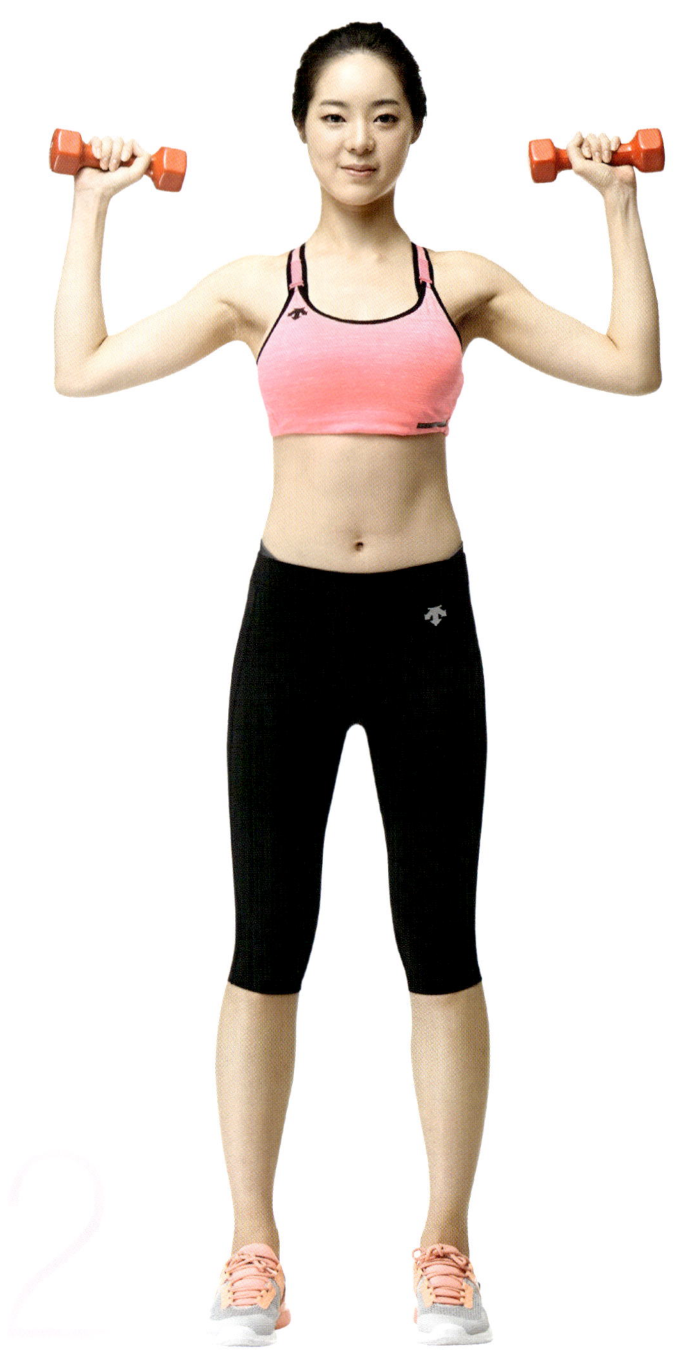

1 양손에 덤벨을 들고, 다리를 어깨너비로 벌리고 선다.

2 팔꿈치를 굽혀 덤벨을 양쪽 귀 높이로 든다.

20회

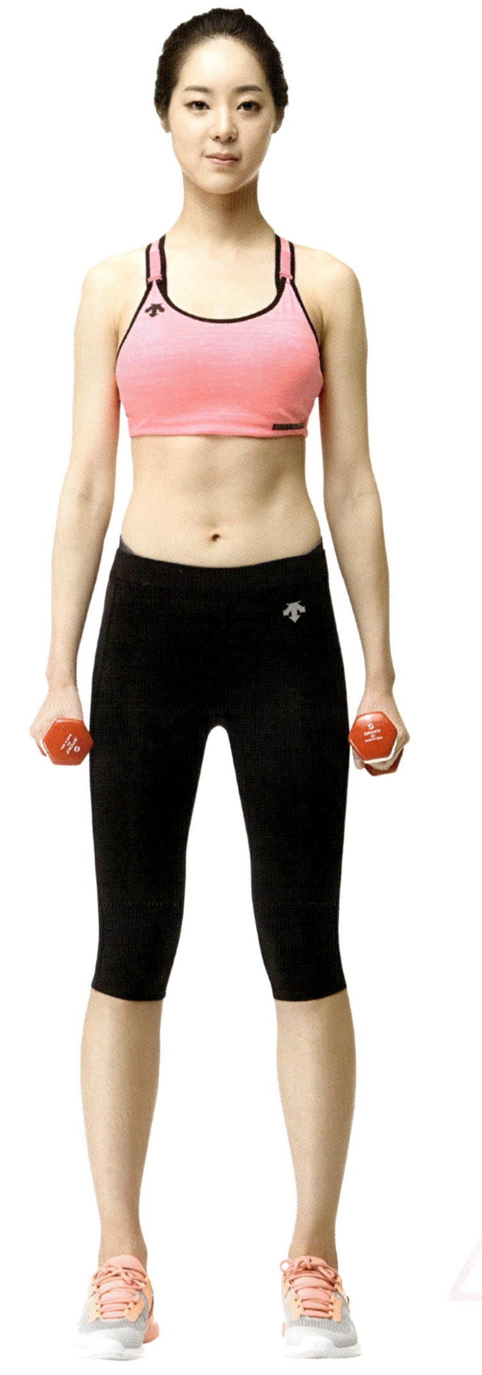

3 자세가 흐트러지지 않도록 복부와 허리에 힘을 준 채 팔 꿈치를 곧게 펴 머리 위로 천천히 팔을 든다.

4 팔을 내리며 1번 자세로 돌아와 동작을 반복한다.

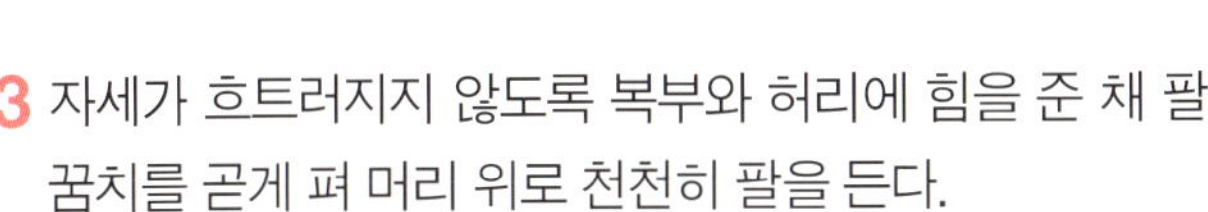

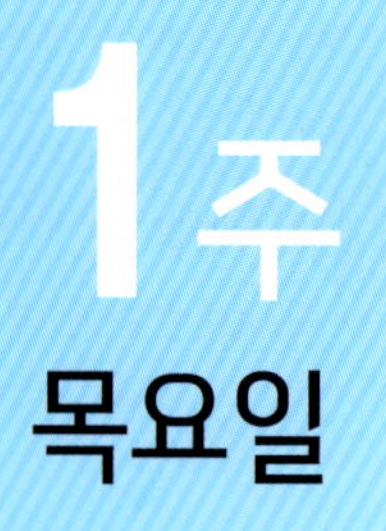

누워서 덤벨 내리기

출렁거리는 팔뚝살 제거 및 탄력 증가를 돕는 동작이다. 특히 팔 뒤쪽 라인을 단련해, 상체가 슬림해 보이는 효과를 준다.

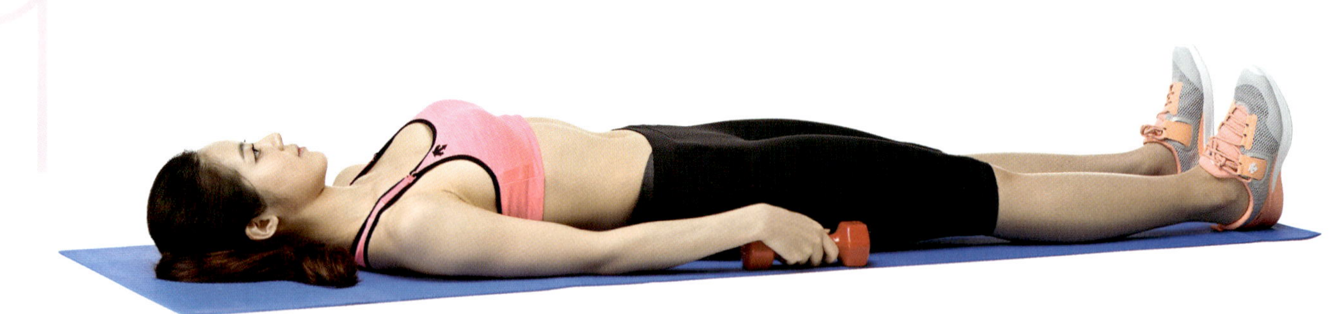

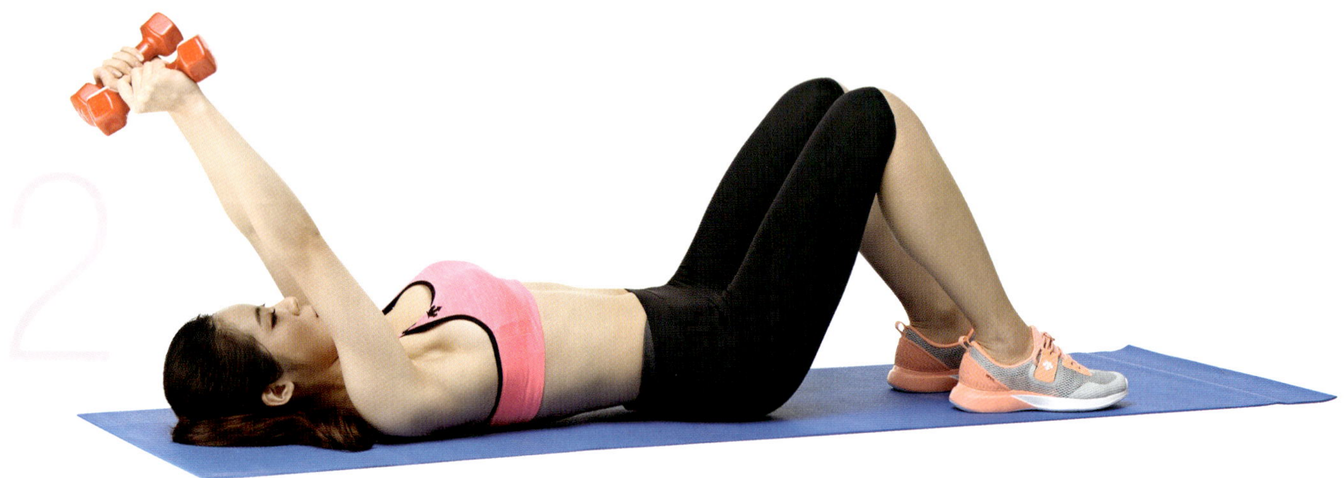

1 바닥에 등을 대고 누워 양손에 덤벨을 쥔다.

2 무릎을 모아 세운다. 바닥과 45도 각도를 이루도록 양 팔을 든다.

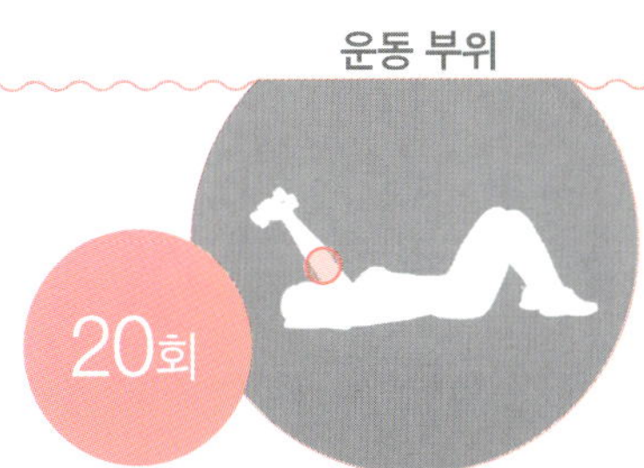

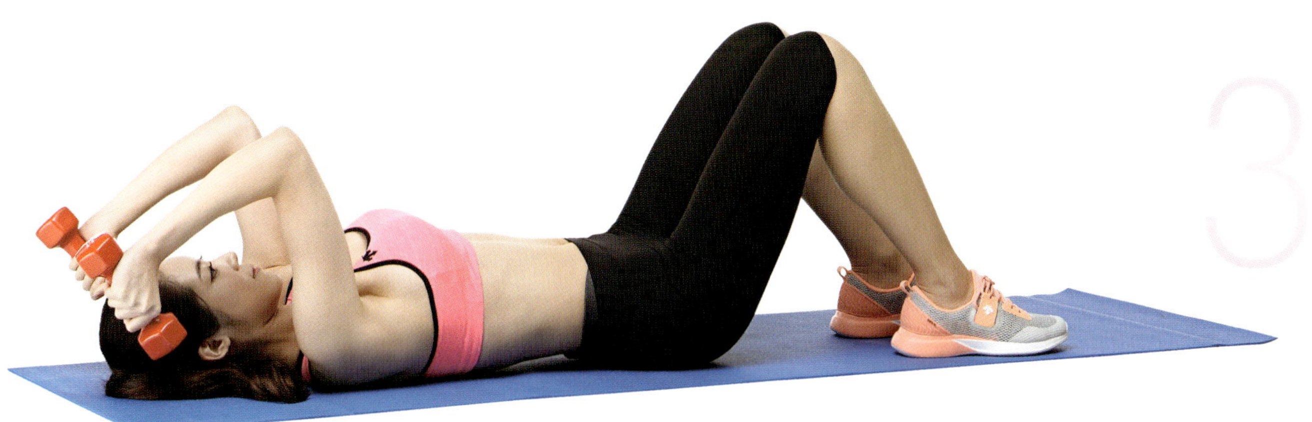

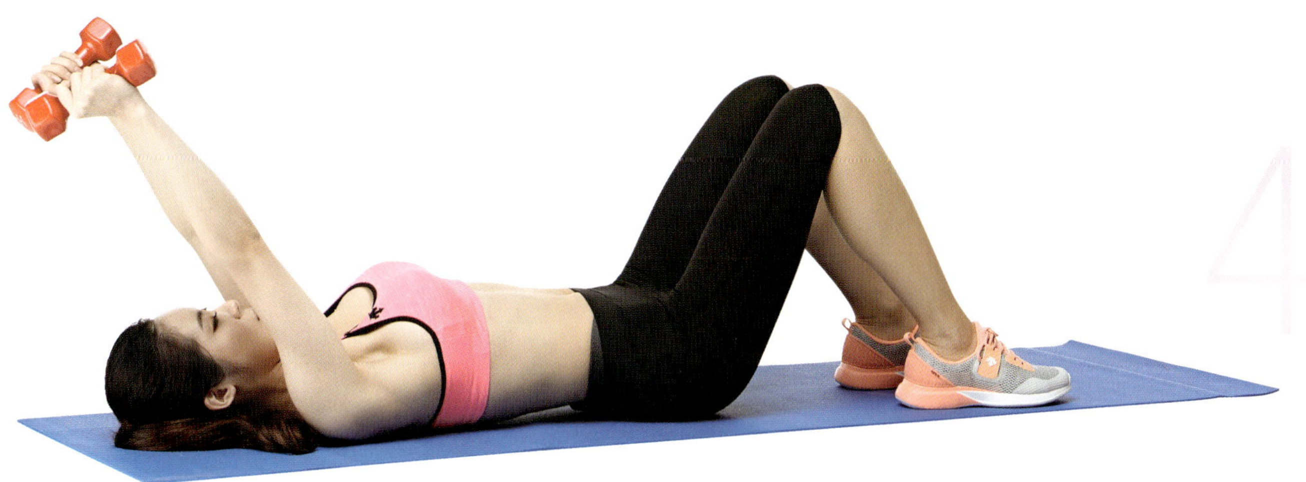

3 팔꿈치는 고정한 채 덤벨을 귀 높이로 내린다. 양팔에 힘을 주고 3초간 멈춘다.

4 천천히 양팔을 펴서 2번 자세로 돌아와 동작을 반복한다.

뒤로 의자 잡고 팔굽혀펴기

팔 힘을 상당히 필요로 하는 동작. 팔 뒤쪽 근육을 단련해 매끈하고 탄력 넘치는 팔뚝을 만들어주고 군살 없는 뒤태를 만들어준다.

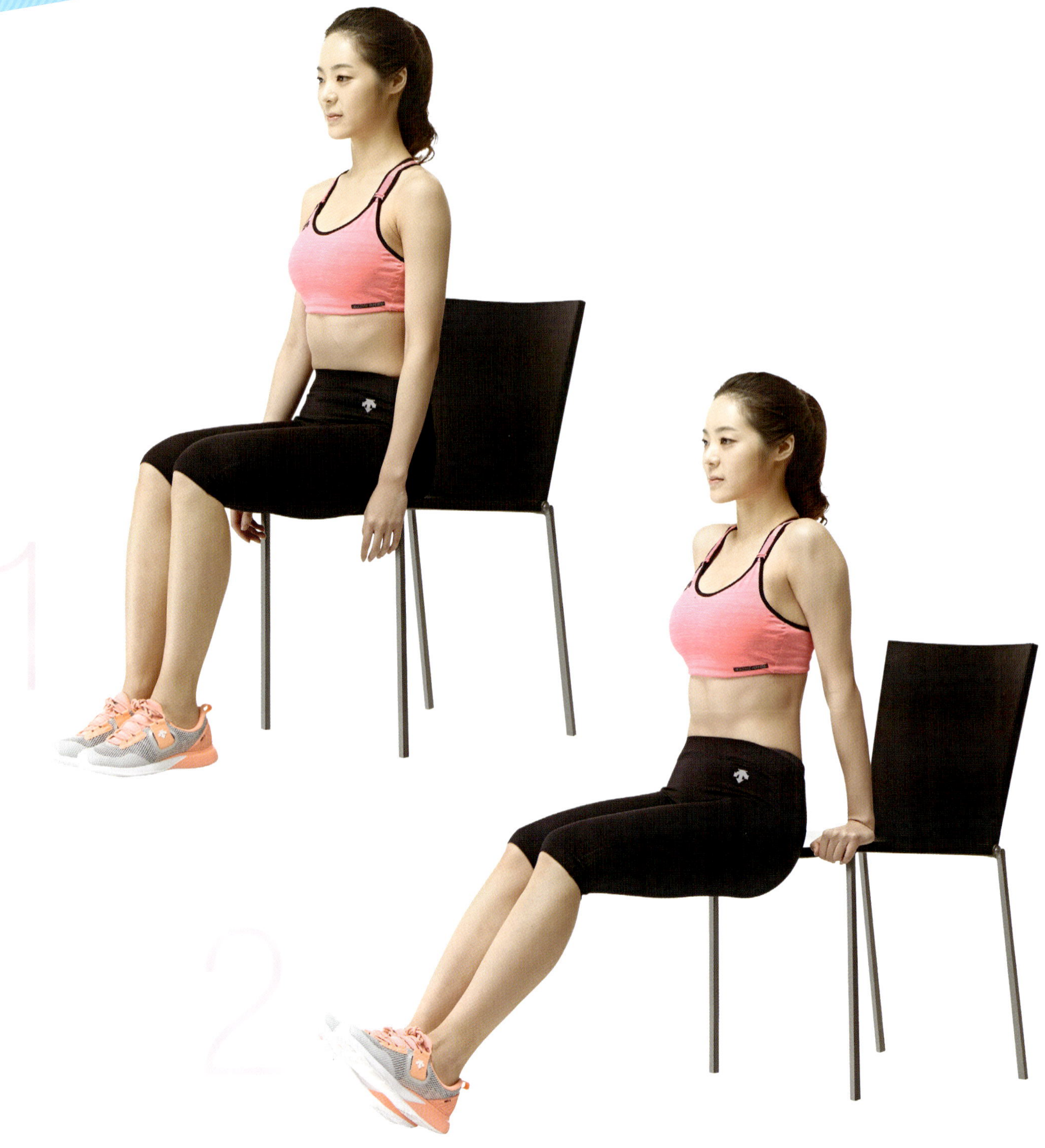

1 의자 끝에 앉은 후 양발을 붙여 바닥에 댄다. 허리에 힘을 주고 어깨를 편다.

2 다리를 앞으로 뻗어 발뒤꿈치를 바닥에 댄다. 양손으로 의자 모서리를 잡고 힘을 준 채 엉덩이를 의자에서 뗀다.

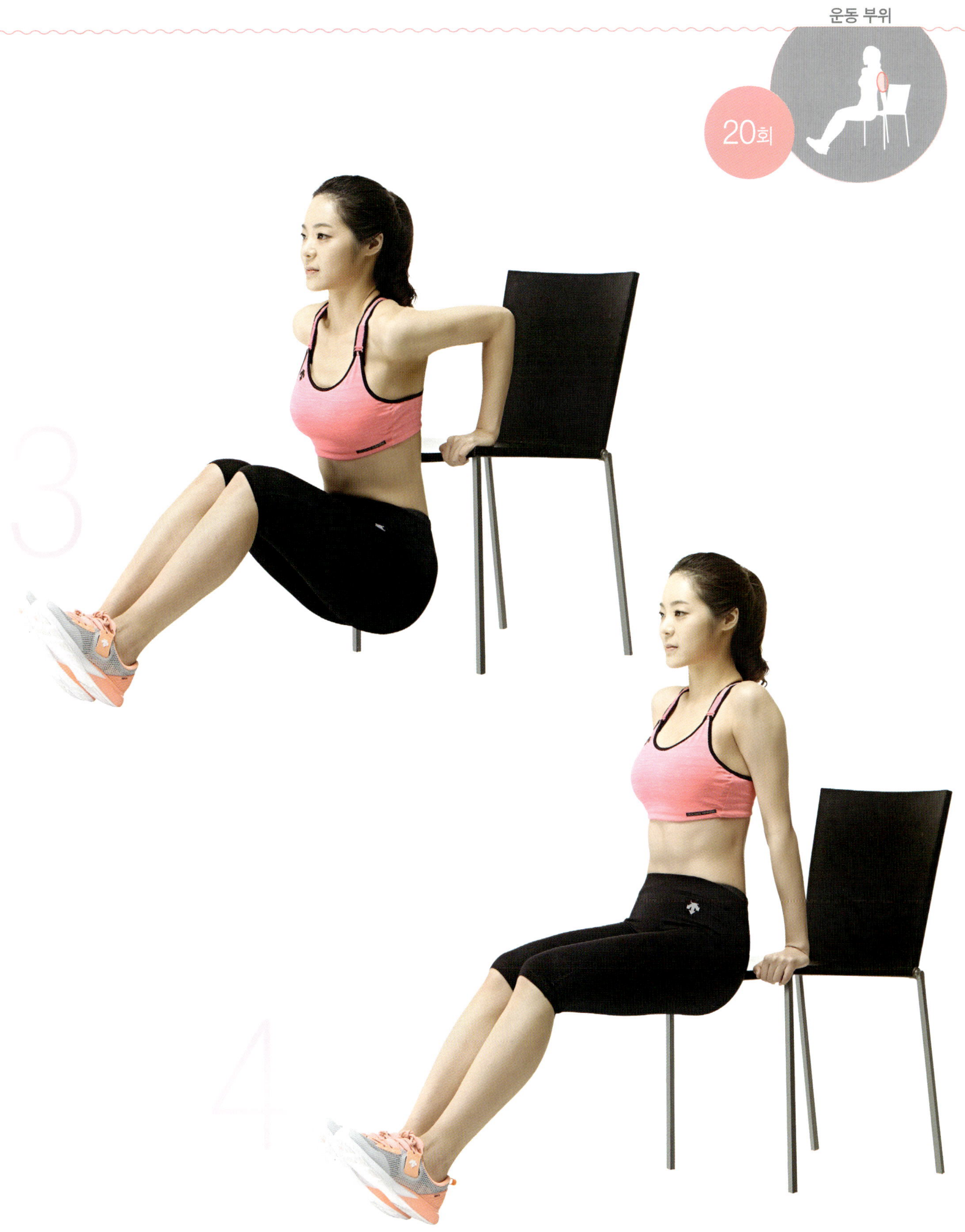

3 팔꿈치를 직각으로 구부리며 엉덩이를 바닥에 닿기 직
전까지 내린다.

4 양팔에 힘을 주며 몸을 천천히 들어 올린다. 2번 자세로
돌아와 동작을 반복한다.

팔굽혀펴기

팔굽혀펴기는 가슴에 탄력을 부여하는 최고의 운동이다. 또한 어깨와 팔, 등, 코어 근육도 자극하므로 꾸준히 하면 균형 잡힌 상체 라인을 완성할 수 있다.

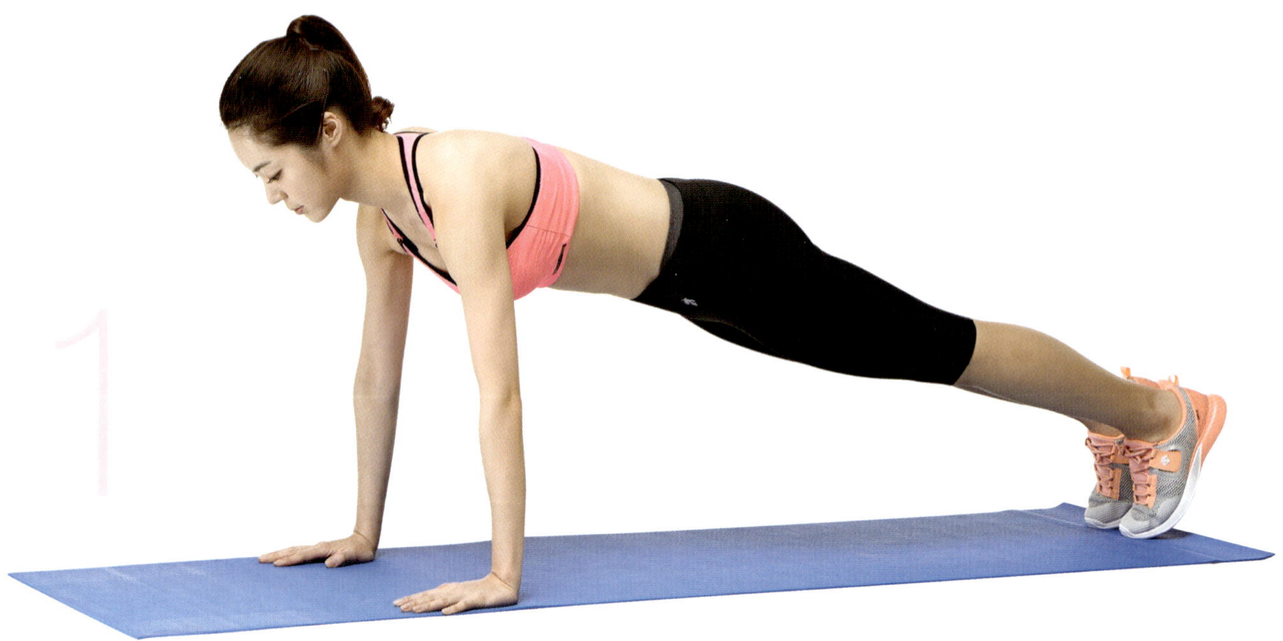

1 팔을 어깨너비보다 조금 넓게 벌리고 엎드린다. 발끝을 세우고 머리부터 발 뒤꿈치까지 일직선을 유지한다.

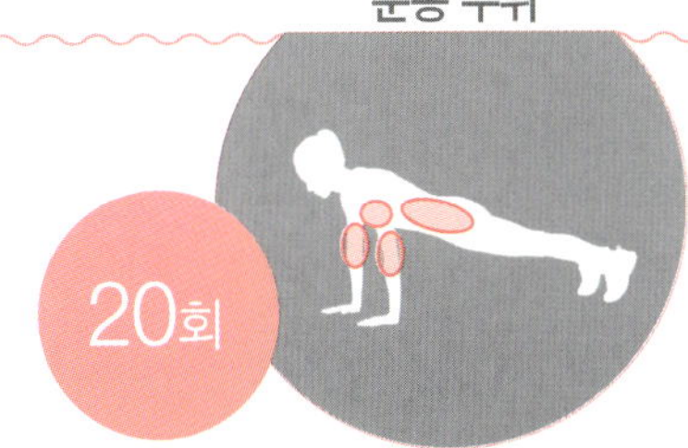

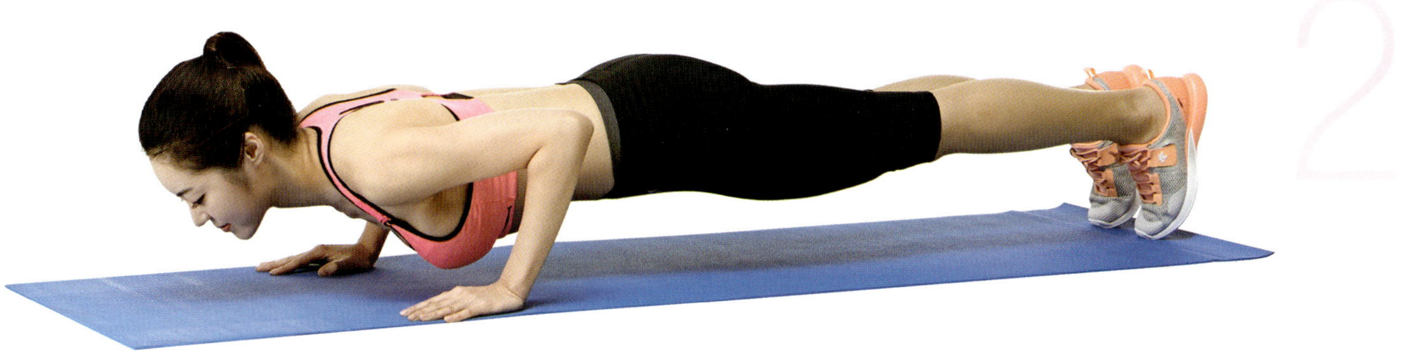

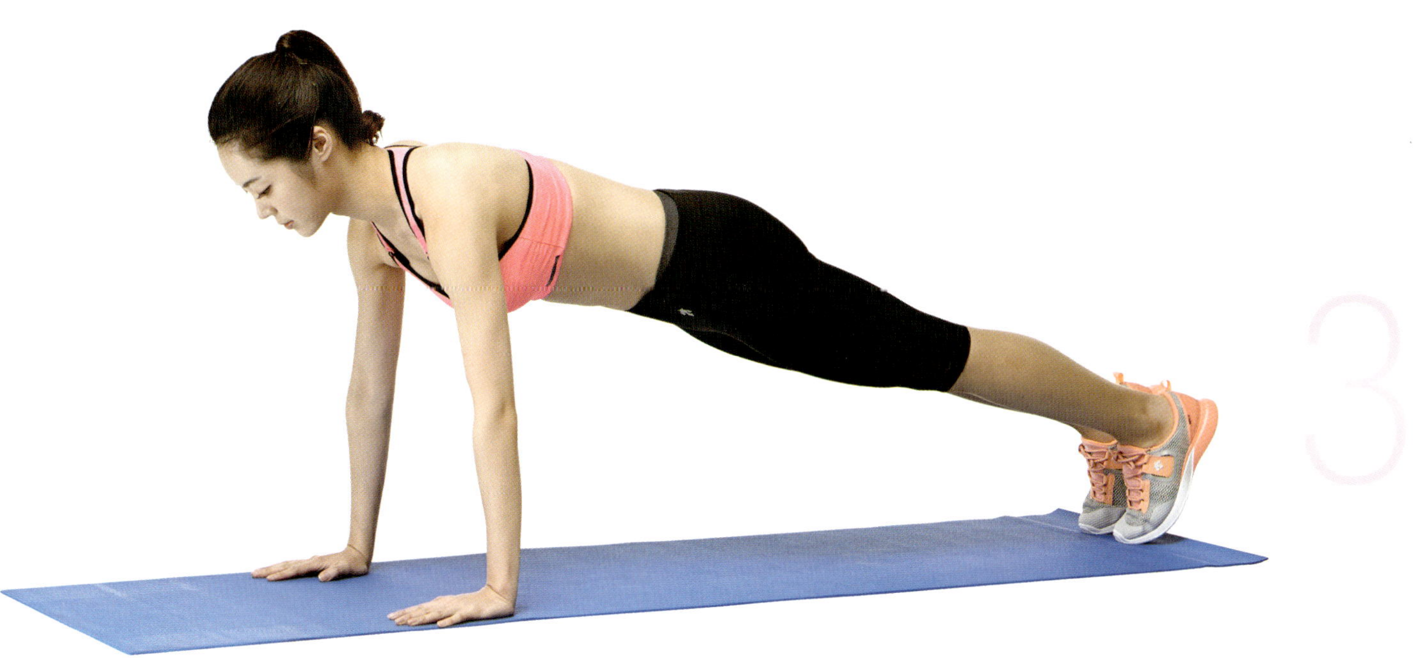

2 팔꿈치를 굽혀 가슴이 바닥에 닿기 직전까지 상체를 내린 후 3초간 멈춘다.

3 천천히 팔꿈치를 펴 1번 자세로 돌아와 동작을 반복한다.

덤벨 끌어 당기기

등 근육을 강하게 자극해 가슴이 활짝 펴지는 효과를 준다. 동작을 반복하며 등 근육의 움직임에 집중해야 최상의 효과를 얻을 수 있다.

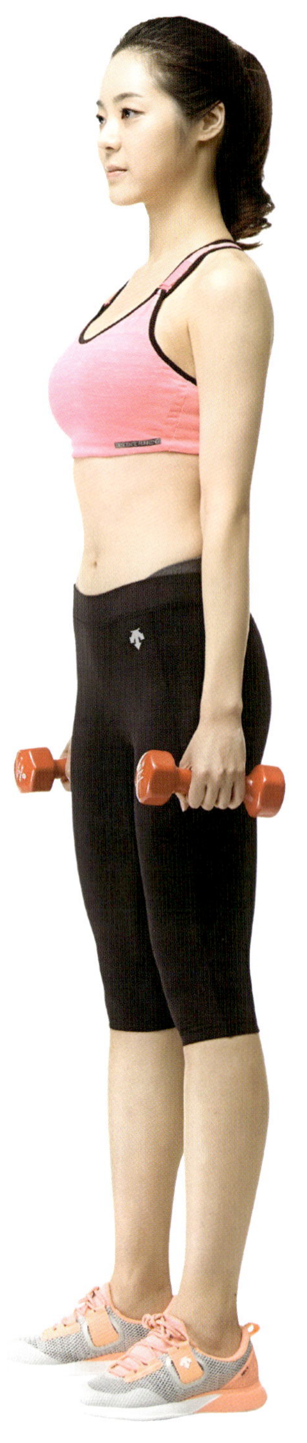

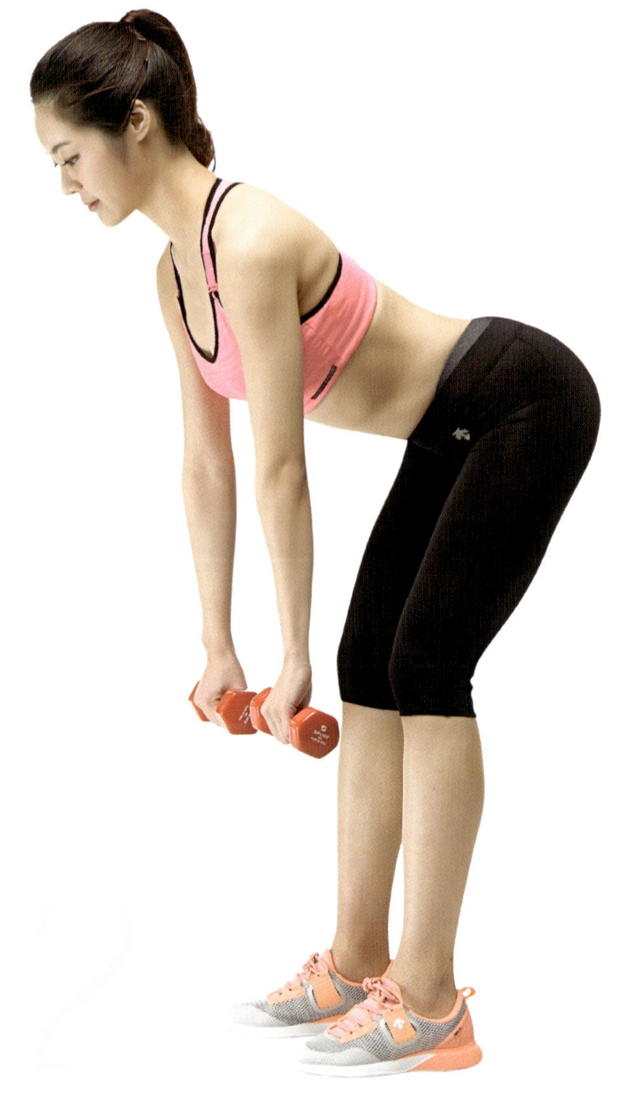

1 양손에 덤벨을 쥐고 다리는 어깨너비로 벌리고 선다.

2 허리를 곧게 편 채 덤벨이 무릎 높이에 오도록 상체를 숙인다.

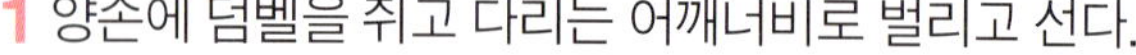

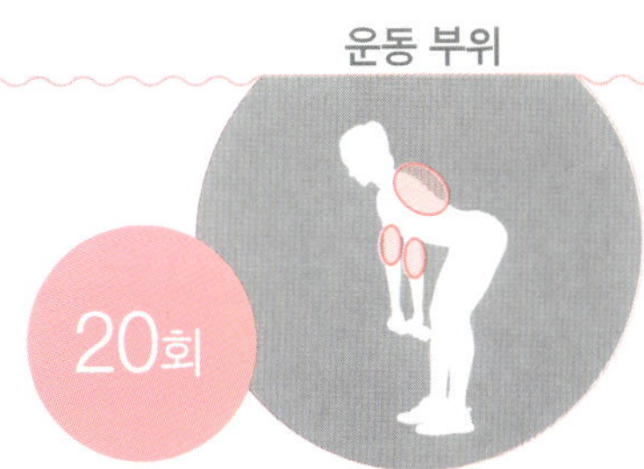

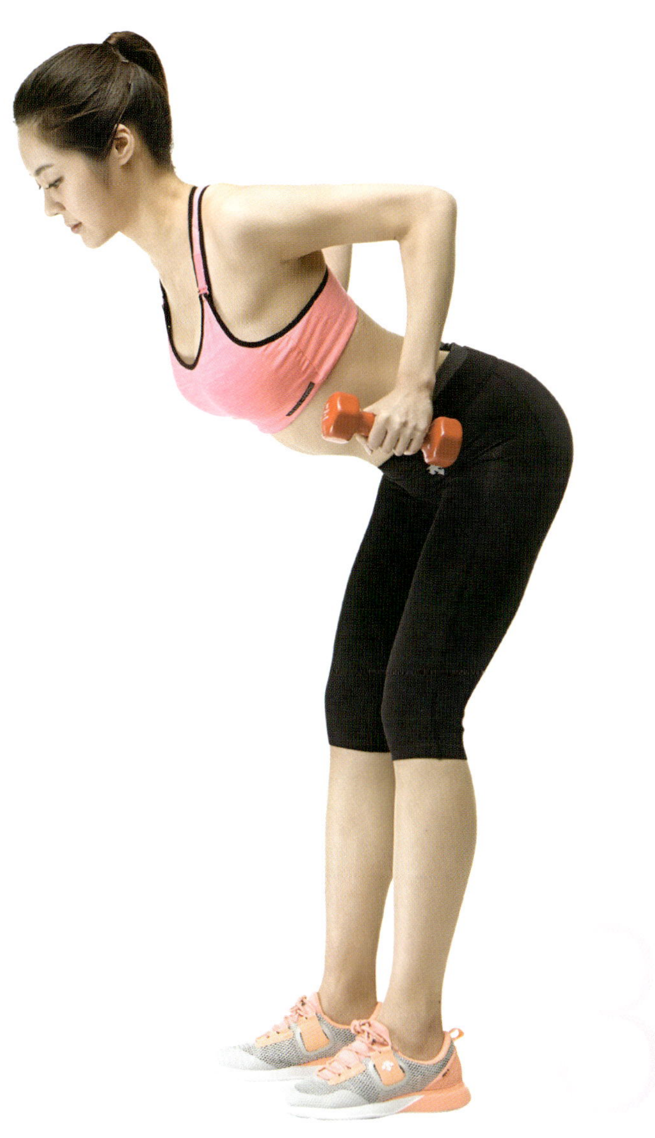

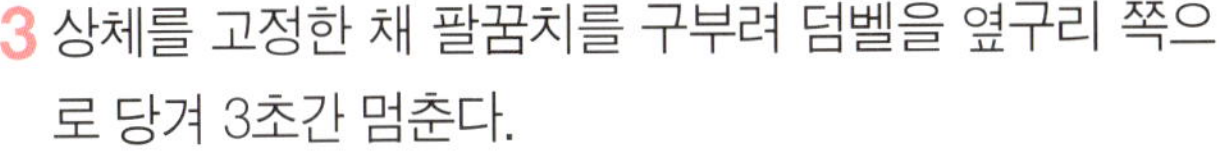

3 상체를 고정한 채 팔꿈치를 구부려 덤벨을 옆구리 쪽으로 당겨 3초간 멈춘다.

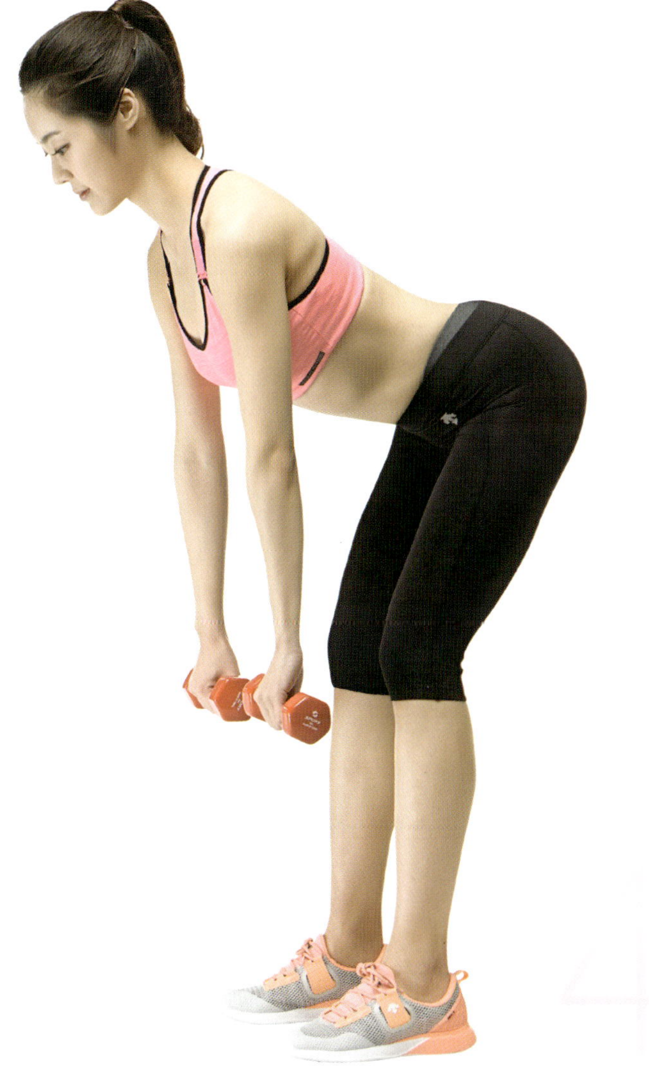

4 천천히 팔꿈치를 펴면서 덤벨을 내려 2번 자세로 돌아온다. 팔꿈치가 몸통을 스친다는 느낌으로 동작을 반복한다.

2주 수요일

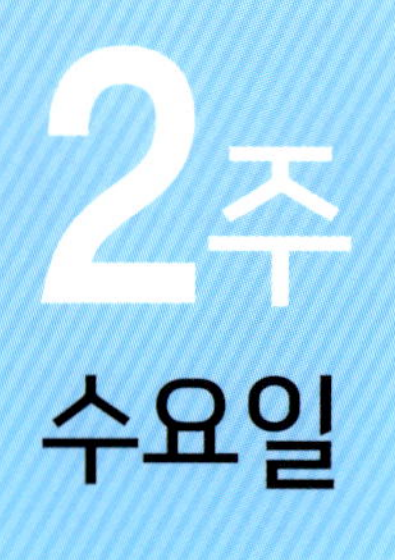

덤벨 들고 양팔 모았다 들기

어깨 좌우 밸런스를 잡아주고, 목선과 팔 라인까지 섬세하고 여성스럽게 다듬어주는 동작. 또한 탄력과 볼륨감 있는 가슴을 만들 수 있다.

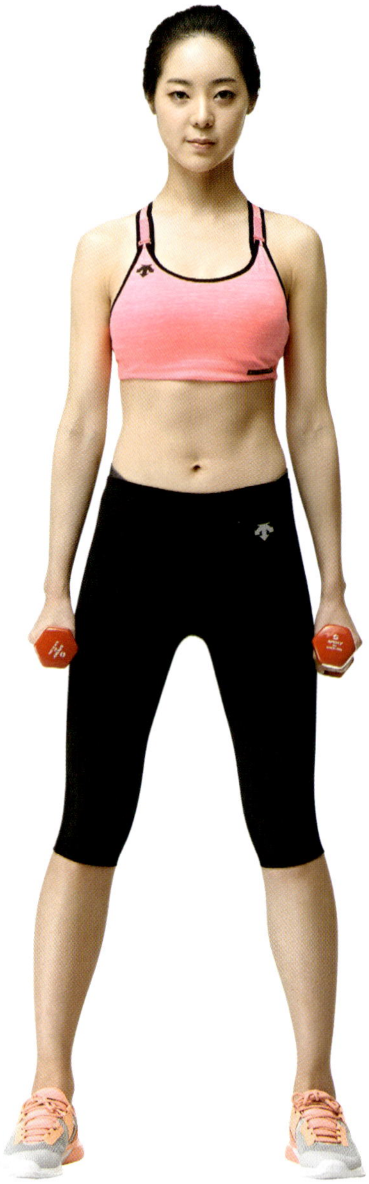

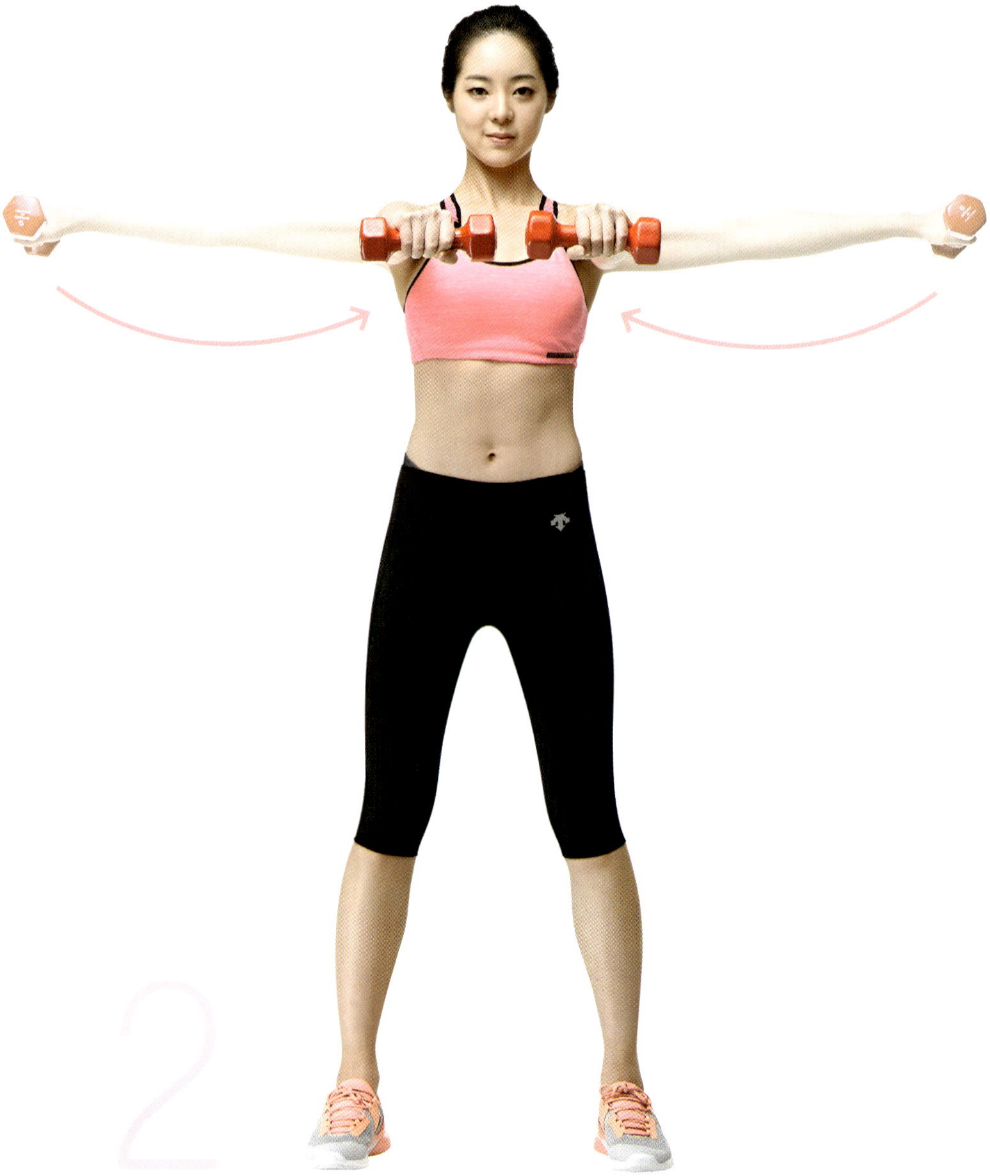

1 양손에 덤벨을 쥐고 다리를 어깨너비보다 조금 더 넓게 벌리고 선다.

2 양팔을 곧게 펴 어깨 높이까지 수평으로 들었다가 가슴 쪽으로 모아 앞으로 나란히 자세를 취한다.

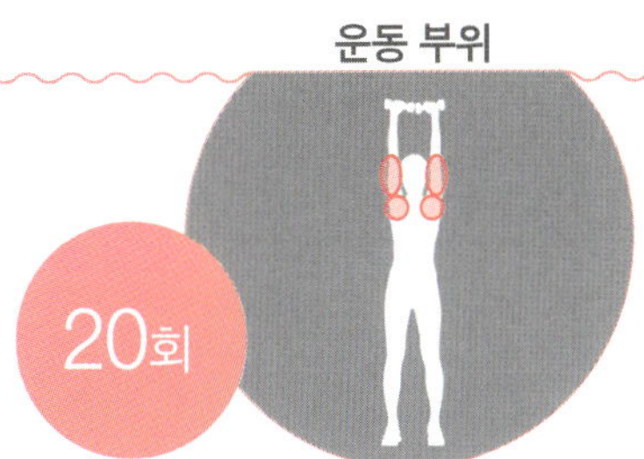

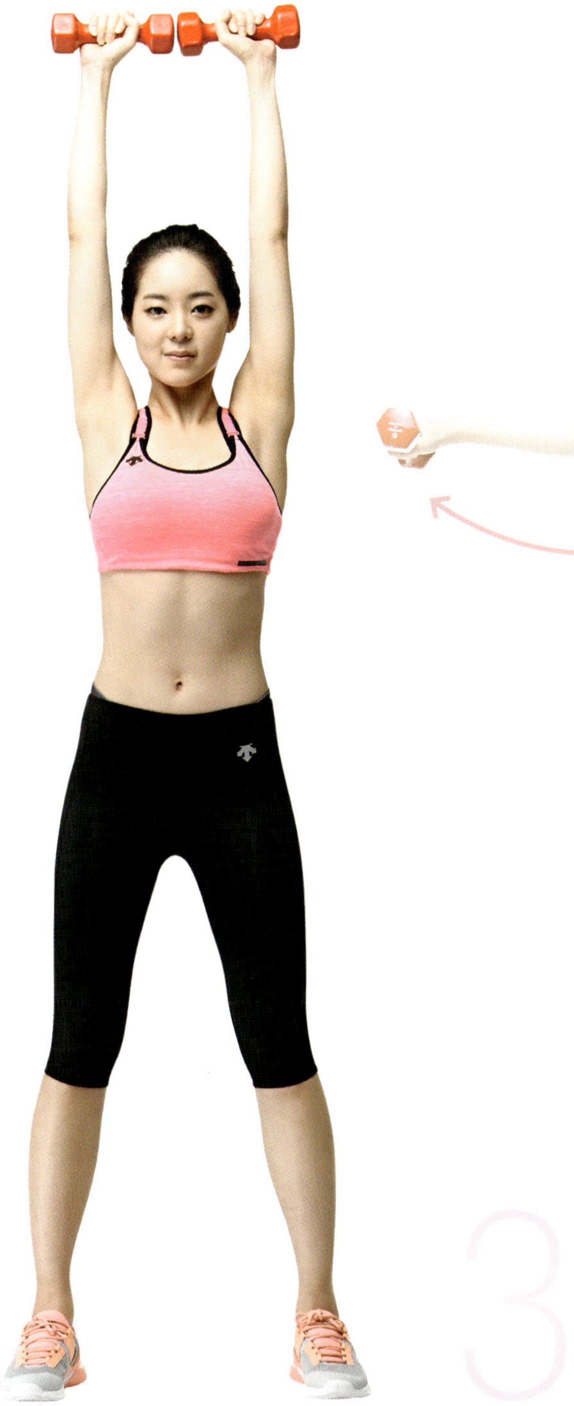

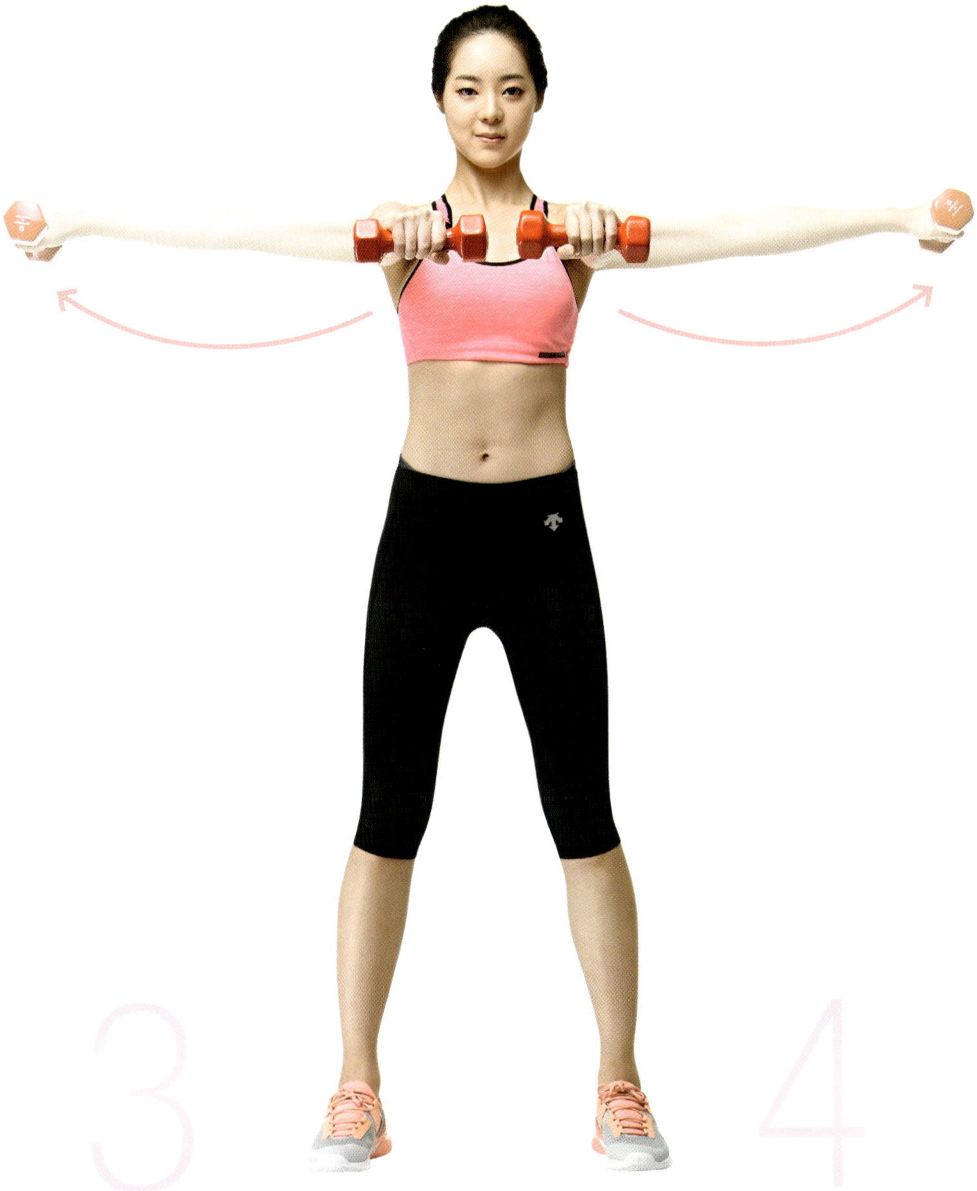

3 양팔을 그대로 머리 위로 들어 올린다.

4 양팔을 정면으로 내려 앞으로 나란히 자세를 취했다가 어깨 높이까지 수평으로 든다. 1번 자세로 돌아와 동작 을 반복한다.

상체 숙여 손바닥으로 걷기

팔에 체중을 실어 네발로 걷는 동작으로, 팔 근육을 곧고 슬림하게 늘려준다. 평소 팔이나 어깨가 약하다면 횟수를 줄여 운동한다.

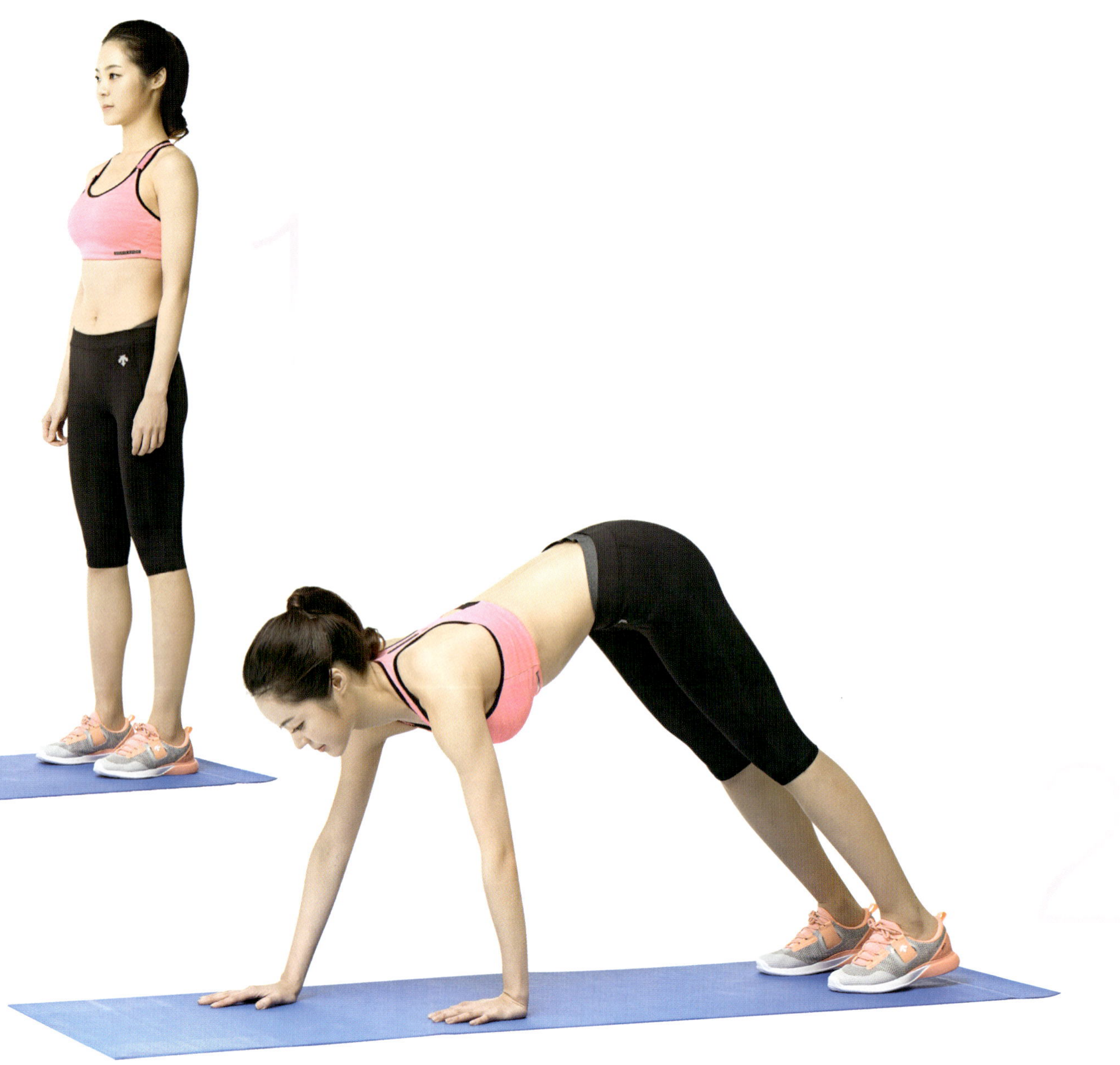

1 다리를 어깨너비로 벌리고 선다.

2 발을 바닥에 고정한 채 상체를 숙여 양손으로 바닥을 짚고 천천히 전진한다. 이때 무릎과 팔꿈치는 곧게 편다.

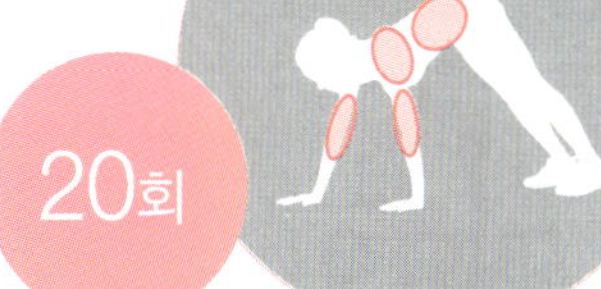

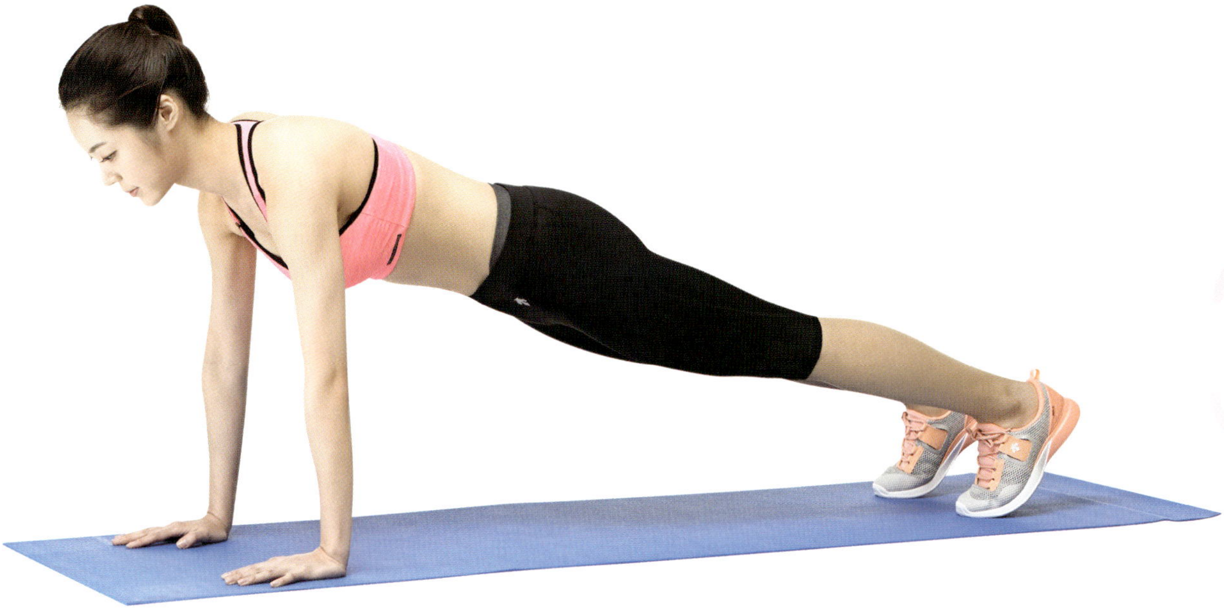

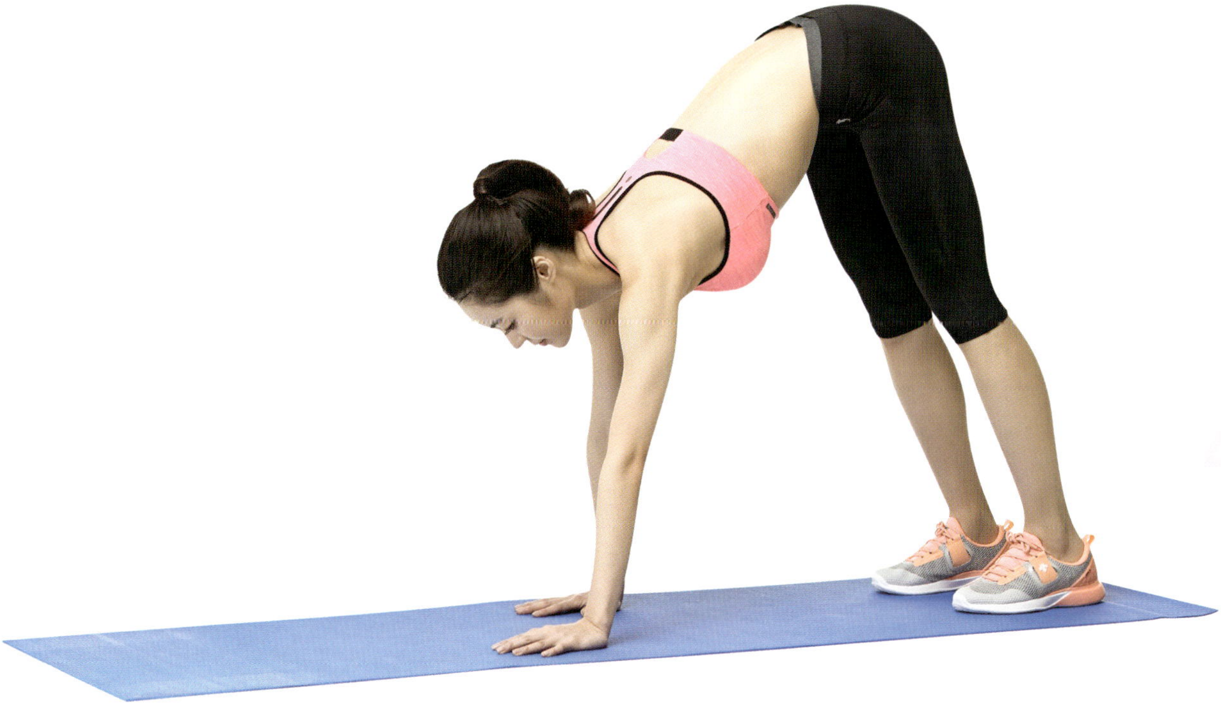

3 머리부터 발뒤꿈치까지 완전히 일직선을 이룰 때까지 전진해 팔굽혀펴기 자세를 만든다.

4 양손으로 바닥을 짚으며 천천히 다리 쪽으로 이동해 몸을 일으켜 세운다. 1번 자세로 돌아와 동작을 반복한다.

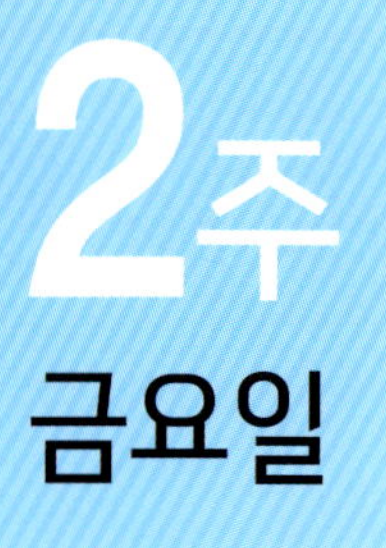

손바닥으로 걷고 덤벨 터치하기

한 팔로 전신을 지탱하며 다른 쪽 손을 뻗어 덤벨을 터치하는 운동. 지탱하는 팔과 어깨의 근육, 코어 근육이
강화되어 상체 전반의 군살이 제거된다.

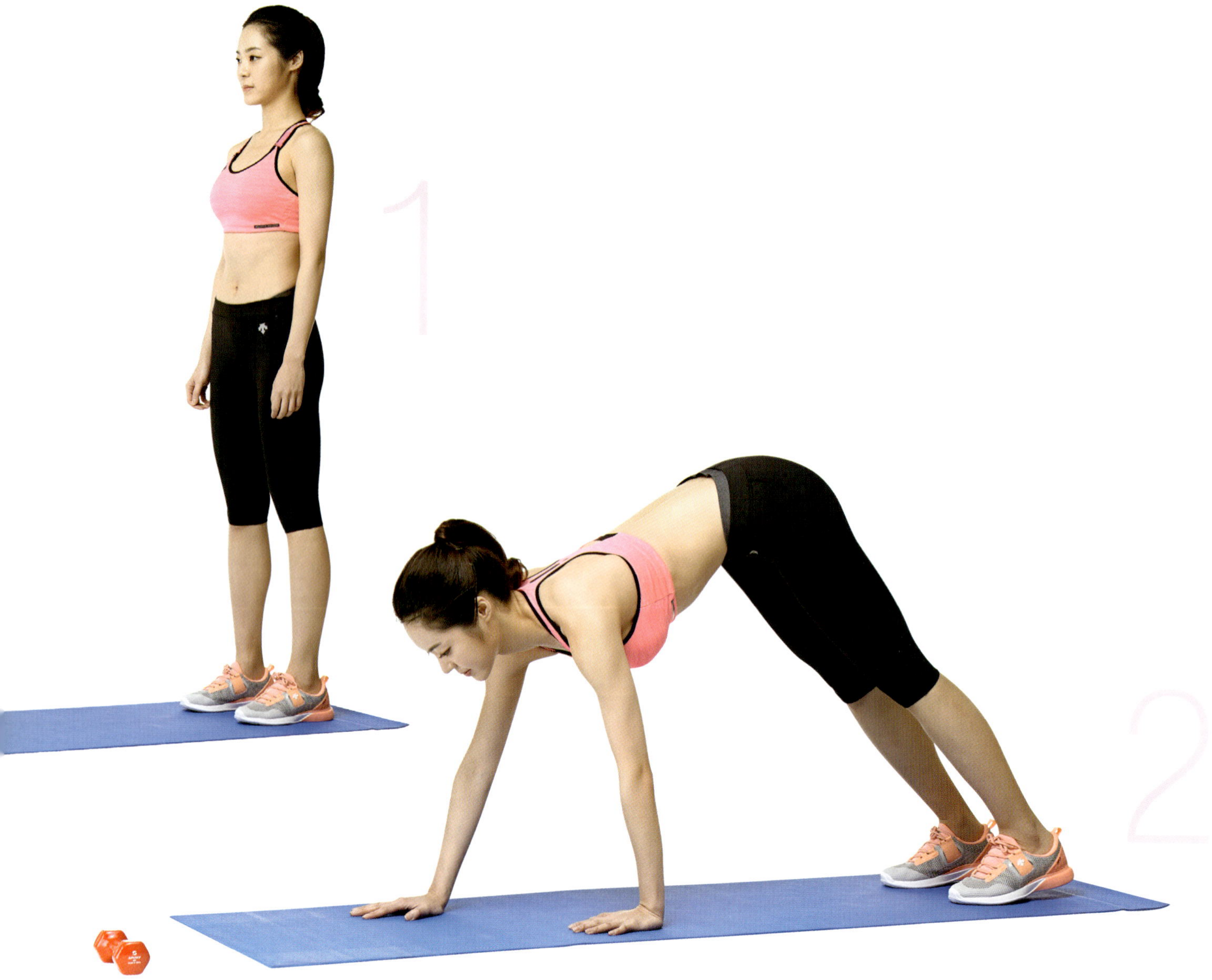

1 다리를 어깨너비로 벌리고 선다. 매트 끝 쪽에 덤벨을
놓는다.

2 발을 바닥에 고정한 채 상체를 숙여 양손으로 바닥을 짚
고 천천히 전진한다. 이때 무릎과 팔꿈치는 곧게 편다.

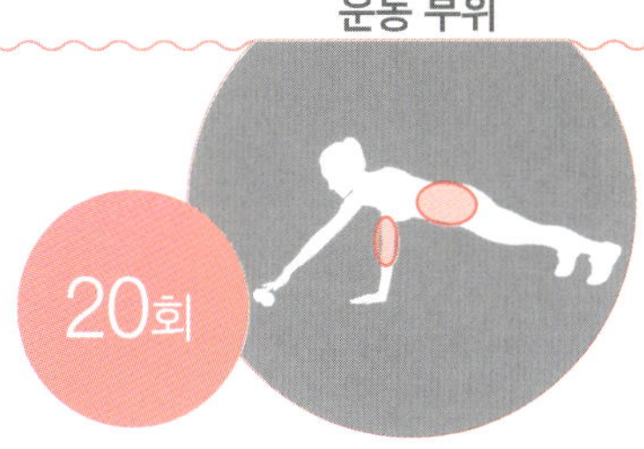

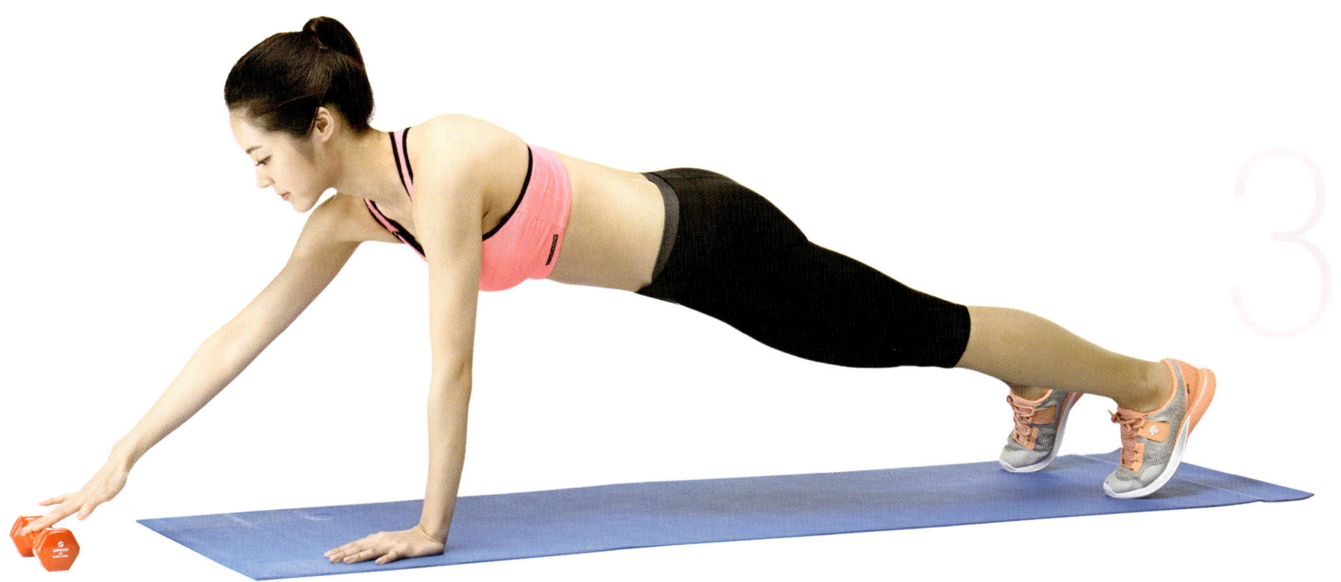

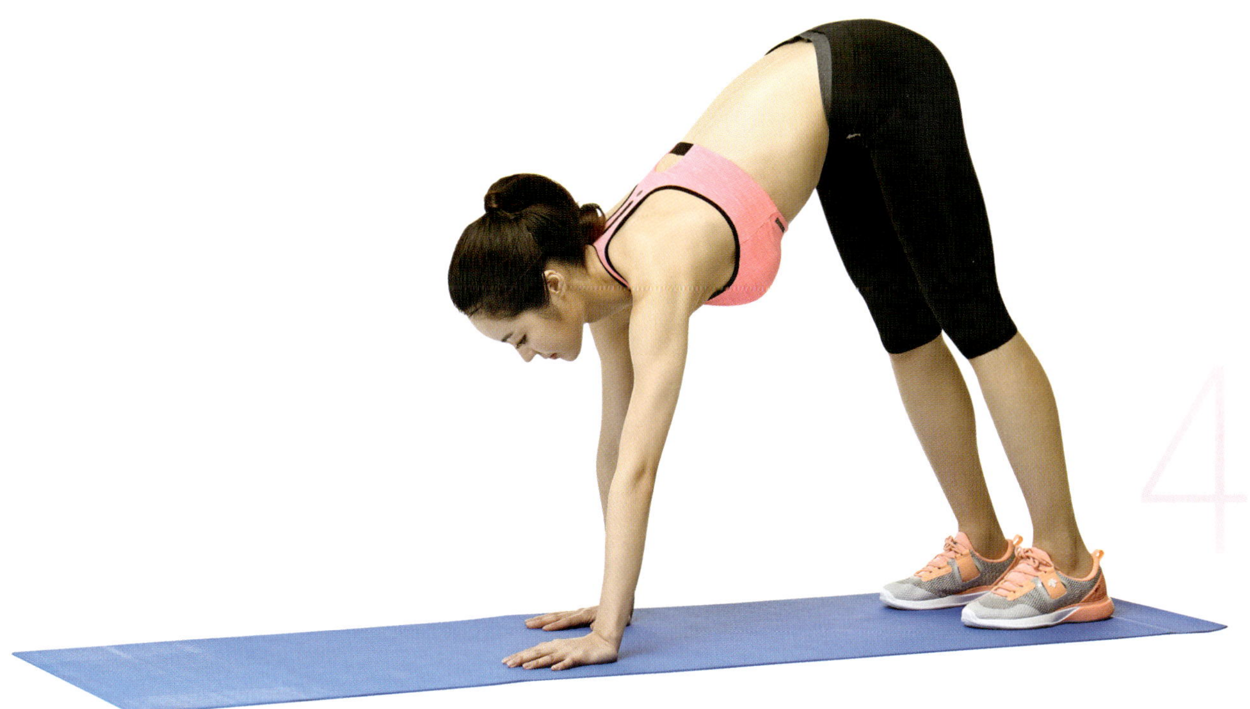

3 팔굽혀펴기 자세가 되면 왼팔로 몸을 지탱하고, 오른팔을 뻗어 덤벨을 터치한다.

4 양손으로 바닥을 짚으며 천천히 다리 쪽으로 이동해 몸을 일으켜 세운다. 1번 자세를 취한 후 같은 방법으로 반대쪽도 실시한다.

3주
월요일

손 짚고 다리 뻗었다 일어나기

상체의 근력을 향상시키고 체지방을 감소시켜 가슴 볼륨을 부각시키는 운동. 동작을 쉬지 않고 빠르고 정확하게 반복해야 상체에 탄력이 붙는다.

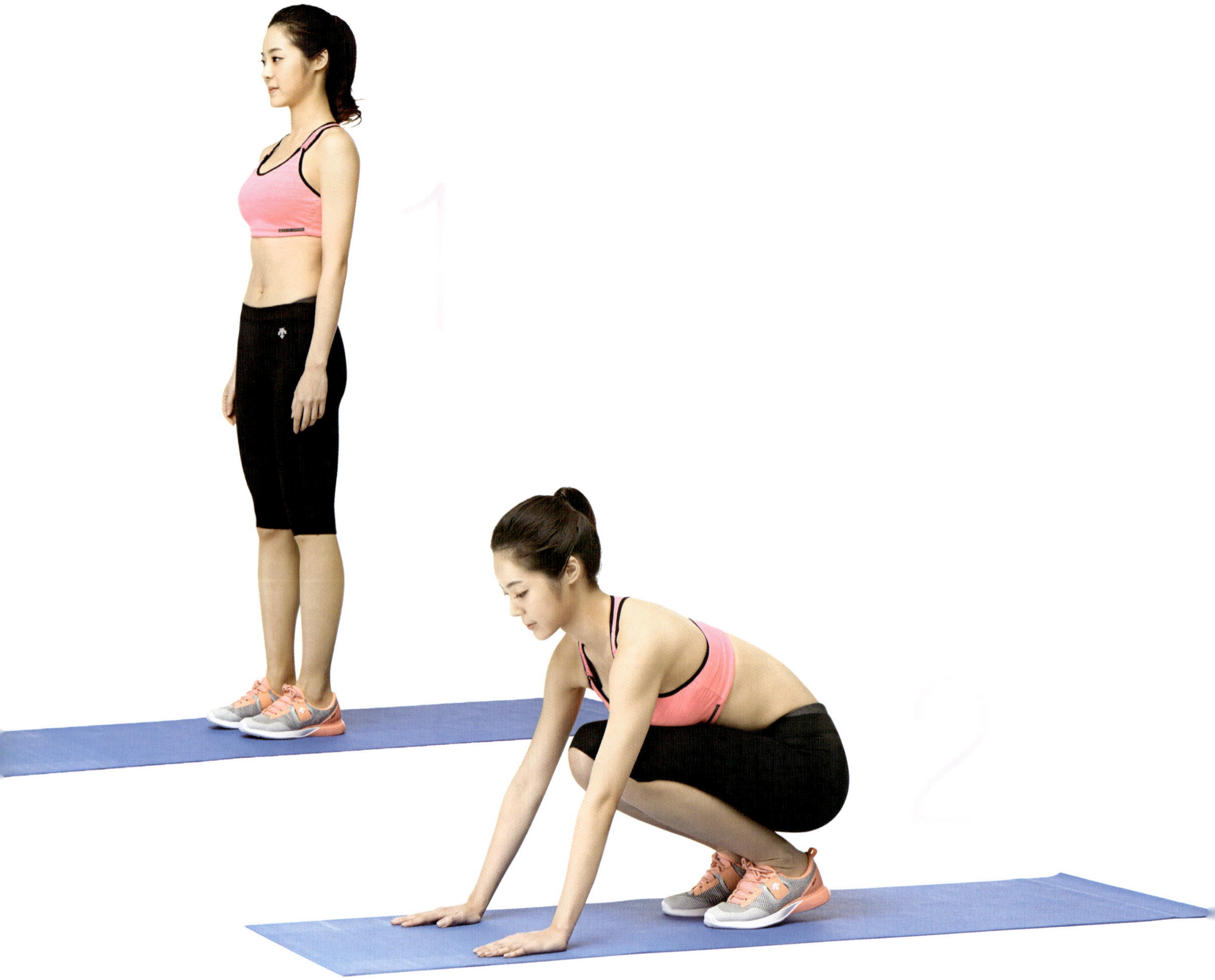

1 다리를 모으고 선다.

2 무릎을 굽히고 앉아 손바닥을 어깨너비로 벌려 바닥을 짚는다.

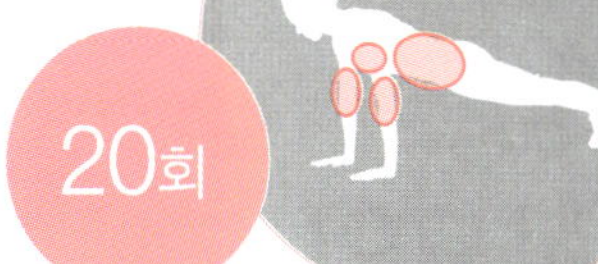

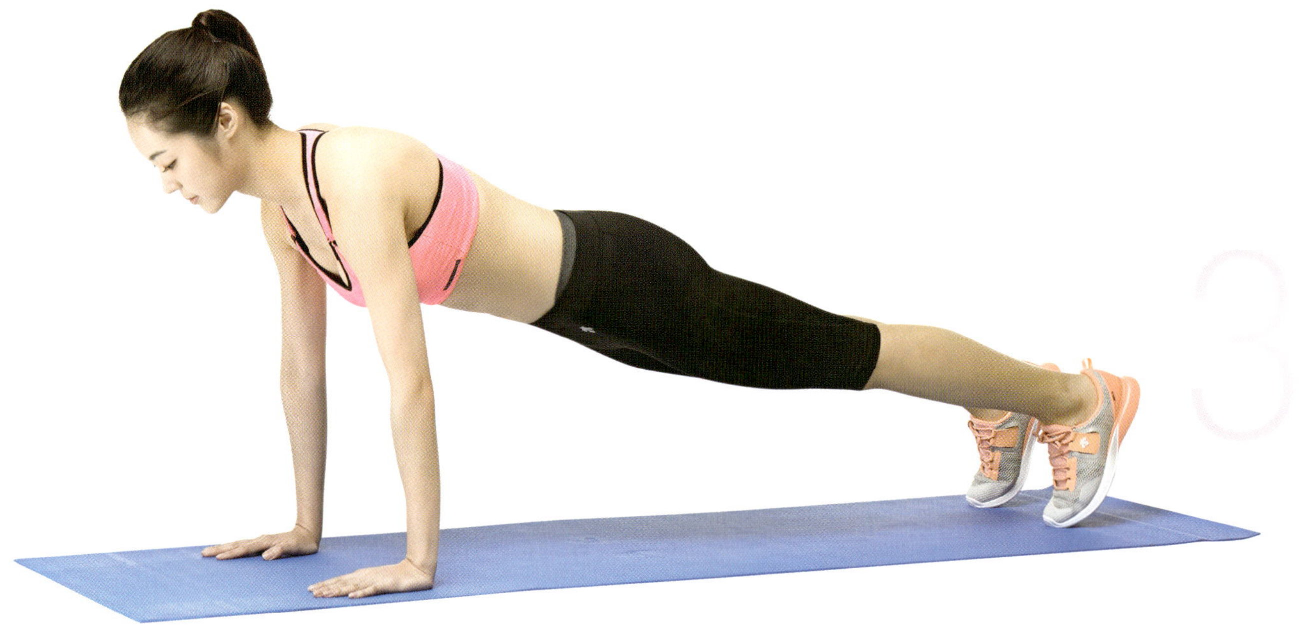

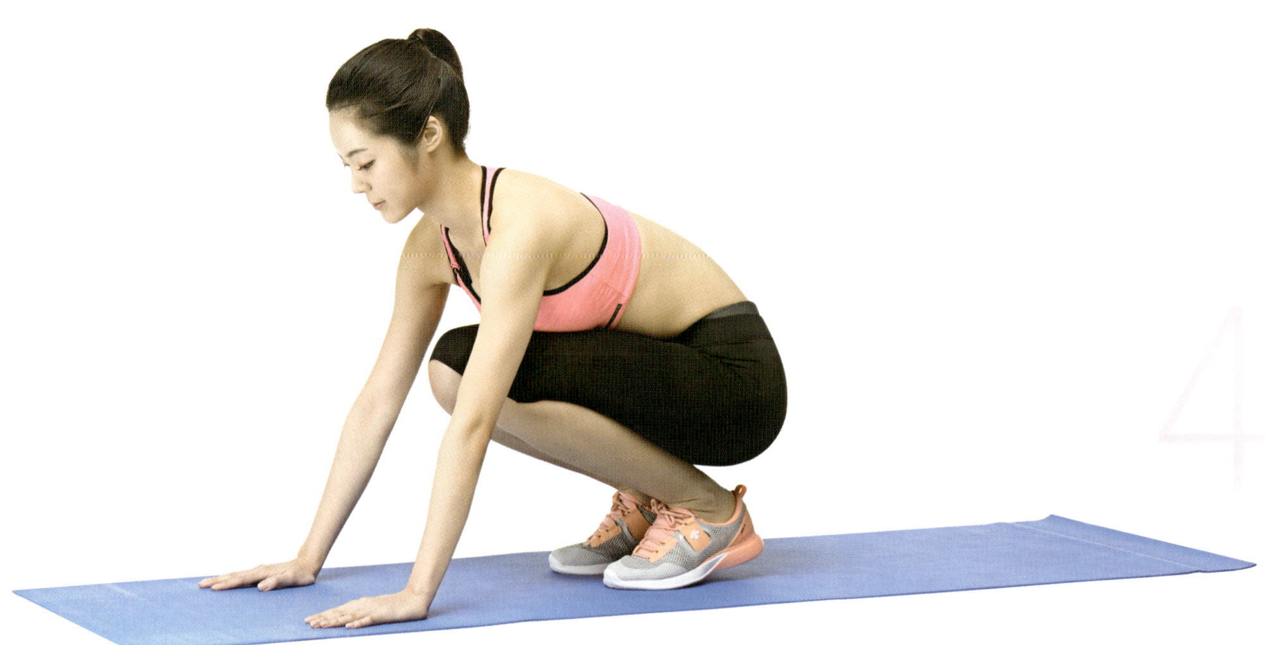

3 양팔에 체중을 싣고 순간적으로 다리를 뒤로 뻗어 팔굽 혀펴기 자세를 취한다.

4 다리를 끌어 당겨 가슴 쪽으로 모은다. 1번 자세로 돌아 와 동작을 빠르게 반복한다.

팔 굽혔다 펴고 무릎 터치하기

팔과 어깨, 등의 힘으로 엉덩이를 높이 들며 전신을 움직여 지방을 태우는 운동. 팔과 가슴 근육을 집중적으로
자극해 볼륨 있는 상체를 만들어준다.

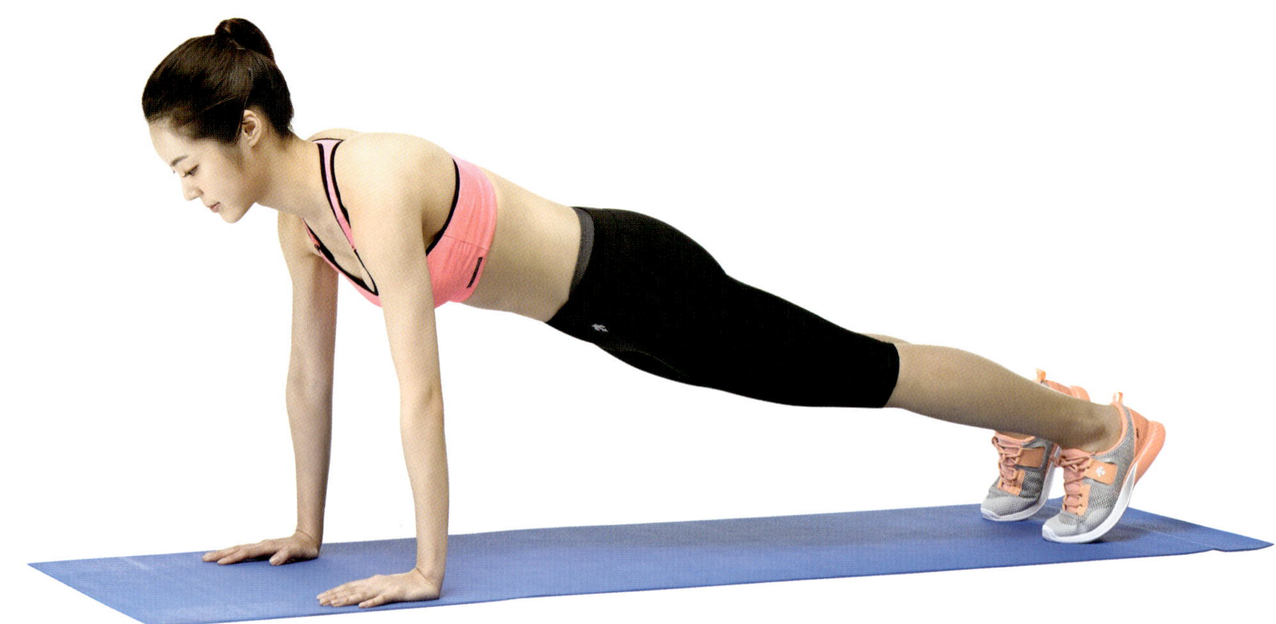

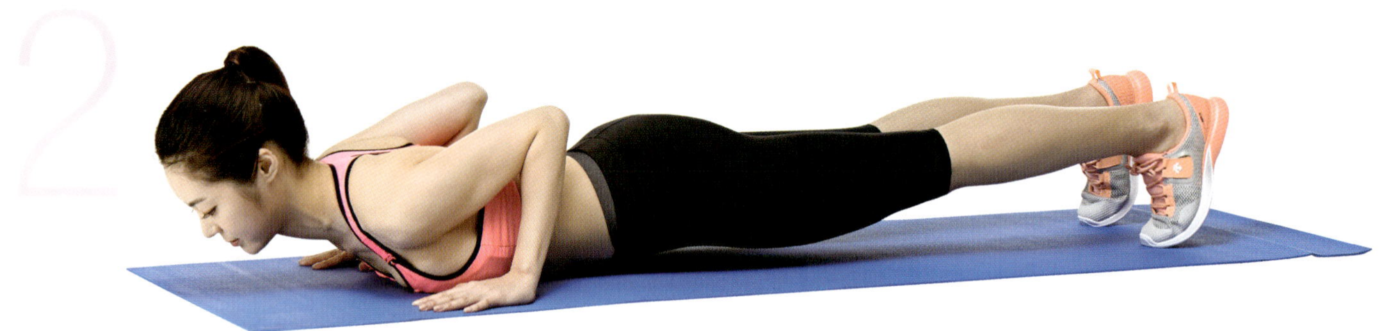

1 팔을 어깨너비보다 넓게 벌리고 엎드린다. 발끝을 세워
팔굽혀펴기 자세를 취한다.

2 팔꿈치를 굽혀 몸을 바닥에 완전히 밀착시킨다.

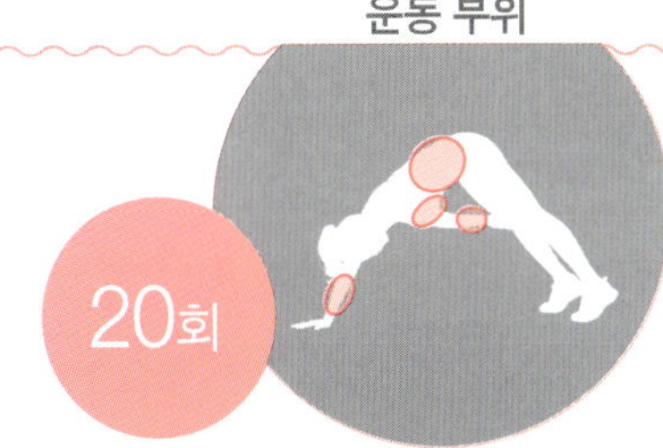

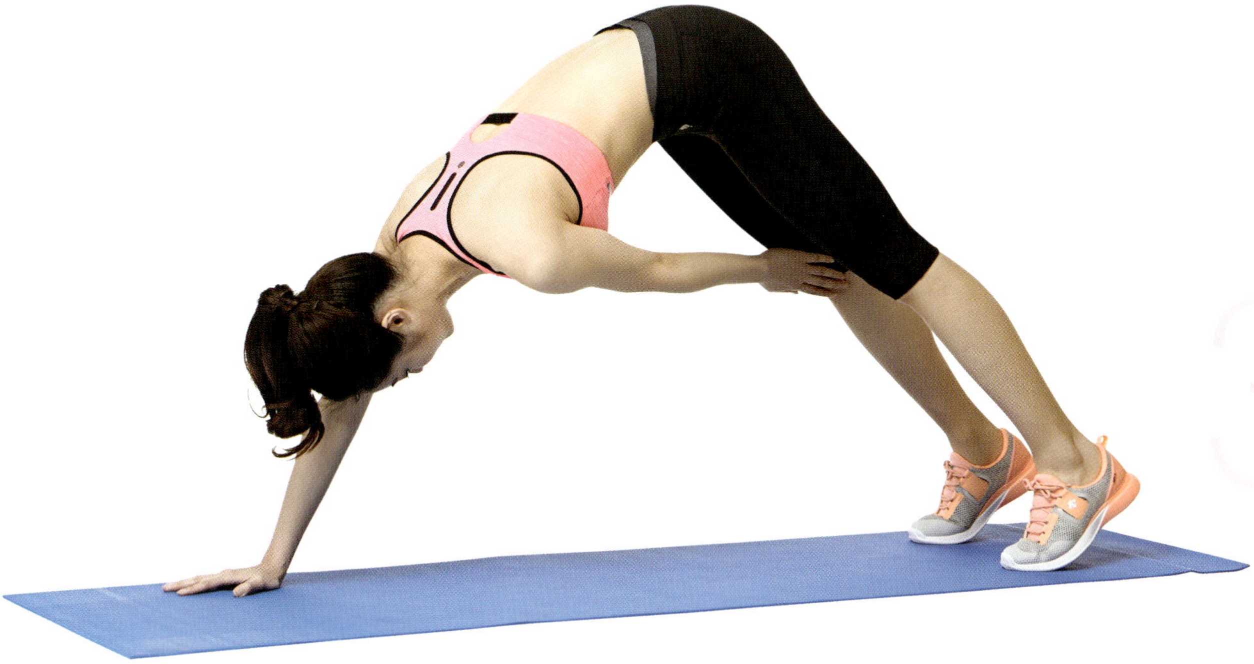

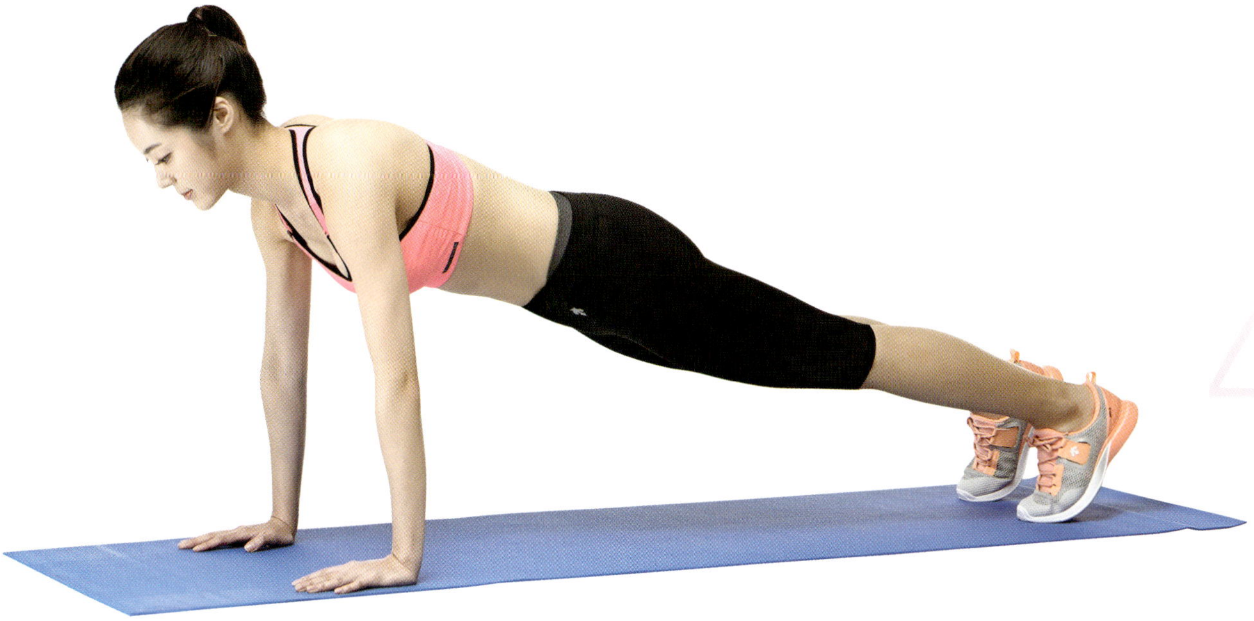

3 팔꿈치를 곧게 펴면서 엉덩이를 밀어 올리듯 높이 든다. 왼손으로 오른쪽 무릎을 터치한다.

4 왼손을 내려 바닥을 짚고 1번 자세로 돌아와 같은 방법 으로 반대쪽도 실시한다.

팔 굽혔다 펴고 발끝 터치하기

'팔 굽혔다 펴고 무릎 터치하기 동작'보다 팔 뒤쪽 근육을 더욱 강력하게 자극한다. 상체 군살을 제거하고 팔과 가슴 라인을 단련해 맵시 있는 볼륨 가슴이 완성된다.

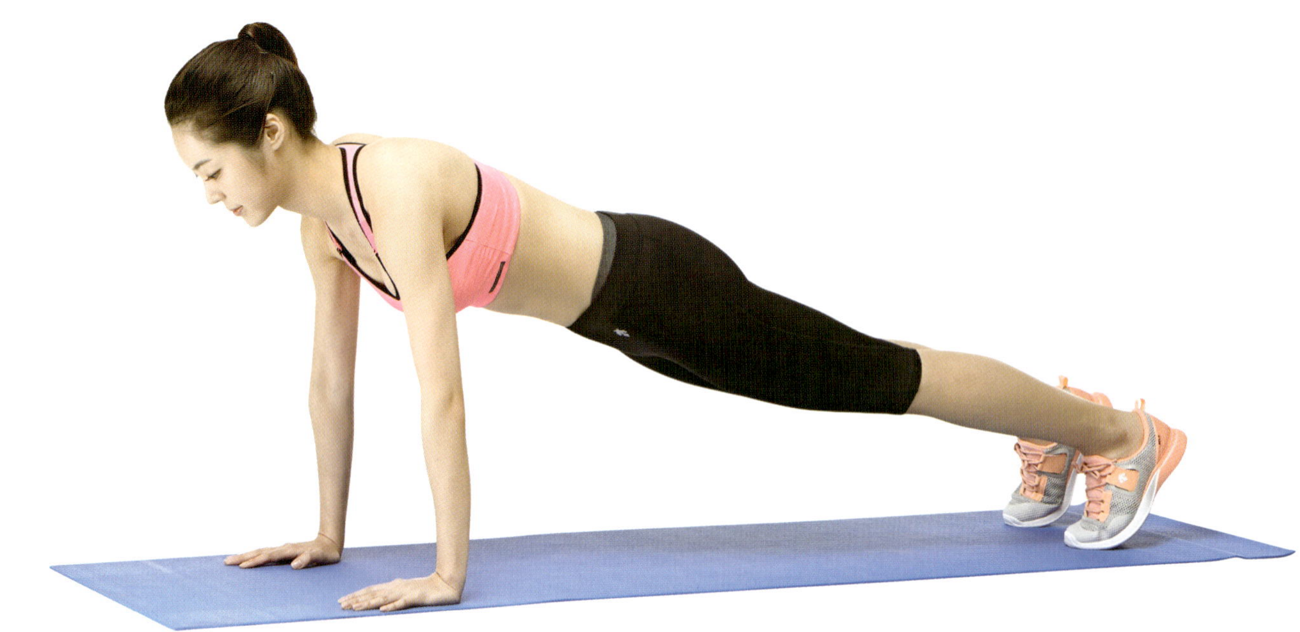

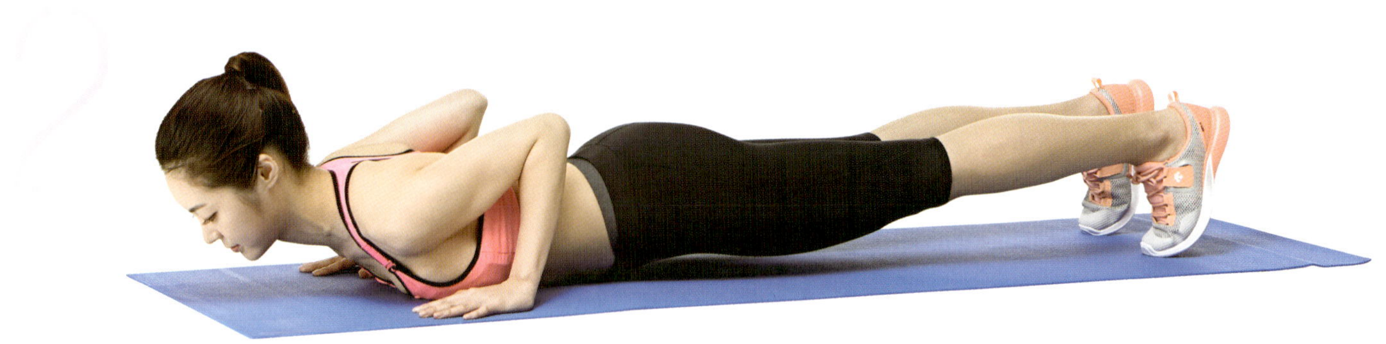

1 팔을 어깨너비보다 넓게 벌리고 엎드린다. 발끝을 세워 팔굽혀펴기 자세를 취한다.

2 팔꿈치를 굽혀 몸을 바닥에 완전히 밀착시킨다.

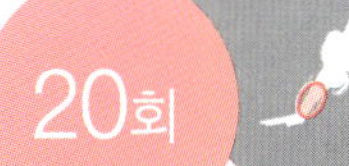
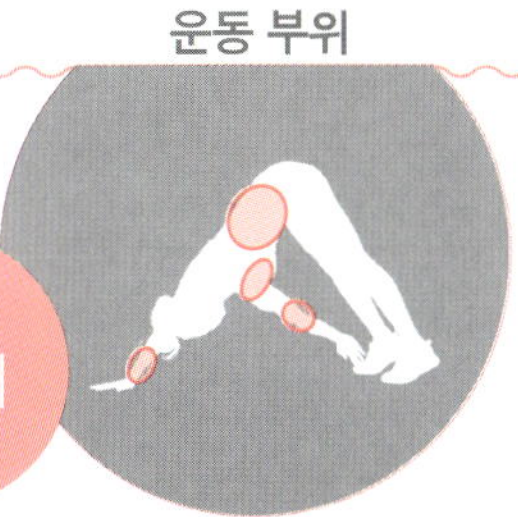

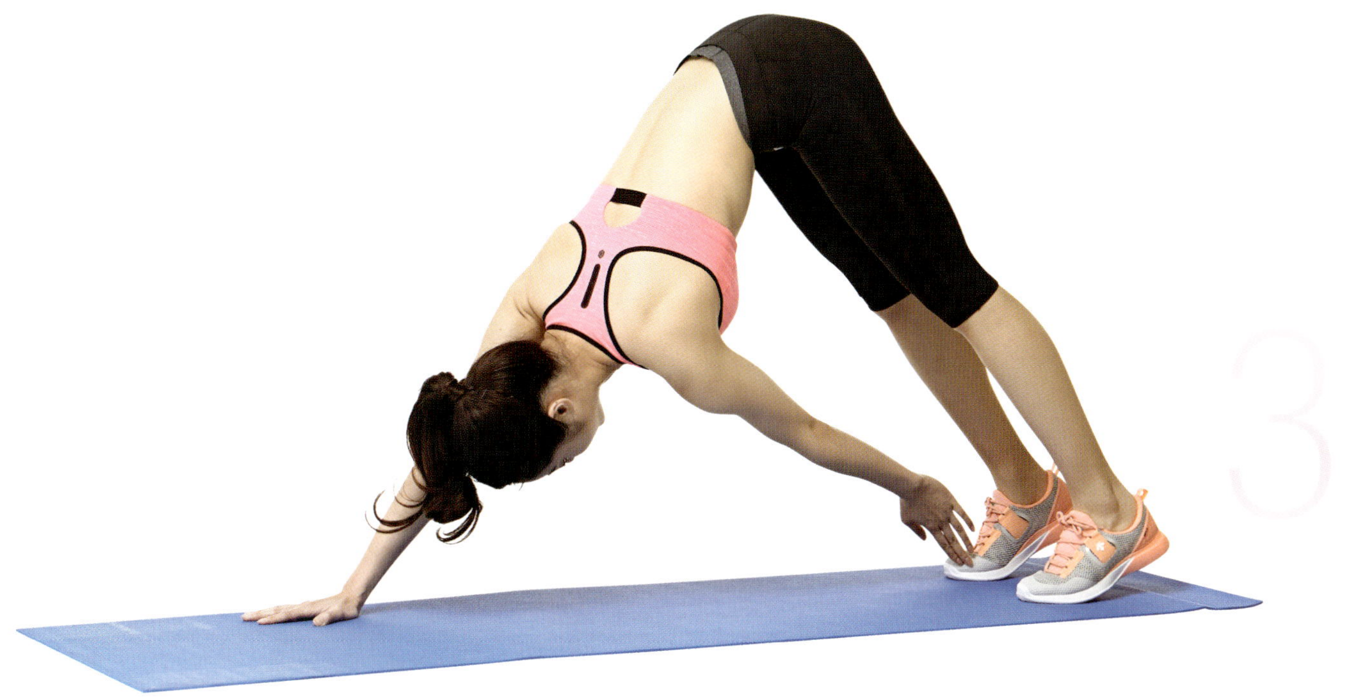

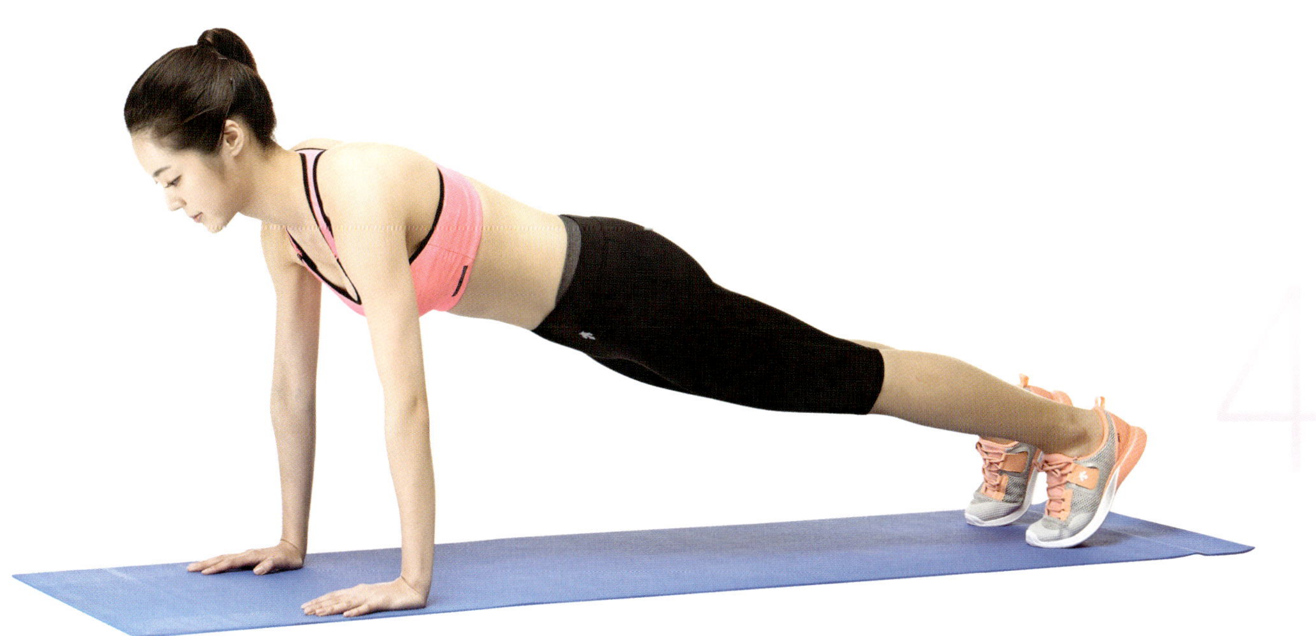

3 팔꿈치를 곧게 펴면서 엉덩이를 밀어 올리듯 높이 든다.
왼손으로 오른쪽 발끝을 터치한다.

4 왼손을 내려 바닥을 짚고 1번 자세로 돌아와 같은 방법
으로 반대쪽도 실시한다.

손 짚고 다리 벌렸다 일어나기

팔로 체중을 지탱한 채 다리를 벌렸다 모으면서 상체 전반에 큰 자극을 준다. 체지방을 태워 슬림한 상체를 만드는 효과가 크다.

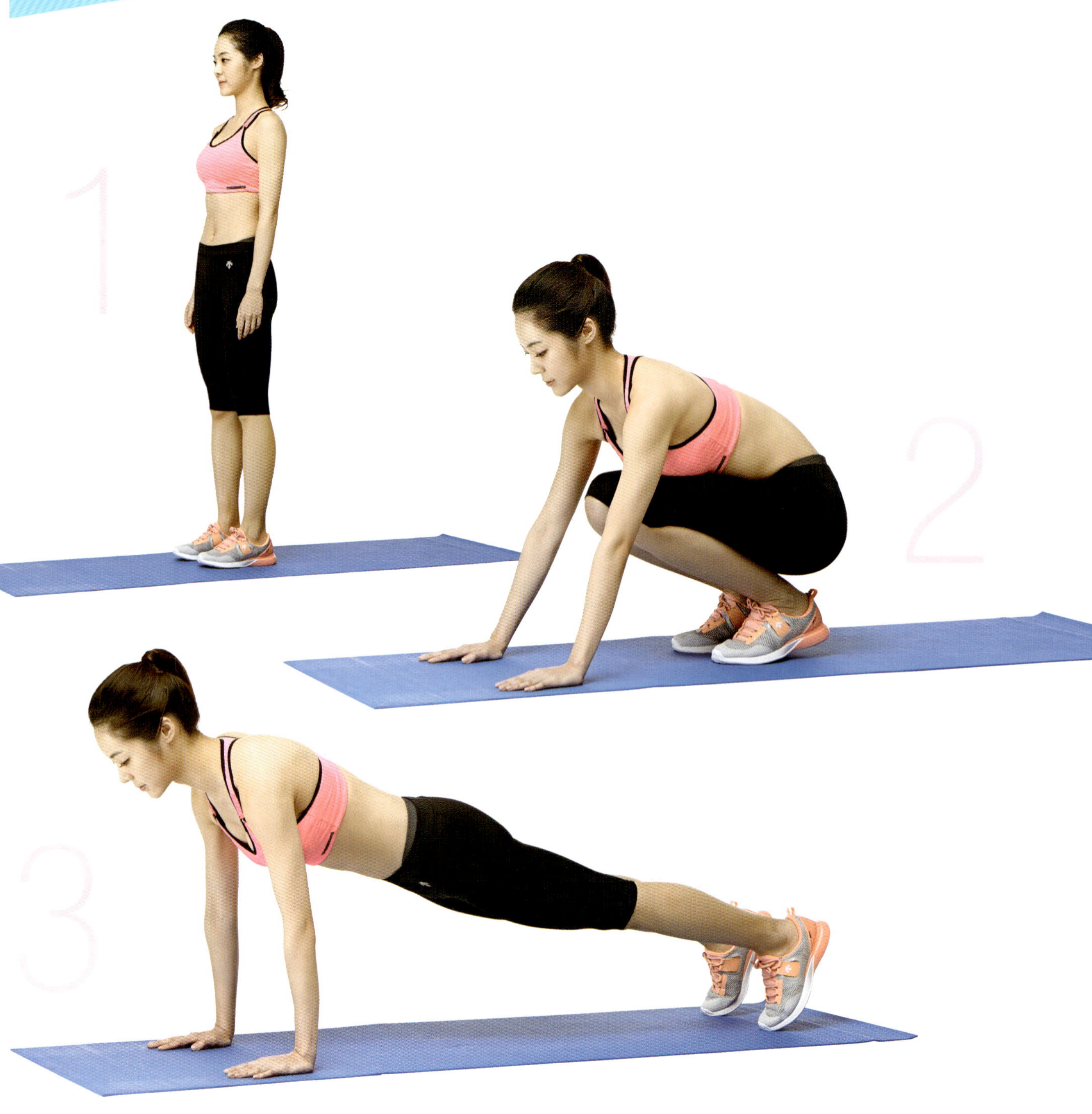

1 다리를 모으고 선다.

2 무릎을 굽히고 앉아 손바닥을 어깨너비로 벌려 바닥을
  짚는다.

3 양팔에 체중을 싣고 순간적으로 다리를 뒤로 뻗어 팔굽
  혀펴기 자세를 취한다.

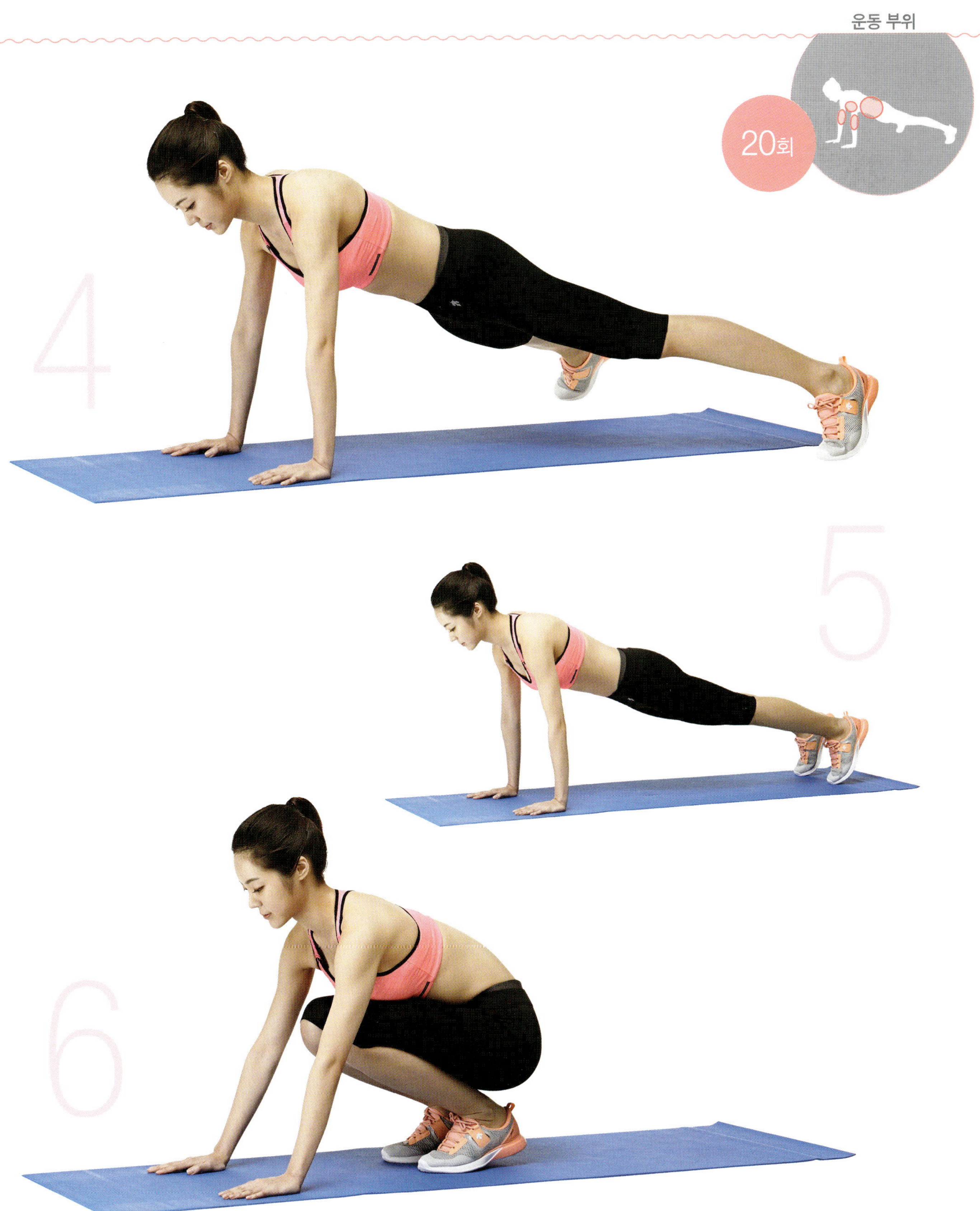

4 뒤로 뻗은 다리를 좌우로 최대한 넓게 벌린다.

5 다시 다리를 모아 팔굽혀펴기 자세를 취한다.

6 다리를 끌어 당겨 가슴 쪽으로 모은다. 1번 자세로 돌아
와 동작을 빠르게 반복한다.

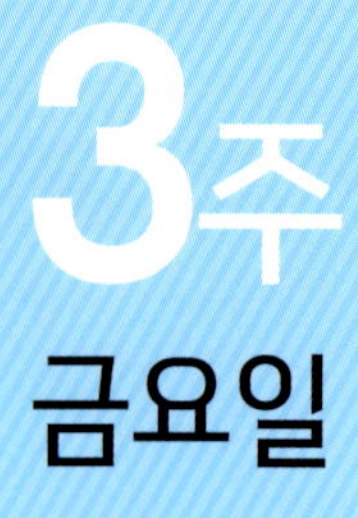

팔 굽혔다 몸통 회전하기

한쪽 팔로 상체를 지탱하고 몸통을 회전시키는 복합 동작. 상체의 근육을 단련하는 것은 물론 가슴에 탄력을 더해준다.

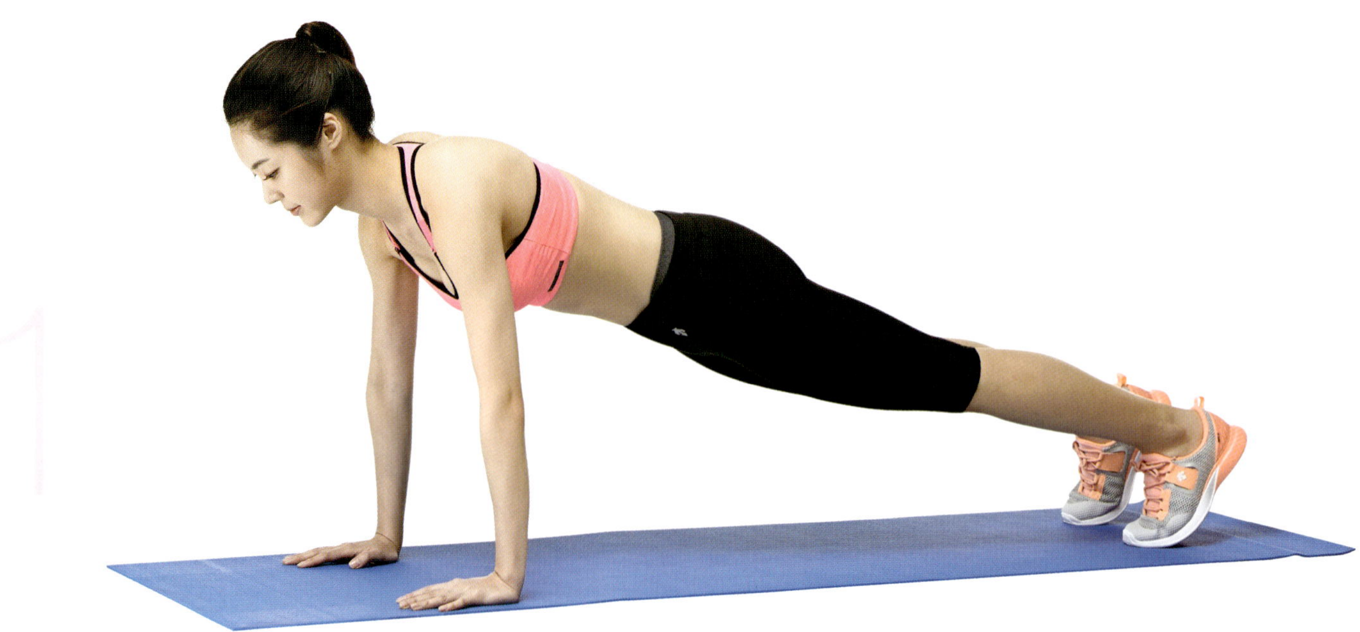

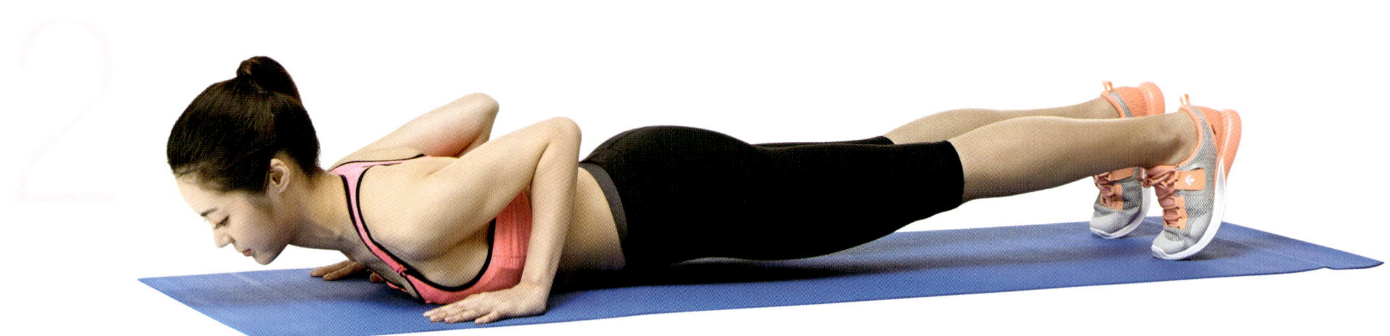

1 팔을 어깨너비보다 넓게 벌리고 엎드린다. 발끝을 세워 팔굽혀펴기 자세를 취한다.

2 팔꿈치를 굽혀 몸을 바닥에 완전히 밀착시킨다.

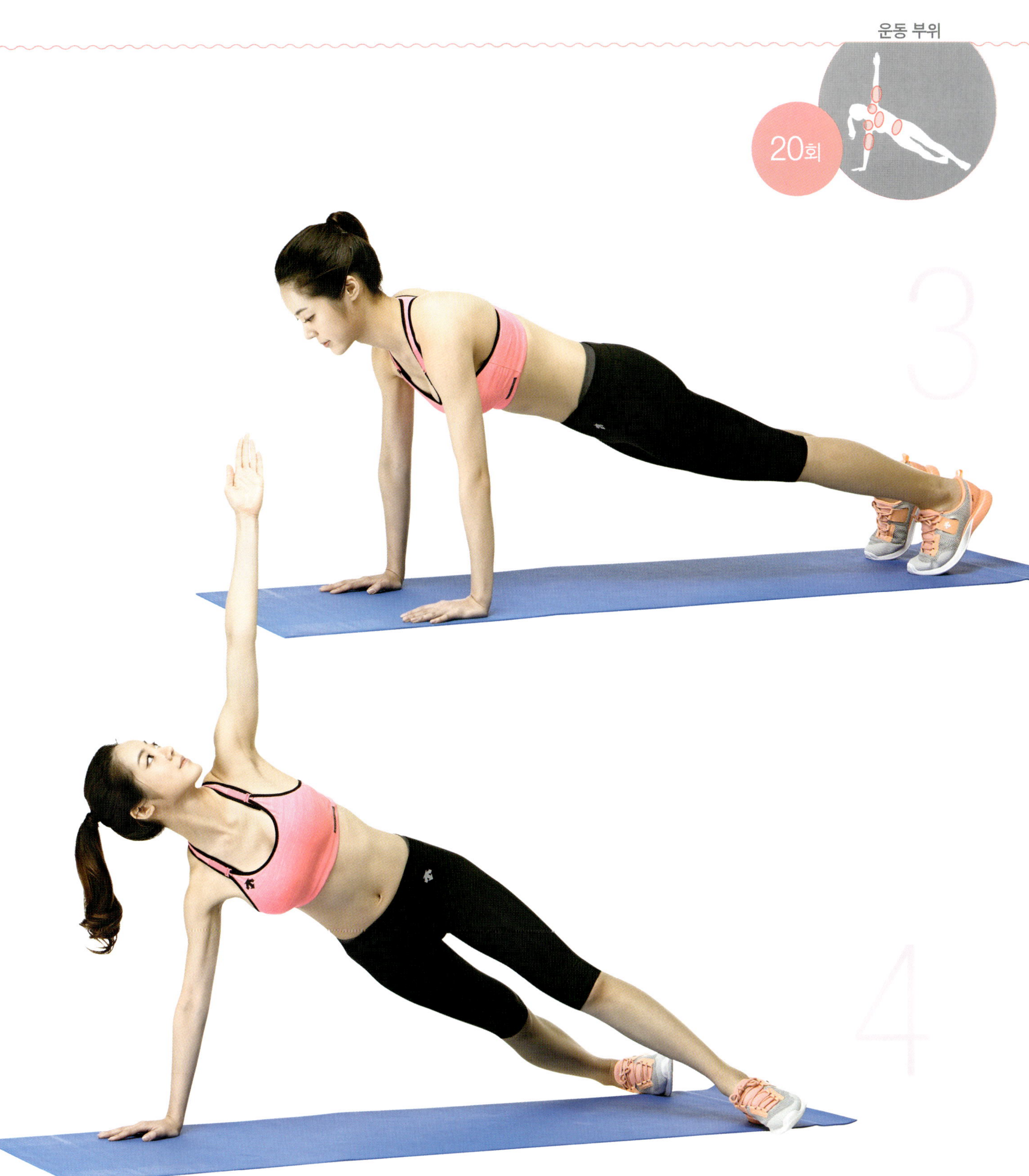

3 팔꿈치를 펴 다시 팔굽혀펴기 자세로 돌아온다.

4 오른쪽 팔꿈치를 곧게 펴면서 왼팔을 몸통, 골반, 다리와 함께 회전시키며 위로 뻗어 T자를 만든다. 이때 시선은 왼팔을 따라 이동한다. 팔을 내리며 1번 자세로 돌아와 같은 방법으로 반대쪽도 실시한다.

팔 굽혔다 일어나기

팔굽혀펴기와 엎드렸다 일어나는 동작을 논스톱으로 진행해 탄력적인 가슴을 만드는 데 효과적이다. 동작을 빠르게 반복하며 가슴과 팔, 어깨 근육에 폭발적인 자극을 주므로 상체가 슬림해진다.

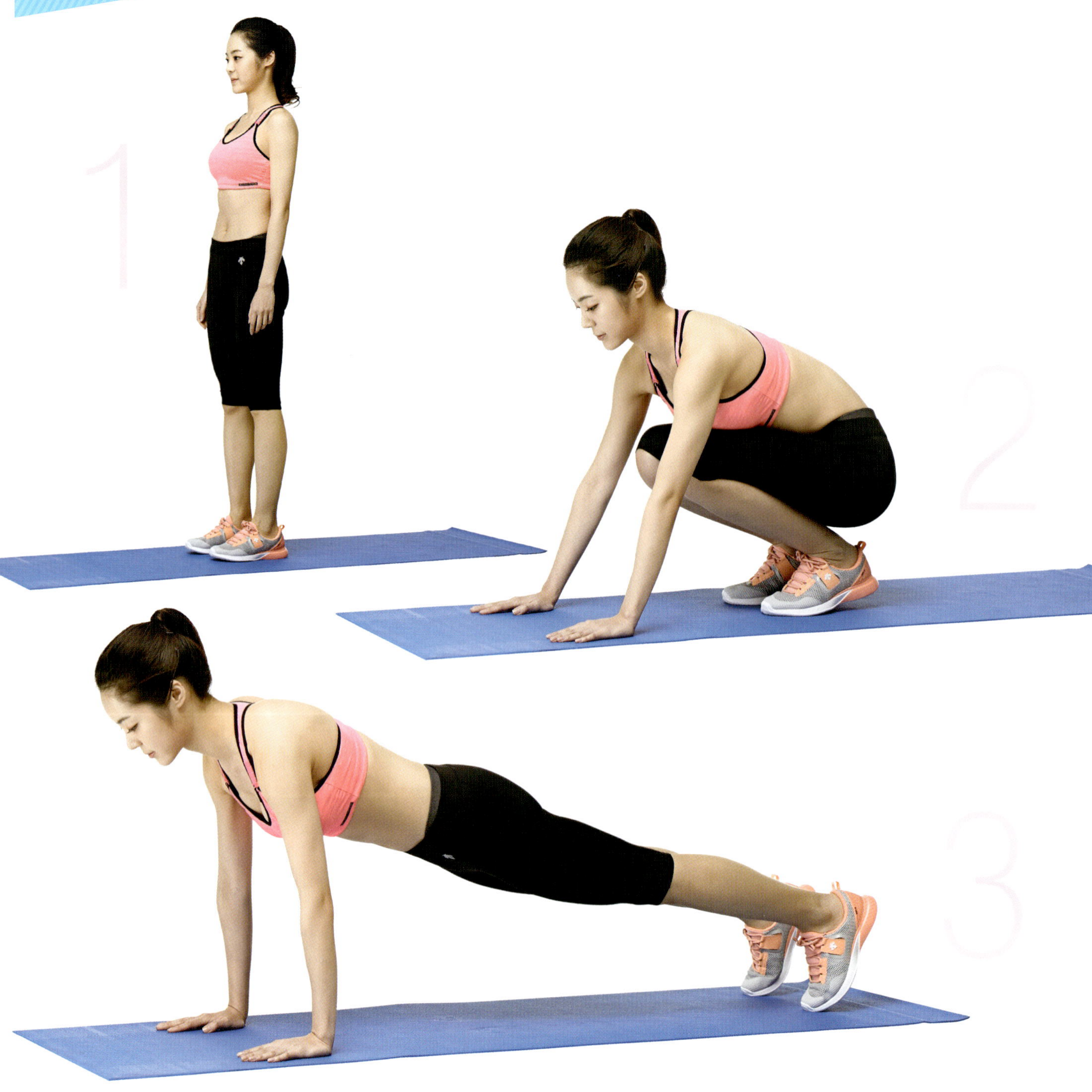

1 다리를 모으고 선다.

2 무릎을 굽히고 앉아 손바닥을 어깨너비로 벌려 바닥을 짚는다.

3 양팔에 체중을 싣고 순간적으로 다리를 뒤로 뻗어 팔굽혀펴기 자세를 취한다.

운동 부위

4

5

6

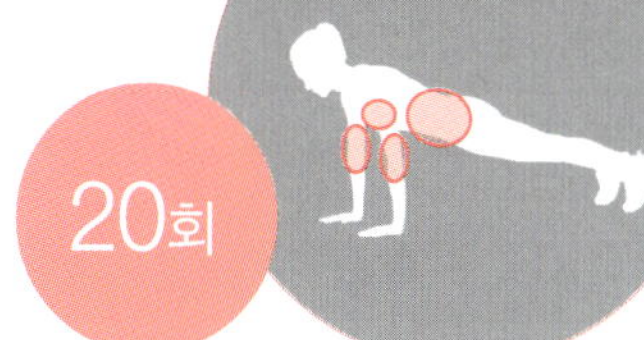

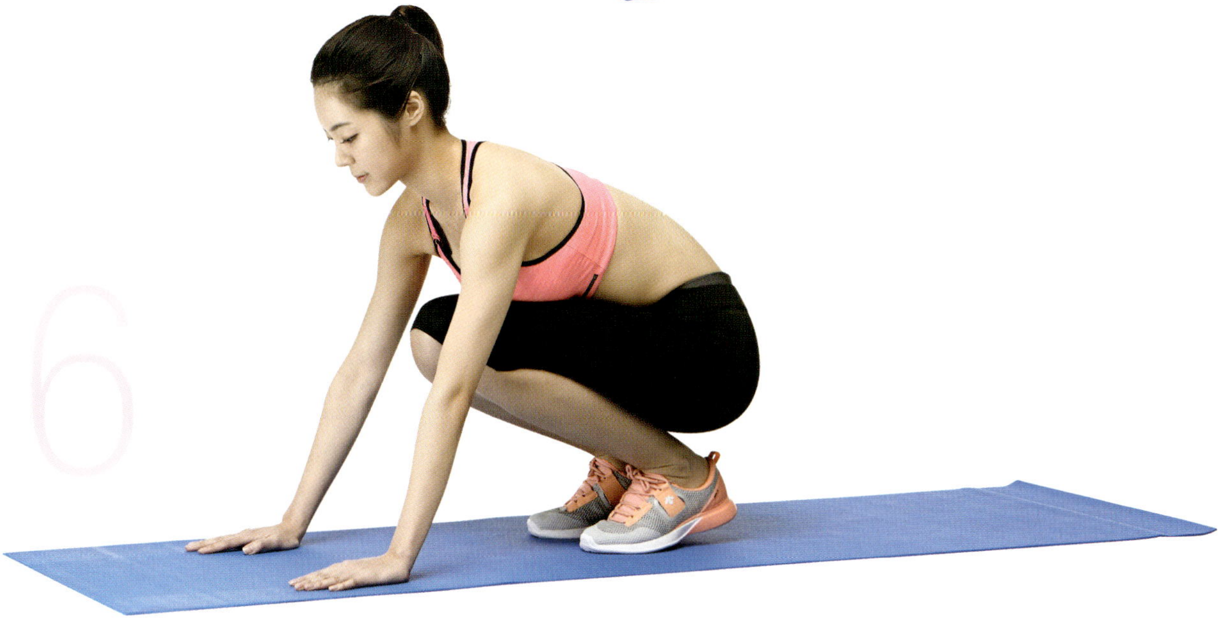

4 팔꿈치를 굽혀 몸을 바닥에 완전히 밀착시킨다.

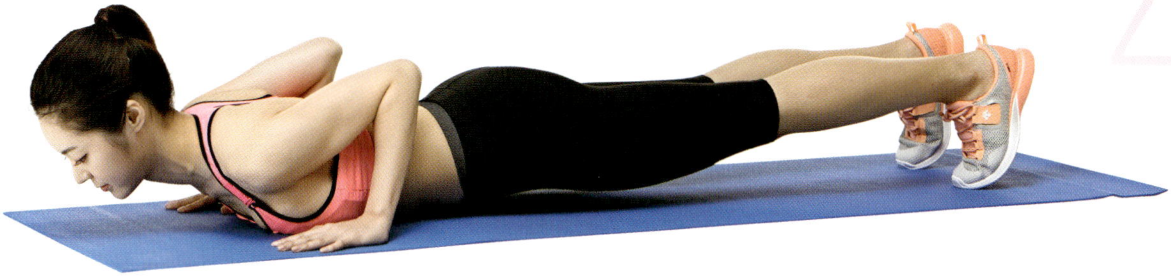

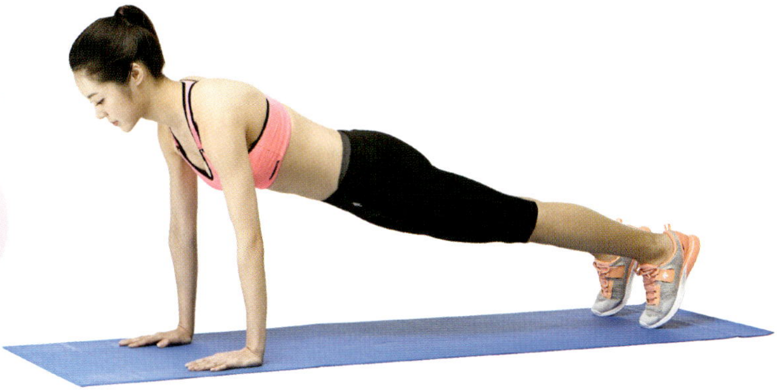

5 빠르게 팔꿈치를 펴 다시 팔굽혀펴기 자세를 취한다.

6 다리를 가슴 쪽으로 끌어 모은다. 1번 자세로 돌아와 동작을 빠르게 반복한다.

4주
화요일

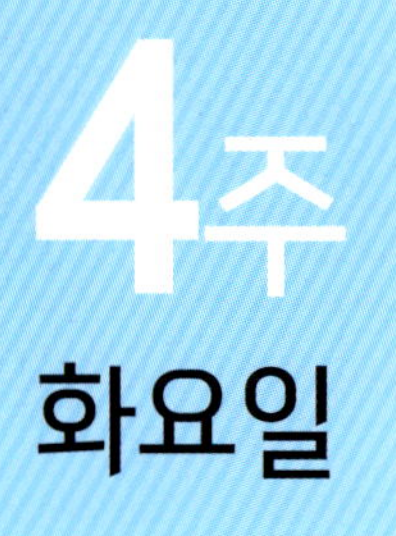

앉았다 일어나며 덤벨 들기

앉았다 일어나며 덤벨을 들어 올리는 동작. 서서 덤벨을 들어 올릴 때보다 전신에 더욱 큰 자극을 주어 상체를 균형 있게 발달시키고 군살을 없앤다.

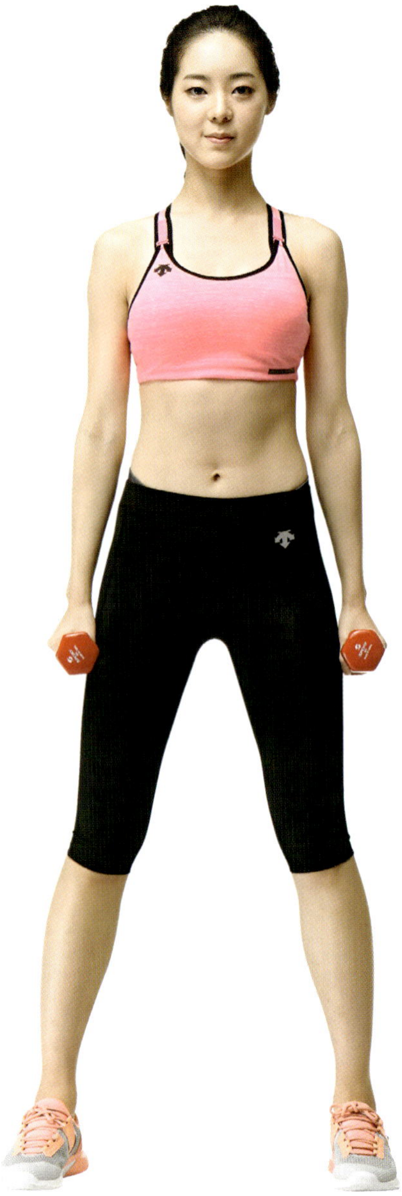

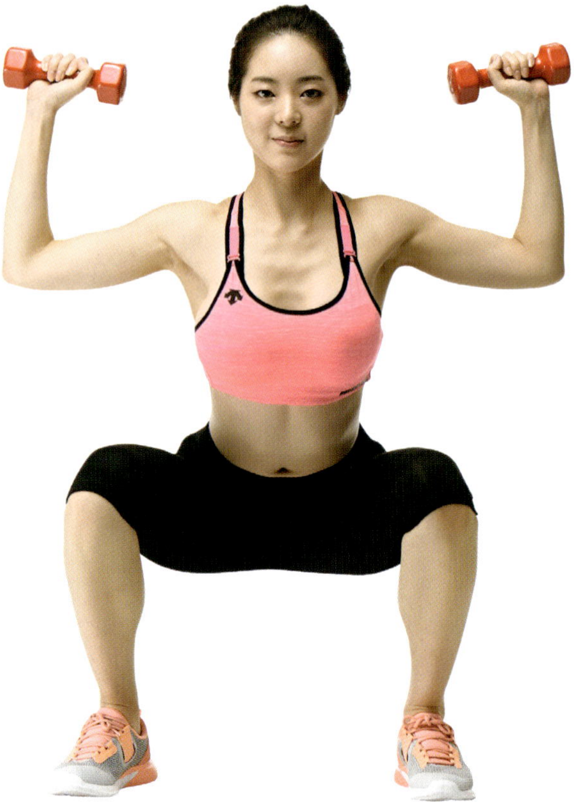

1 양손에 덤벨을 쥐고, 다리를 어깨너비보다 조금 더 넓게 벌리고 선다.

2 팔꿈치를 직각으로 구부려 덤벨을 양쪽 귀 높이로 든다. 허벅지가 바닥과 평행이 되도록 엉덩이를 천천히 뒤로 빼면서 무릎을 굽혀 앉는다.

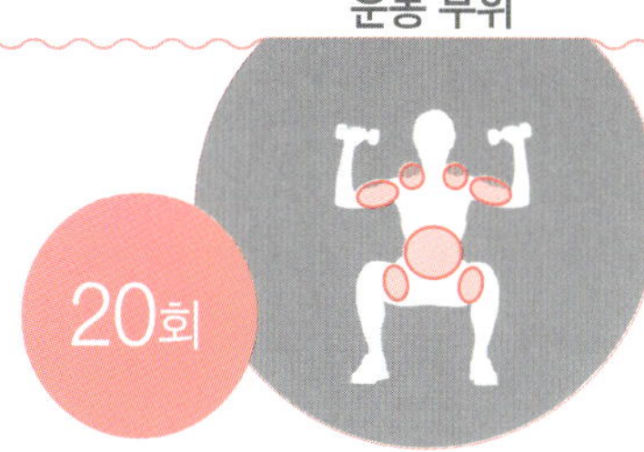

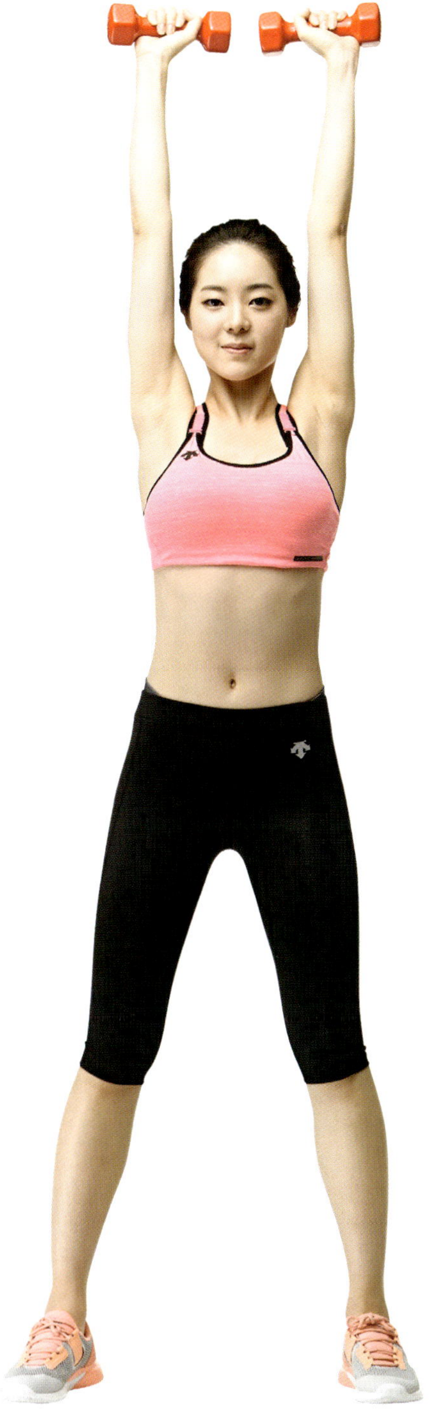

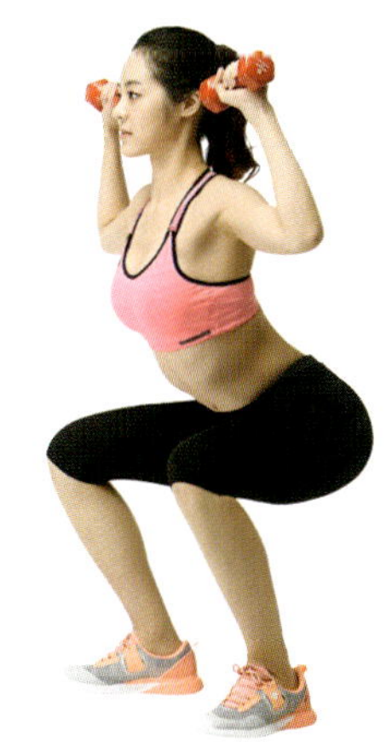

3 무릎과 팔꿈치를 쭉 펴면서 빠르게 일어나 만세 자세를 취한다. 팔을 내리며
1번 자세로 돌아와 동작을 반복한다.

손바닥으로 걷고 팔 굽혔다 몸통 돌리기

팔로 걷는 동작과 팔 굽혔다 펴며 몸통 돌리는 동작이 합쳐져 더욱 강하게 상체 근육을 단련한다. 좌우 불균형했던 상체 근육을 바로잡고, 가슴 라인을 돋보이게 만든다.

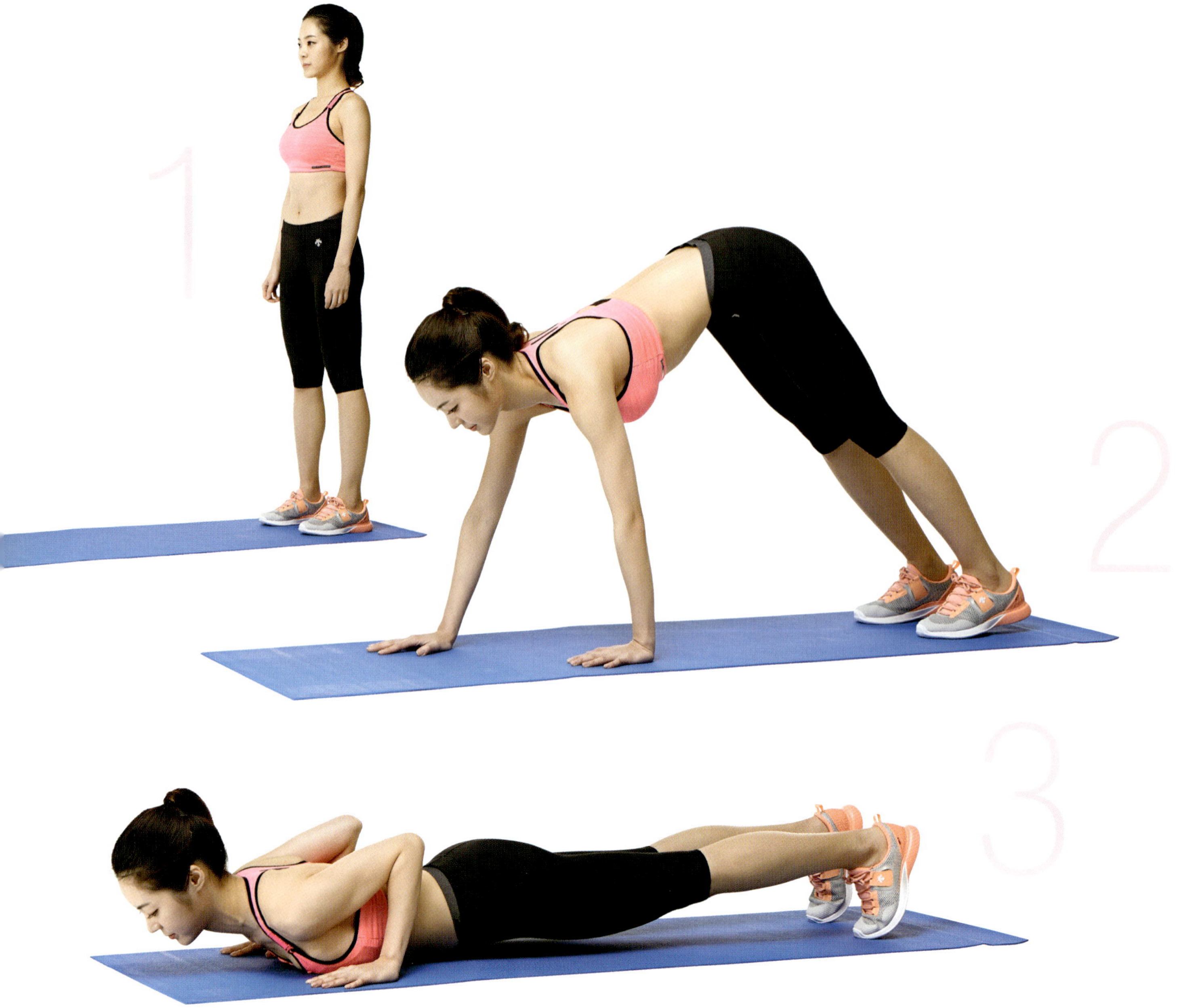

1 다리를 어깨너비로 벌리고 선다.

2 발을 바닥에 고정한 채 상체를 숙여 양손으로 바닥을 짚고 천천히 전진한다. 이때 무릎과 팔꿈치는 곧게 편다.

3 머리부터 발뒤꿈치까지 완전히 일직선을 이룰 때까지 전진해 팔굽혀펴기 자세를 취한다. 팔꿈치를 굽혀 몸을 바닥에 완전히 밀착시켰다가 다시 팔꿈치를 펴 팔굽혀펴기 자세로 돌아온다.

10회

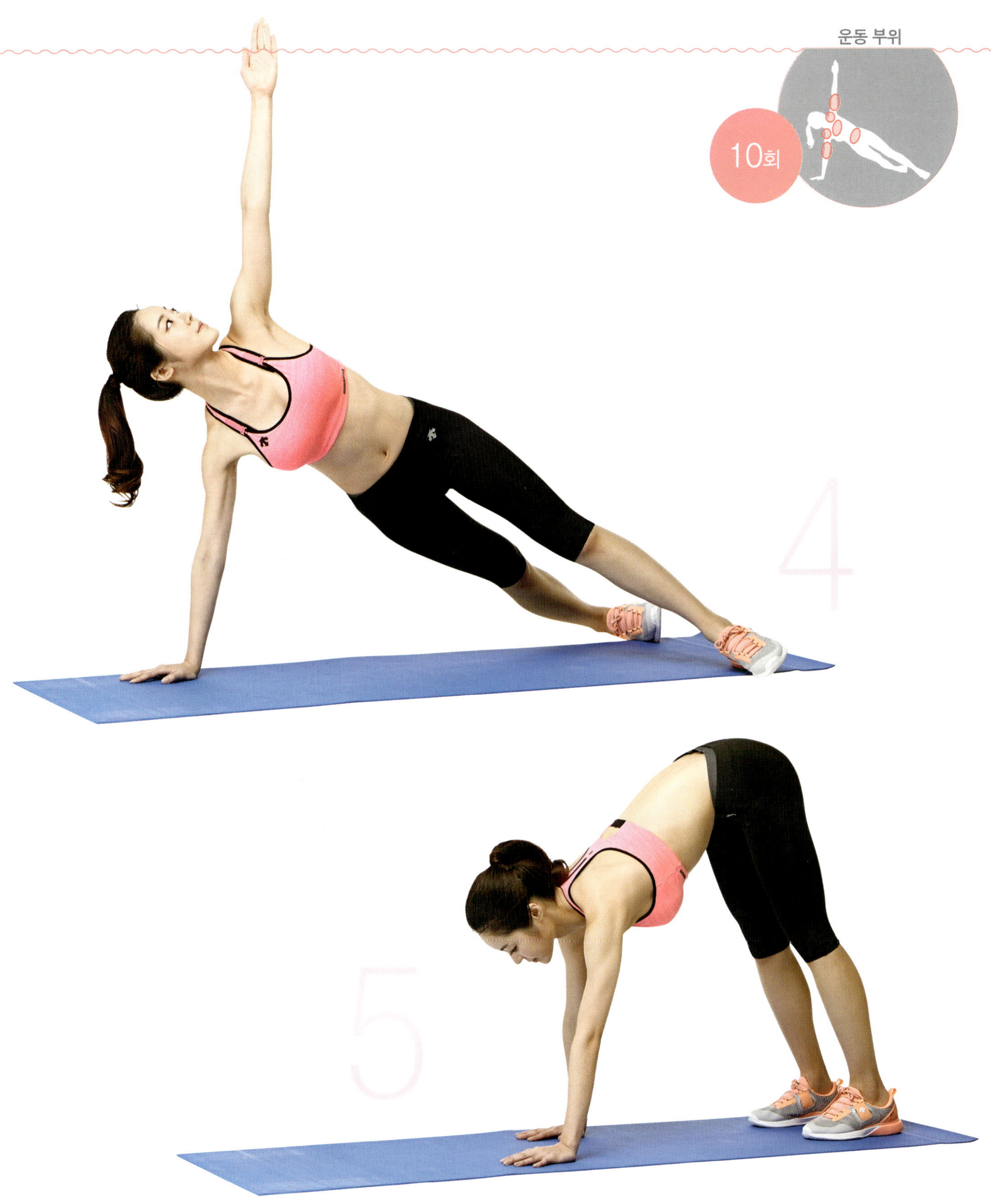

4 오른쪽 팔꿈치를 곧게 펴면서 왼팔을 몸통, 골반, 다리와 함께 회전시키며 T자를 만든다. 팔꿈치를 굽혀 바닥에 몸을 밀착시킨 후 같은 방법으로 반대쪽도 실시한다.

5 양손으로 바닥을 짚으며 천천히 다리 쪽으로 이동해 몸을 일으켜 세운다. 1번 자세로 돌아와 동작을 반복한다.

손바닥으로 걷고 발끝 터치하기

늘어진 팔뚝살을 매끈하게 정리해 슬림한 상체 라인을 만들고 가슴 볼륨을 강조할 수 있는 동작이다. 팔에 체중을 실어 걸으며 팔 뒤쪽 근육을 섬세하게 단련할 수도 있다.

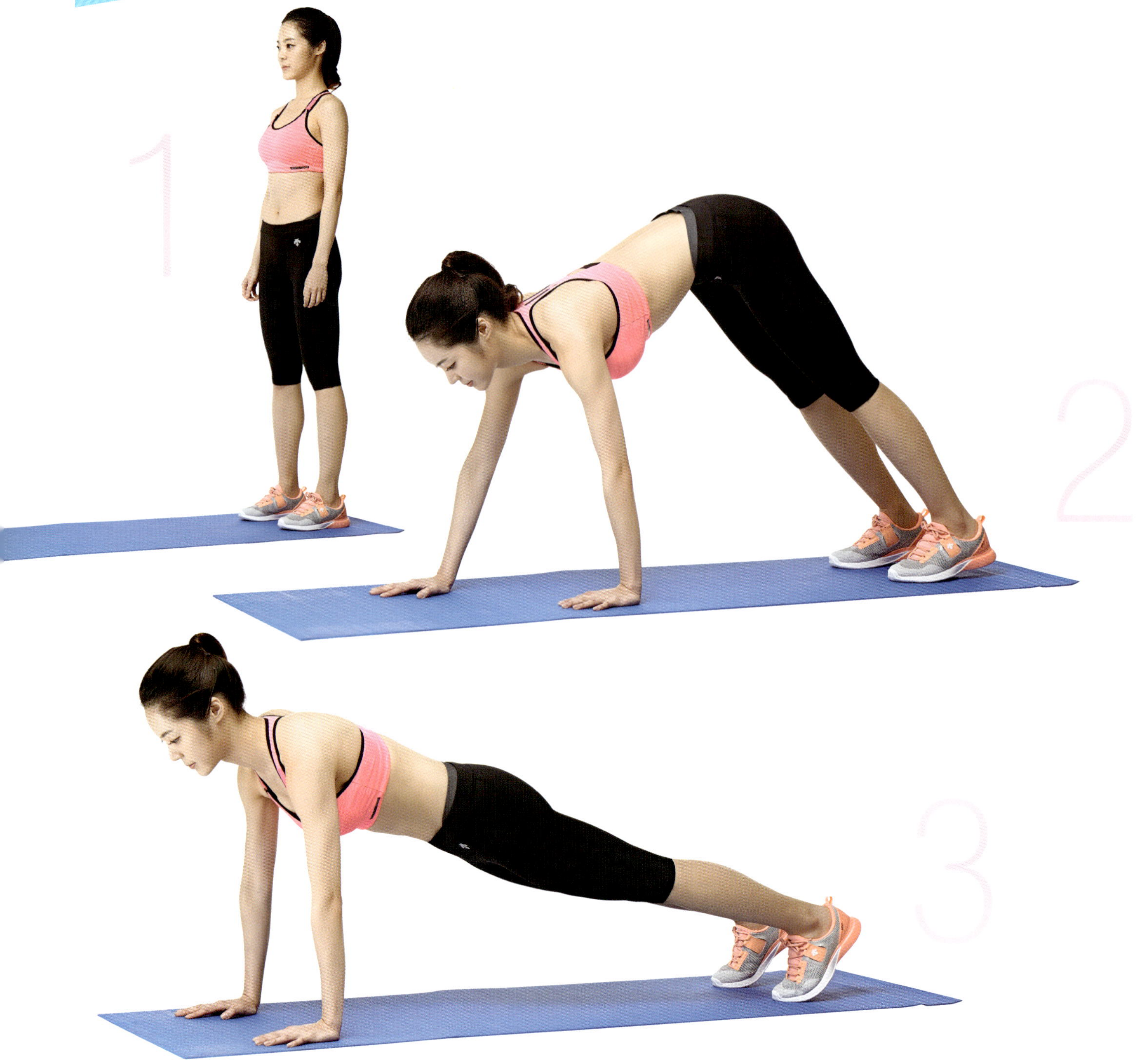

1 다리를 어깨너비로 넓게 벌리고 선다.

2 발을 바닥에 고정한 채 상체를 숙여 양손으로 바닥을 짚고 천천히 전진한다. 이때 무릎과 팔꿈치는 곧게 편다.

3 머리부터 발뒤꿈치까지 완전히 일직선을 이룰 때까지 전진해 팔굽혀펴기 자세를 취한다.

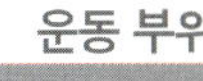

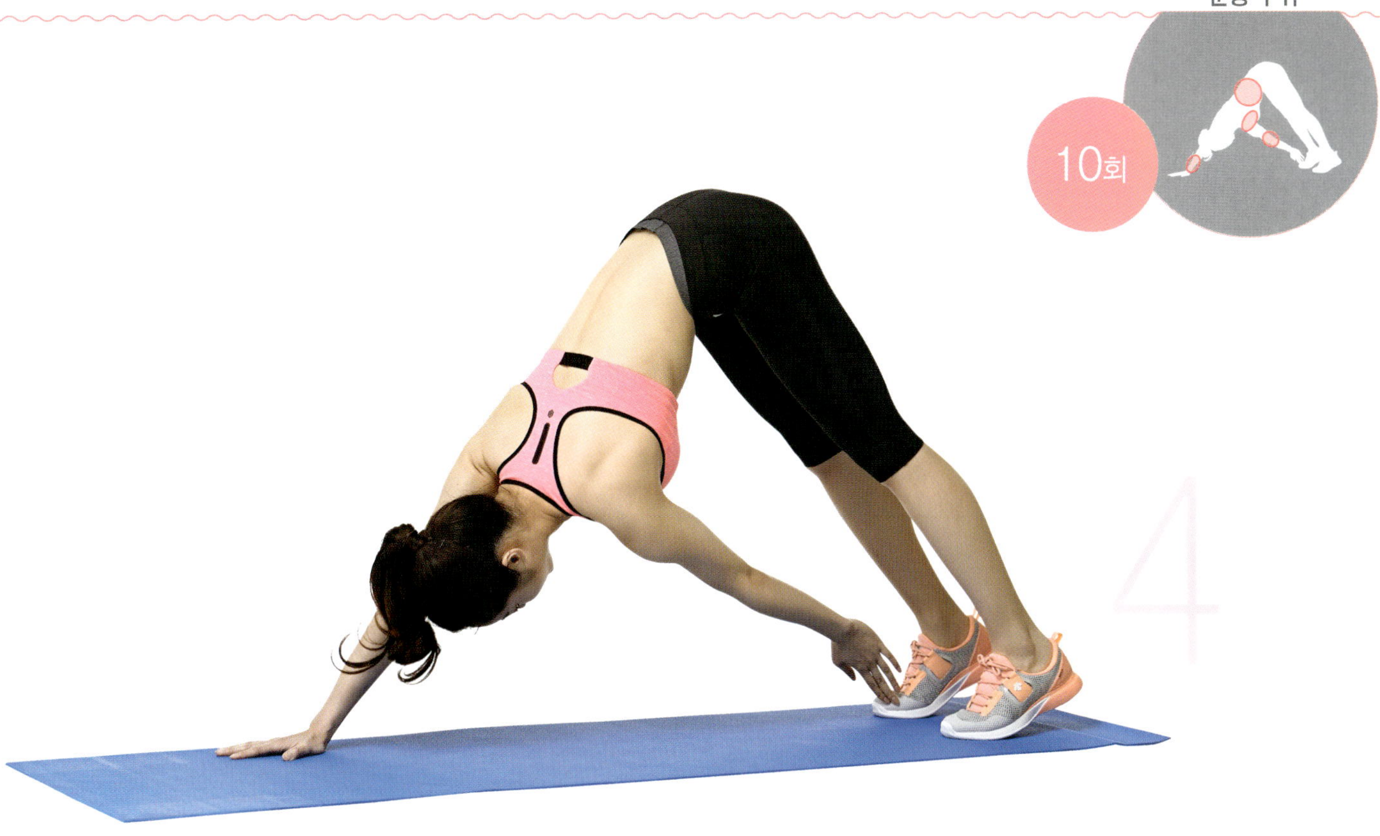

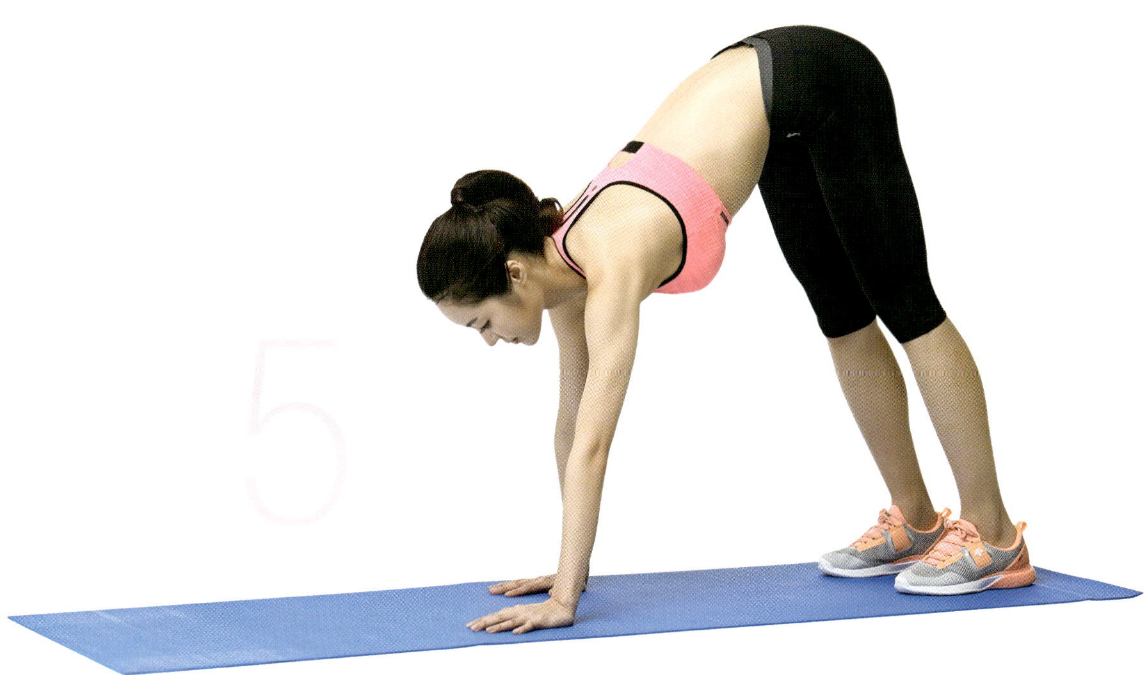

4 팔꿈치를 곧게 펴면서 엉덩이를 밀어 올리듯 높이 든다. 왼손으로 오른쪽 발끝을 터치한다. 왼손을 내려 바닥을 짚고, 다시 팔굽혀펴기 자세를 취한 다음 같은 방법으로 반대쪽도 실시한다.

5 팔굽혀펴기 자세를 취한 다음 양손으로 바닥을 짚으며 천천히 다리 쪽으로 이동해 몸을 일으켜 세운다. 1번 자세로 돌아와 동작을 반복한다.

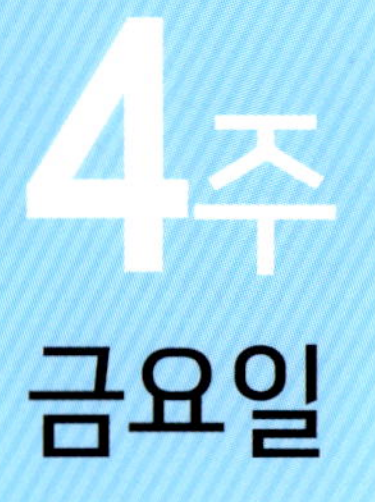

팔 굽혔다 펴며 덤벨 끌어 당기기

허리, 등, 어깨, 팔 근육을 섬세하게 다듬어주는 동시에 상체 밸런스를 좋게 만들어준다. 등을 강하게 수축시킨다는 생각으로 동작을 반복한다.

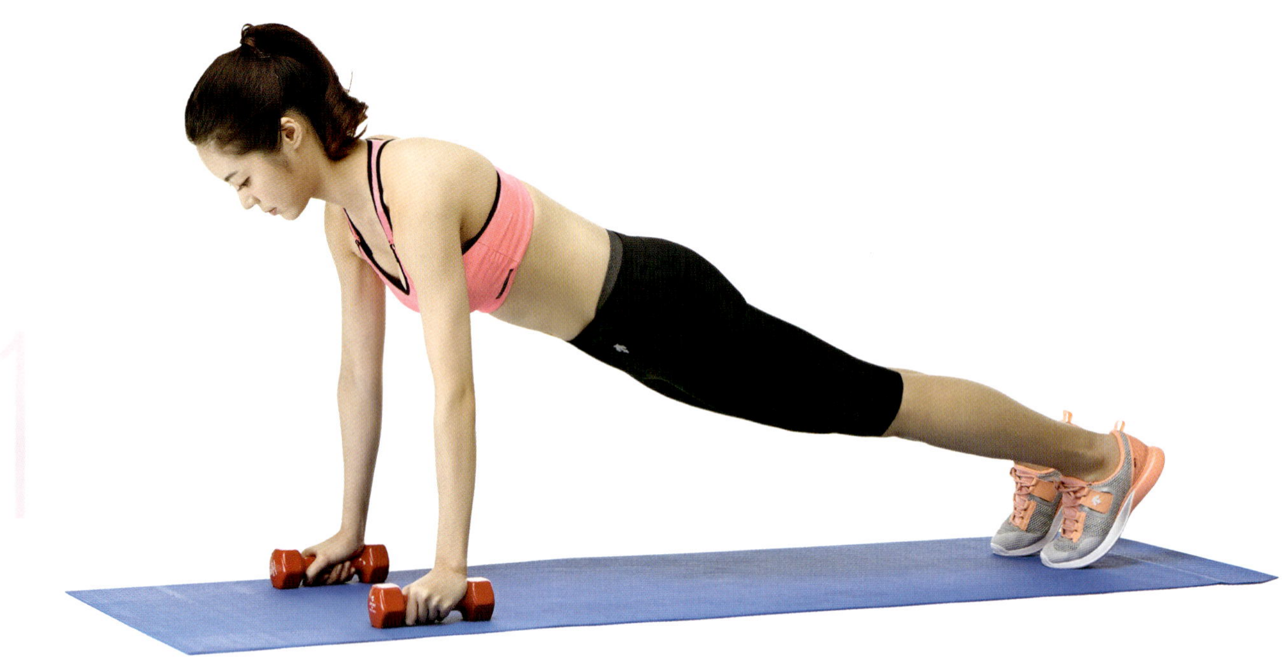

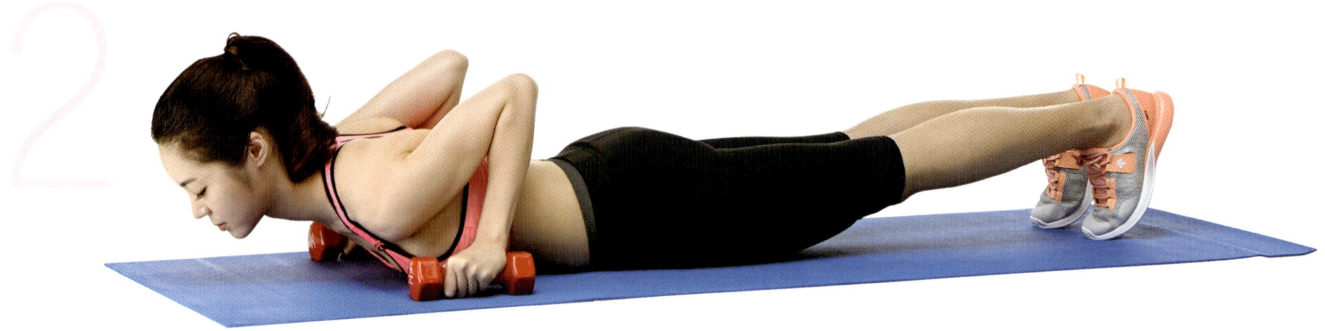

1 양손에 덤벨을 쥐고 팔을 어깨너비보다 조금 더 넓게 벌려 팔굽혀펴기 자세를 취한다.

2 팔꿈치를 굽혀 몸을 바닥에 완전히 밀착시킨다.

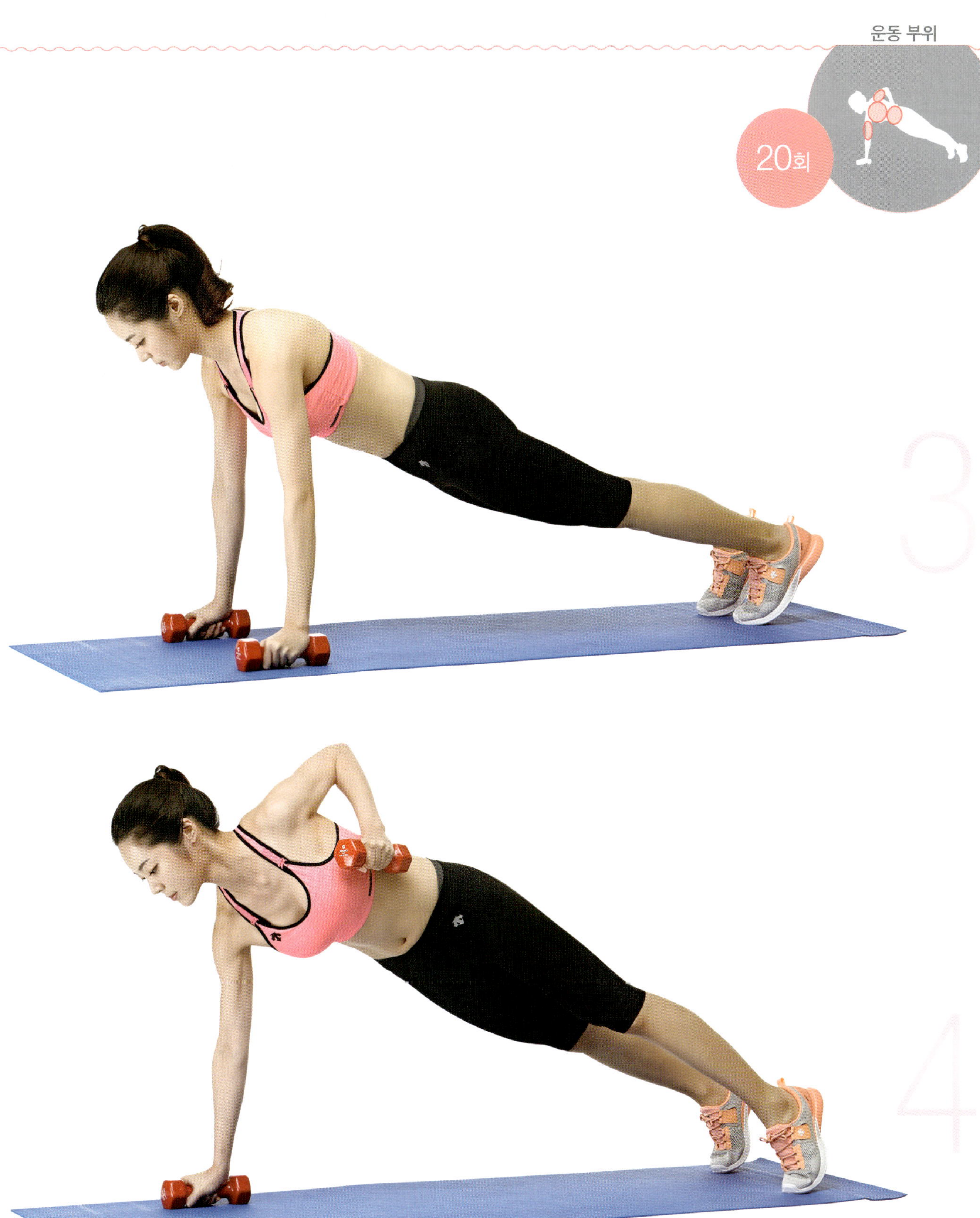

3 팔꿈치를 펴 다시 팔굽혀펴기 자세로 돌아온다.

4 왼쪽 팔꿈치를 구부려 덤벨을 가슴 옆 높이까지 끌어 당긴 후 3초간 멈춘다. 천천히 팔꿈치를 펴면서 덤벨을 내려 1번 자세로 돌아온다. 같은 방법으로 반대쪽도 실시한다.

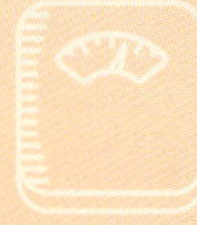

PART 02

매끈하고 탄탄한 허리 라인을 만드는 복부 트레이닝

매끈한 복부와 잘록한 허리 라인은 여성미를
가장 강조할 수 있는 부위다. 복부와 허리 운동을 함께 진행하면
신체 중심부의 라인이 다듬어지기 때문에 군살 없는 몸매가 완성된다.
또한 복부 운동으로 코어 근육을 단련시키면 신체 밸런스가
바로잡히고 체중 감량 후 몸무게 유지가 쉬워지는
건강한 몸을 얻을 수 있을 것이다.

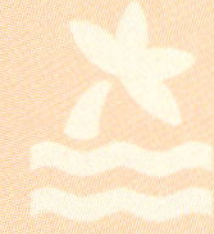

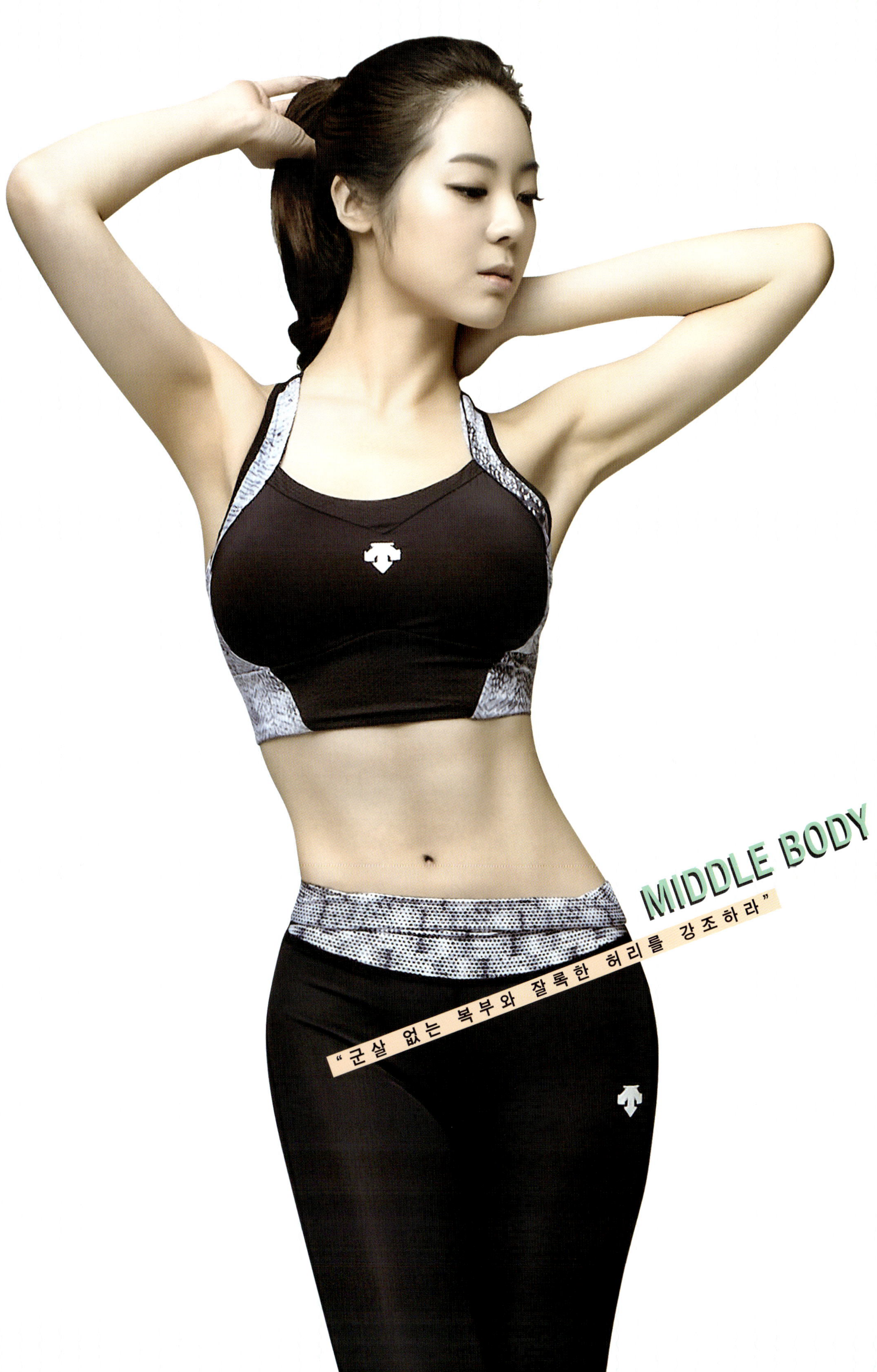
MIDDLE BODY
"군살 없는 복부와 잘록한 허리를 강조하라"

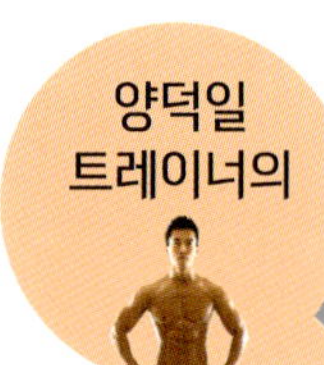

양덕일
트레이너의

트레이닝 스토리

Q 운동을 시작할 당시 몸 상태는 어땠나?

2008년, 함께 운동을 시작한 전지현 씨는 여성이라면 누구나 탐낼 만큼 훌륭한 신체 조건을 가지고 있었다. 전문적으로 트레이닝을 받은 적이 없다고 했지만 꾸준히 운동을 해와서 신체 라인을 전면적으로 바로잡아야 할 단계는 아니었다. 다만 체력이 거의 떨어져 있어 유산소 운동과 근력 운동을 버거워했다. 또한 당시, 액션 영화를 준비 중이었기 때문에 코어 근육 강화 운동이 절대적으로 필요했다. 몸을 움직이는 모든 힘은 코어 근육에서 나오기 때문이다.

Q 트레이닝 목표를 어떻게 설정했나?

그녀가 원하고 생각했던 목표는 '누가 봐도 운동한 사람'처럼 탄력 있는 몸매를 만드는 것이어서 우선 체력을 끌어 올리고 근육량을 늘리는 데 집중했다. 체력이 좋아야 운동을 지속할 수 있고, 운동을 지속해야 좋은 몸매를 만들 수 있기 때문이다. 하루하루 좋아지는 체력 덕분에 운동 강도를 조절하며 서서히 기초 체력을 끌어 올렸다. 코어 근육 단련을 반복해 탄탄한 복부를 만들고, 허리 라인을 집중 트레이닝해 탄력적인 몸매를 만들기로 했다.

Q 어떤 운동을 했나?

신체 균형이 깨진 상태에서 근력만 강화하는 것은 오히려 신체를 더욱 불균형하게 만들 수 있기 때문에 몸의 중심인 코어 근육을 우선적으로 단련하도록 했다. 동시에 불필요한 지방을 제거하고 탄탄한 복부를 만드는 근력 운동에도 힘을 쏟았다.

Q 어떻게 운동했나?

밤샘 촬영으로 잠 한숨 못 잔 날에도 어김없이 운동하러 나타나는 그녀. 그만큼 자기 관리를 철저히 하기 때문에 정상의 자리를 지키고 있다는 생각을 했다. 바쁜 스케줄로 지칠 만한데 그녀는 늘 에너지가 넘친다. 또한 긍정적인 마인드로 항상 즐겁게 운동한다. 늘 "운동을 즐기고 있다"고 말하는 그녀는 스스로 꾸준히 운동할 수 있는 비결을 찾은 셈이다. 일주일에 세 번 근력 운동 위주로 1시간 30분씩 트레이닝을 받고, 곧바로 1시간 정도 유산소 운동을 했다.

Q 어떻게 먹었나?

그녀는 초콜릿이나 떡, 케이크 등 단 음식을 좋아한다. 수준급의 요리 실력도 갖추고 있고, 가까운 사람들과 맛있는 음식을 즐기는 일도 상당히 좋아한다. 그리고 그만큼 혹독하게 스스로를 트레이닝한다. 그야말로 '먹은 만큼 운동하는' 관리가 철저한 사람이다. 워낙 음식을 즐기는 것을 좋아해 많이 먹어도 쉽게 살이 찌지 않는 체질로 만드는 것이 중요했다. 그렇기 때문에 근육 만드는 데 용이한 식단을 구성했다. 단백질과 섬유질, 비타민을 주로 섭취하고 소량의 탄수화물과 지방을 섭취하도록 했다. 또한 끼니를 거르지 말고 세끼를 규칙적으로 먹도록 권했다. 공복감이 크지 않아야 과식을 막을 수 있고, 기초대사량이 낮아지지 않아야 근력 손실과 순환 작용이 저하되는 것을 막기 때문이다.

Q 트레이닝 결과, 어떻게 변화됐나?

운동을 시작할 당시에는 체력이 크게 떨어져 있어 한 가지 동작을 20~30회 반복하는 일도 어려웠다. 하지만 꾸준히 20일간 트레이닝을 한 뒤에는 어떤 운동이든 쉬지 않고 100회를 시행할 수 있을 정도로 체력이 크게 상승되었다. 체력이 상승하니 자연스럽게 모든 운동을 제대로 소화할 수 있었고, 그 결과 불필요한 지방이 완전히 걷혀 11자 복근이 선명히 드러나게 되었다. 복부 운동은 배와 허리, 엉덩이로 이어지는 라인이 동시에 정리되는 운동으로 구성되어 있어 탄탄한 복부와 군살 없이 매끈한 허리 라인까지 드라마틱하게 완성되었다.

1. 꾸준히 운동할 수 있는 체력을 먼저 만든다

체력을 끌어 올리고 근육량을 늘려야 탄력 있는 복부를 만들 수 있다. 체력이 좋아야 운동을 지속할 수 있고, 운동을 지속해야 다른 부위보다 운동하기 힘든 복부를 원하는 이미지대로 단련할 수 있기 때문이다.

2. 스스로 운동을 즐길 수 있는 방법을 찾는다

바쁜 일상 속에서 운동을 하는 사람과 운동을 하지 못하는 사람의 차이는 '의지'에 있다. 긍정적인 마인드를 유지하며 즐겁게 운동해보자. 잠깐이라도 꾸준히 운동하면 매끈하고 탄탄한 복부를 가질 수 있다.

3. 많이 먹어도 쉽게 찌지 않는 식단을 구성한다

근육을 많이 만들고, 공복감을 줄이는 식단을 지키면 쉽게 살찌지 않는 체질이 될 수 있다. 운동을 지속하면서 단백질과 섬유질 위주로 섭취하고, 탄수화물과 지방을 소량 섭취한다.

양덕일 트레이너의

추 천 운 동 프 로 그 램

1. 팔꿈치로 버티며 한쪽 다리 당기기 (p.82)
12회 3세트 / 10초 휴식

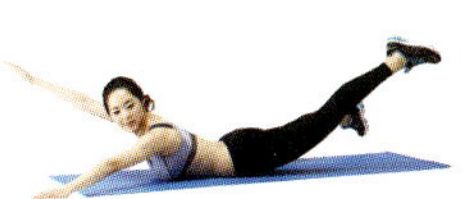

2. 엎드려 팔 다리 교차해 들기 (p.80)
12회 3세트 / 10초 휴식

4. 덤벨 들고 상체 숙이기 (p.98)
12회 3세트 / 10초 휴식

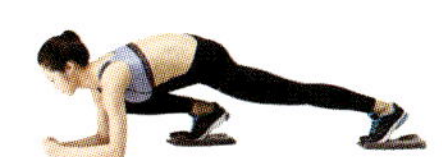

3. 다리 들고 상체 회전하기 (p.102)
12회 3세트 / 10초 휴식

5. 타월 밟고 엎드려 양쪽 다리 당기기 (p.76)
12회 3세트 / 10초 휴식

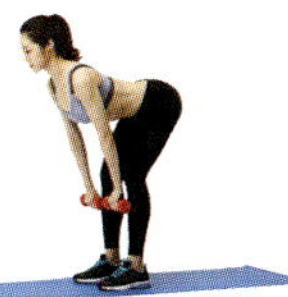
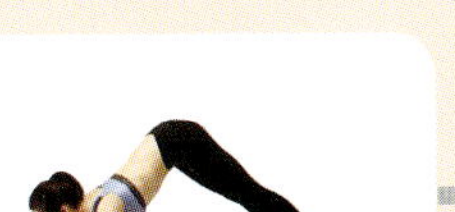

6. 팔꿈치로 버티며 옆으로 다리 당기기 (p.84)
12회 3세트 / 1분 휴식

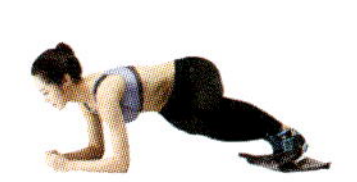

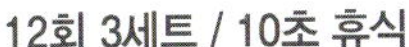
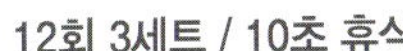

상체 들어 발뒤꿈치 터치하기

옆구리와 복부를 자극하는 운동이다. 복부의 힘으로 상체를 들고 옆구리와 복부 근육을 쥐어짠다는 느낌으로 움직여야 군살 제거 효과가 크다.

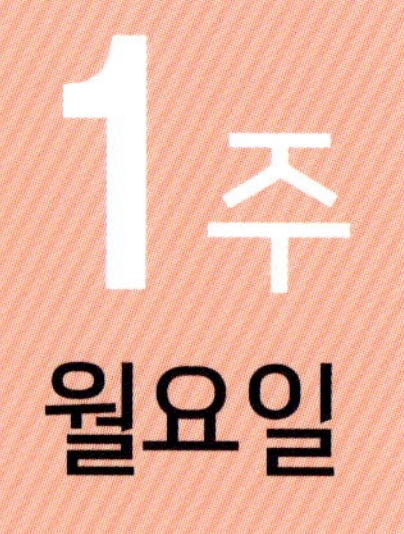

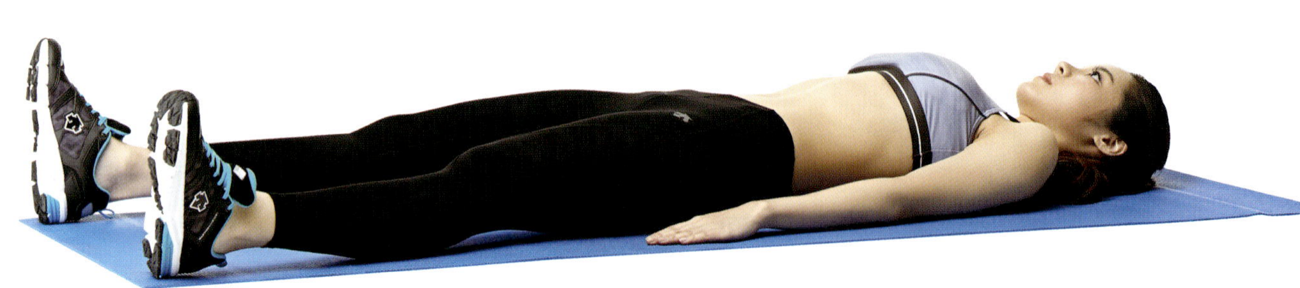

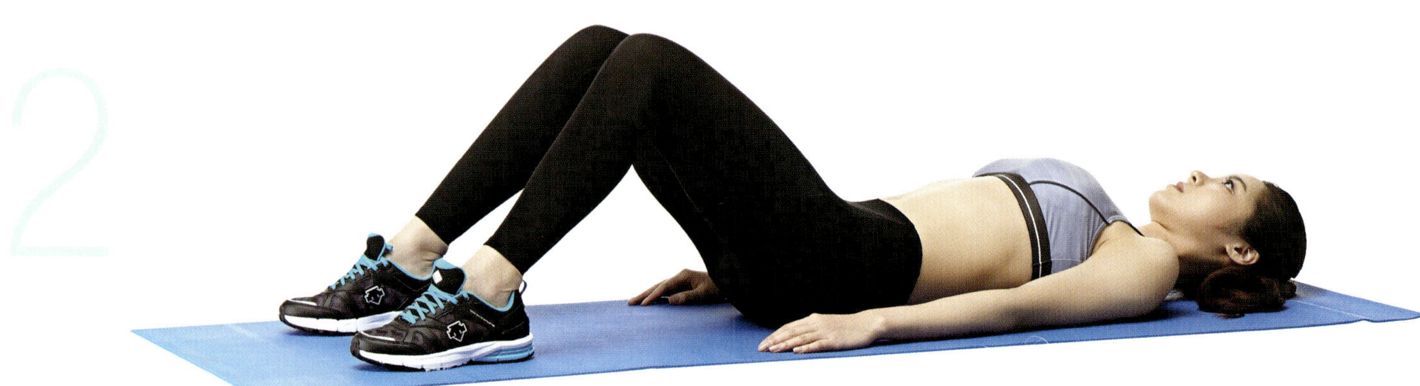

1 바닥에 등을 대고 누워 다리를 어깨너비로 벌린다. 손바닥은 바닥에 댄다.

2 무릎을 세우고, 발바닥을 바닥에 댄다. 날개뼈 부근이 바닥에서 살짝 뜰 정도로 복부에 힘을 준다.

20회

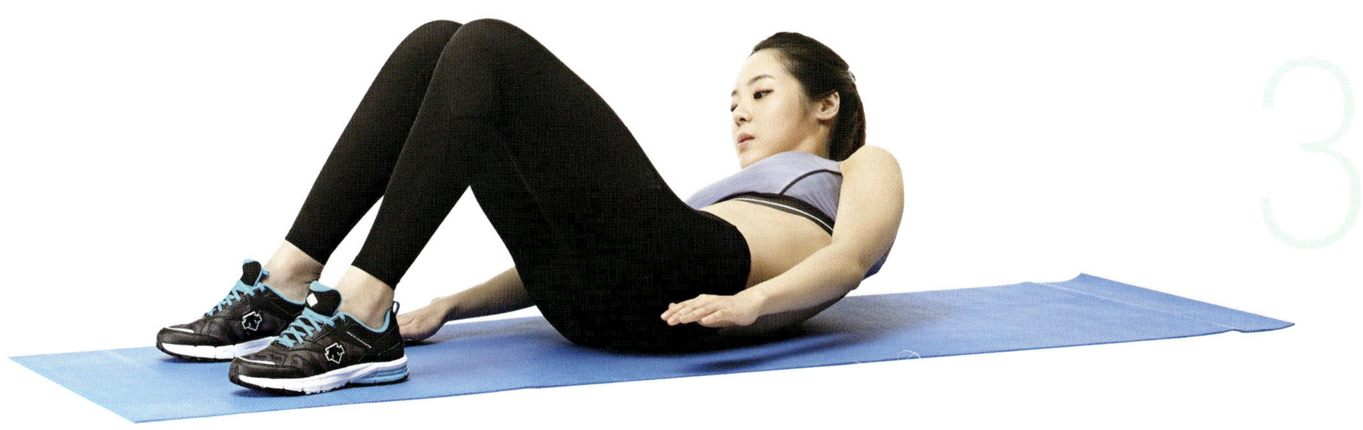

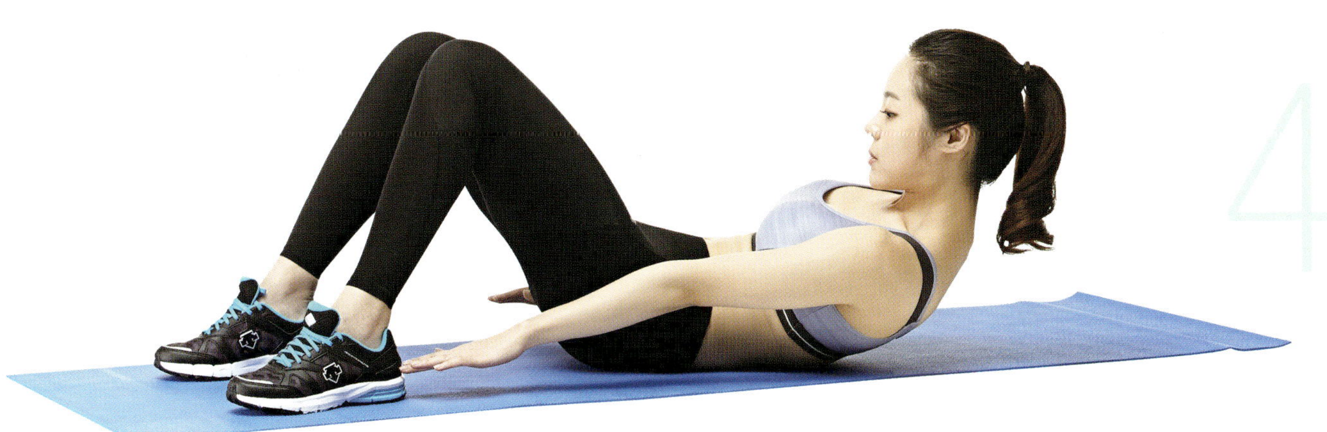

3 상체를 살짝 들고, 오른손으로 오른쪽 발뒤꿈치를 터치한다.

4 연이어 왼손으로 왼쪽 발뒤꿈치를 터치한다.

엎드려 상체 들기

어깨, 등, 허리, 엉덩이 근육까지 자극하는 동작이다. 힘을 주어 상체를 뒤로 젖히므로 복부와 허리 뒤쪽이 자극되어 탄력이 생기고 군살이 빠진다.

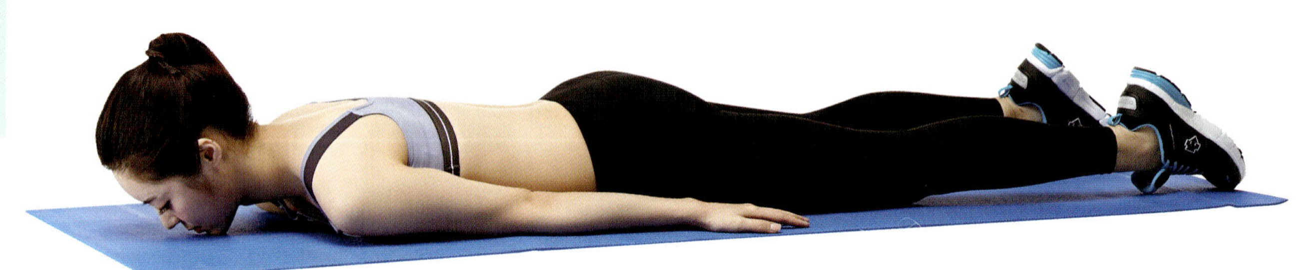

1 가슴을 바닥에 대고 엎드린다. 다리는 어깨너비로 벌리고 손바닥은 바닥에 댄다.

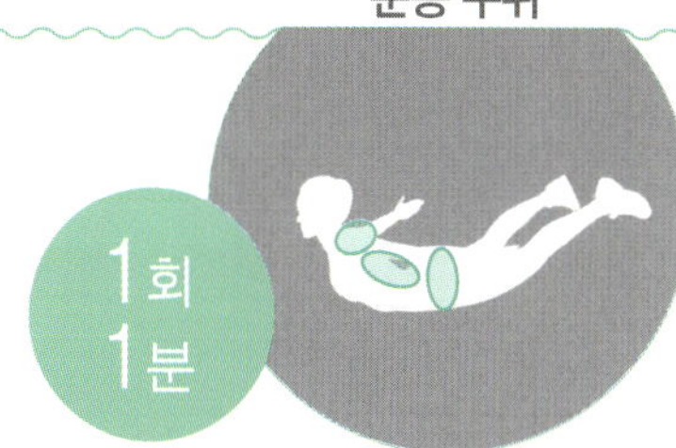

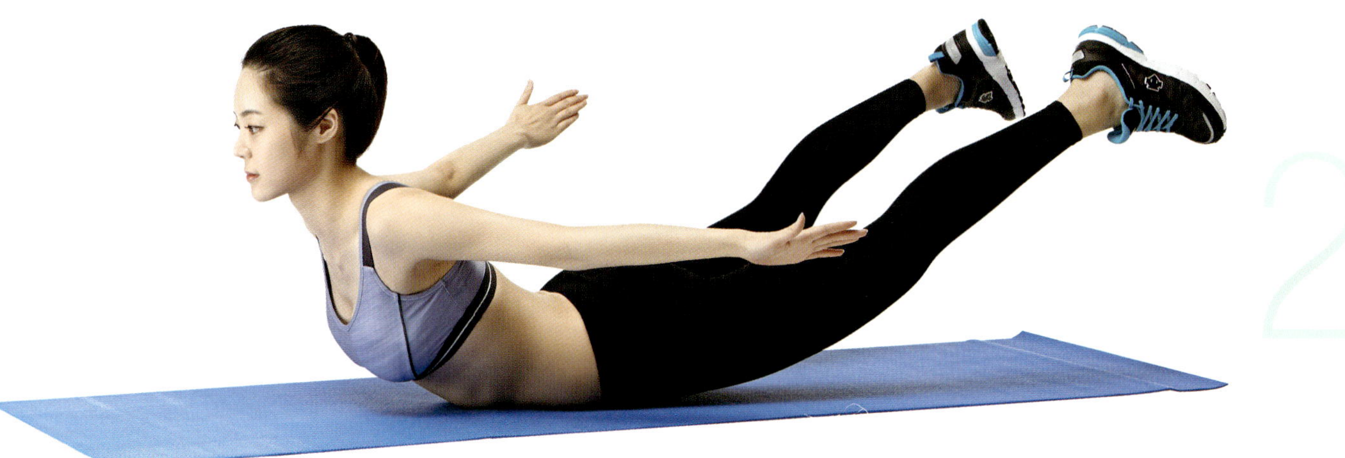

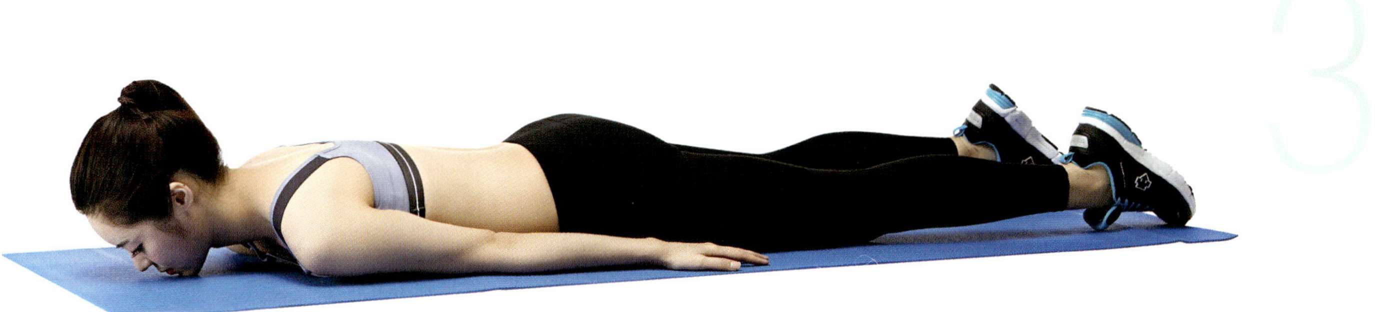

2 허리와 엉덩이에 힘을 주고 상체와 다리를 바닥에서 최대한 높이 들어 1분간 버틴다. 이때 엄지손가락이 하늘을 향하도록 한다.

3 천천히 상체와 팔다리를 내리며 1번 자세로 돌아온다.

양발 사이에 쿠션 끼우고 다리 들기

다리를 들었다 내리며 복부 아랫배와 허벅지를 슬림하게 만든다. 양발 사이에 쿠션을 끼우면 더욱 강한 자극을 근육에 전할 수 있다.

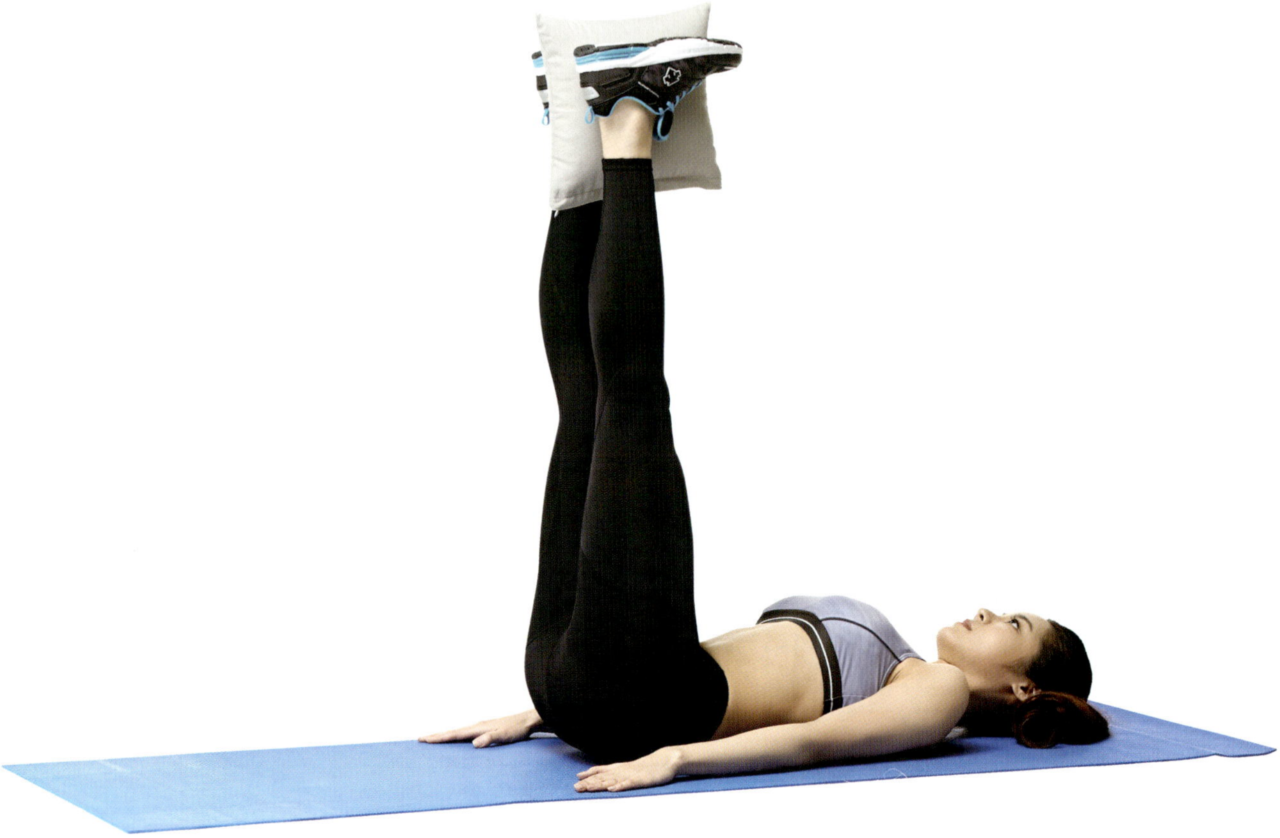

1 바닥에 등을 대고 누워 양발 사이에 쿠션을 끼운다.

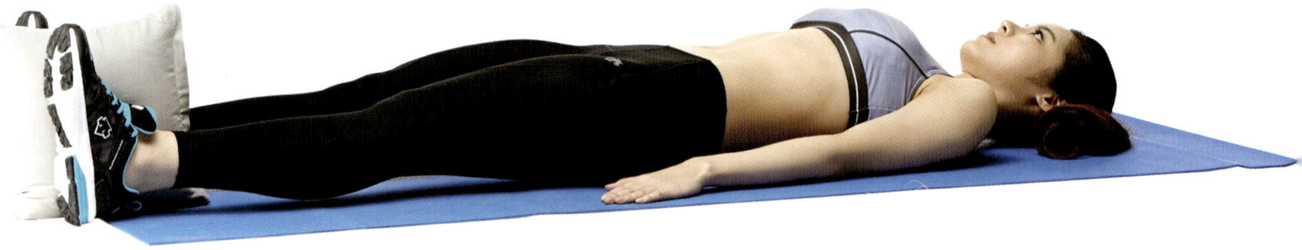

2 복부에 힘을 준 채 바닥과 수직이 되도록 다리를 든다. 이때 무릎을 곧게 편다.

20회

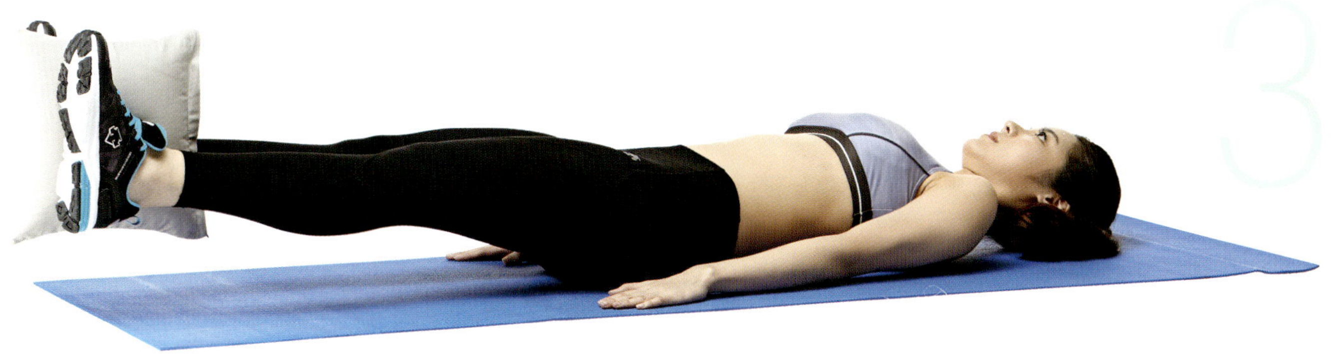

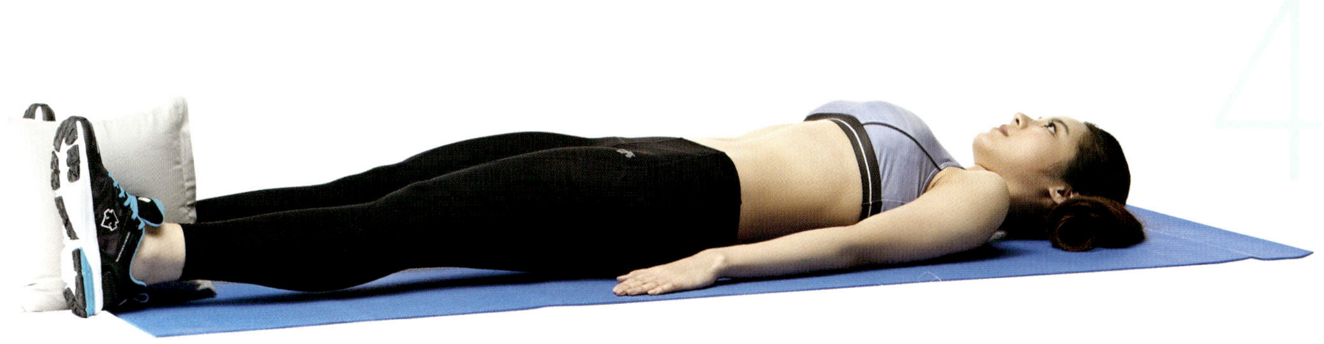

3 쿠션이 바닥에 닿지 않을 정도까지 다리를 천천히 내린 후 3초간 멈춘다.

4 다리를 내리며 1번 자세로 돌아와 동작을 반복한다.

엎드려 팔꿈치로 버티기

골반 주변 및 코어 근육 등 우리 몸의 중심부를 단련하는 동작. 복부를 강하게 자극해 코어 근육의 힘을 길러주고 탄탄한 복부를 만들어준다.

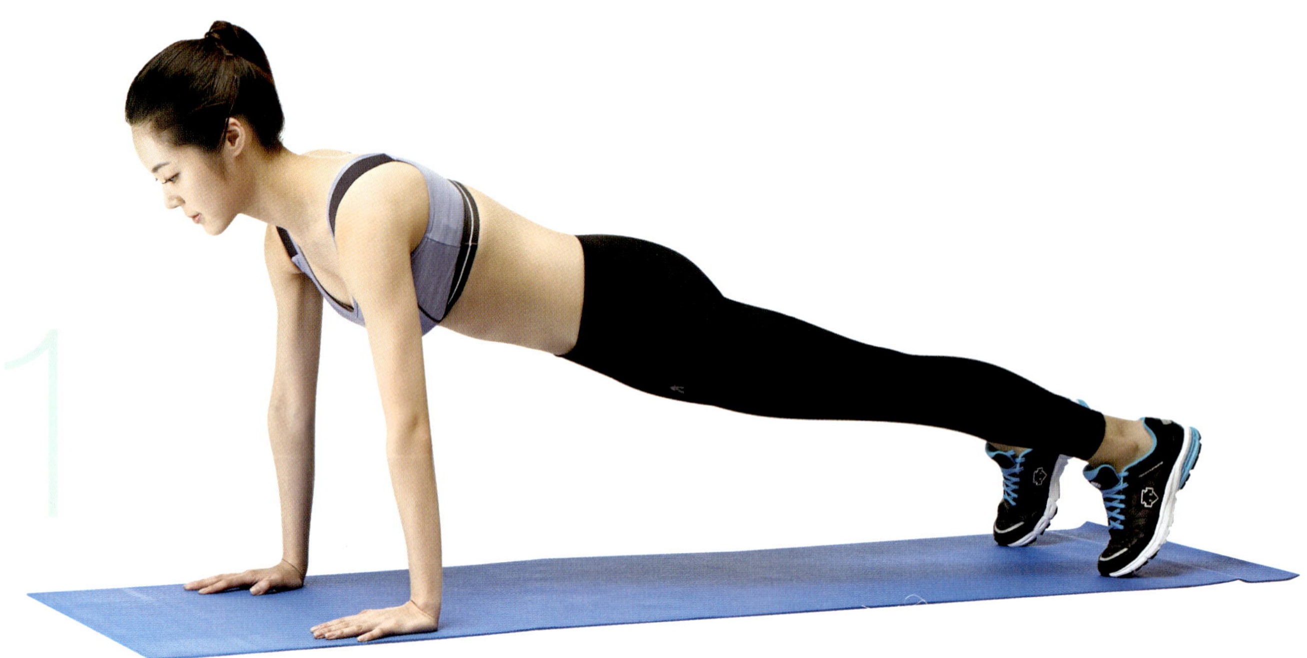

1 엎드린 자세에서 팔과 다리를 어깨너비로 벌린다. 발끝을 세워 팔굽혀펴기 자세를 취한다.

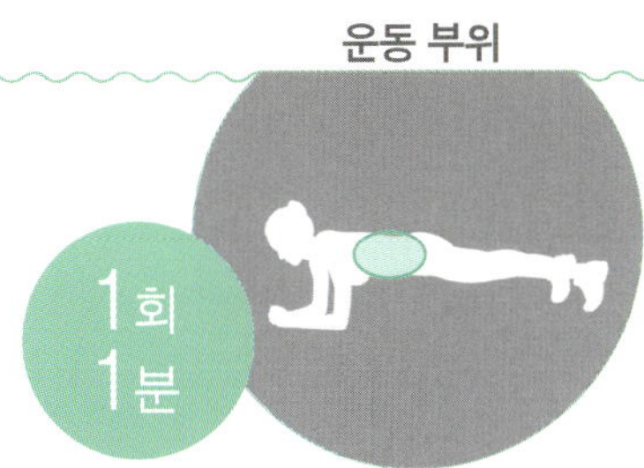

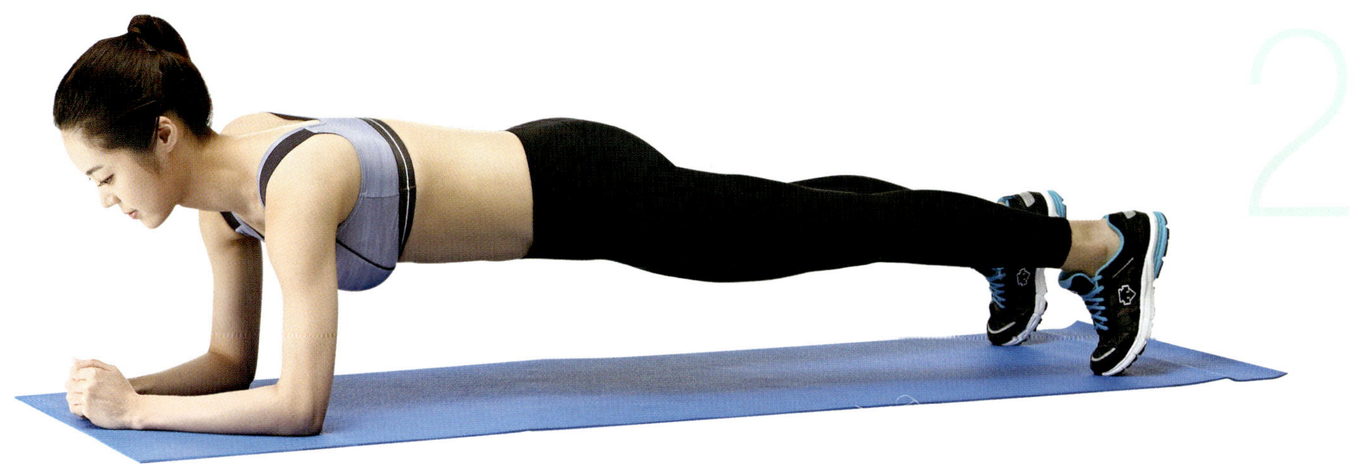

2 팔꿈치를 구부려 어깨 바로 아래에 위치하도록 하고, 양손은 가볍게 주먹 쥔
상태로 모은다. 머리부터 발끝까지 일직선을 유지하며 복부, 허리, 엉덩이에
힘을 주고 1분간 버틴다.

다리 들고 X자로 교차하기

복부 아래쪽을 집중적으로 단련시키는 운동으로, 꾸준히 반복하면 탄탄한 복부와 잘록한 허리 라인을 만들 수 있다.

1

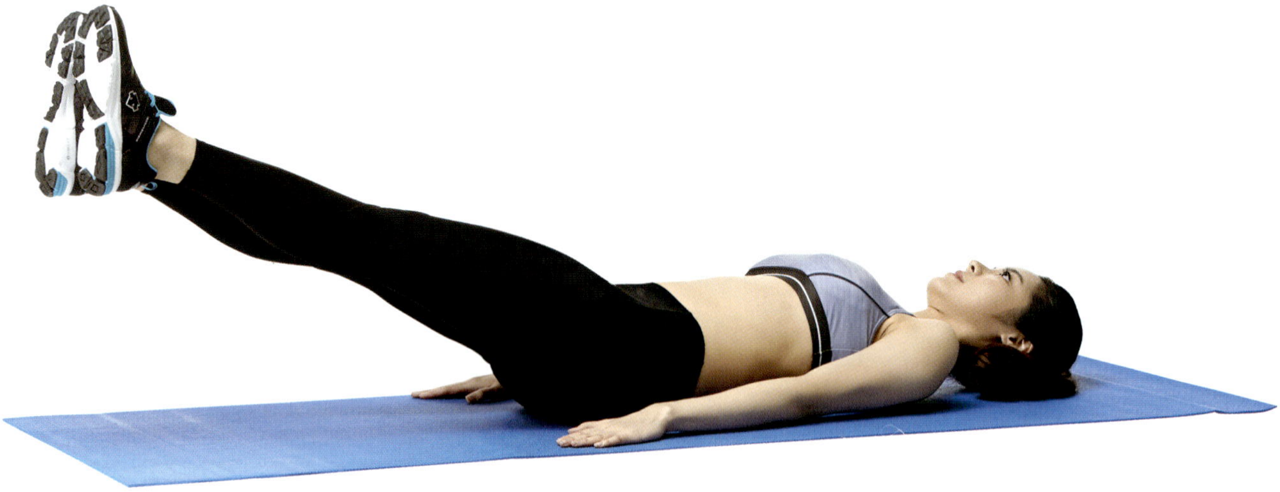

2

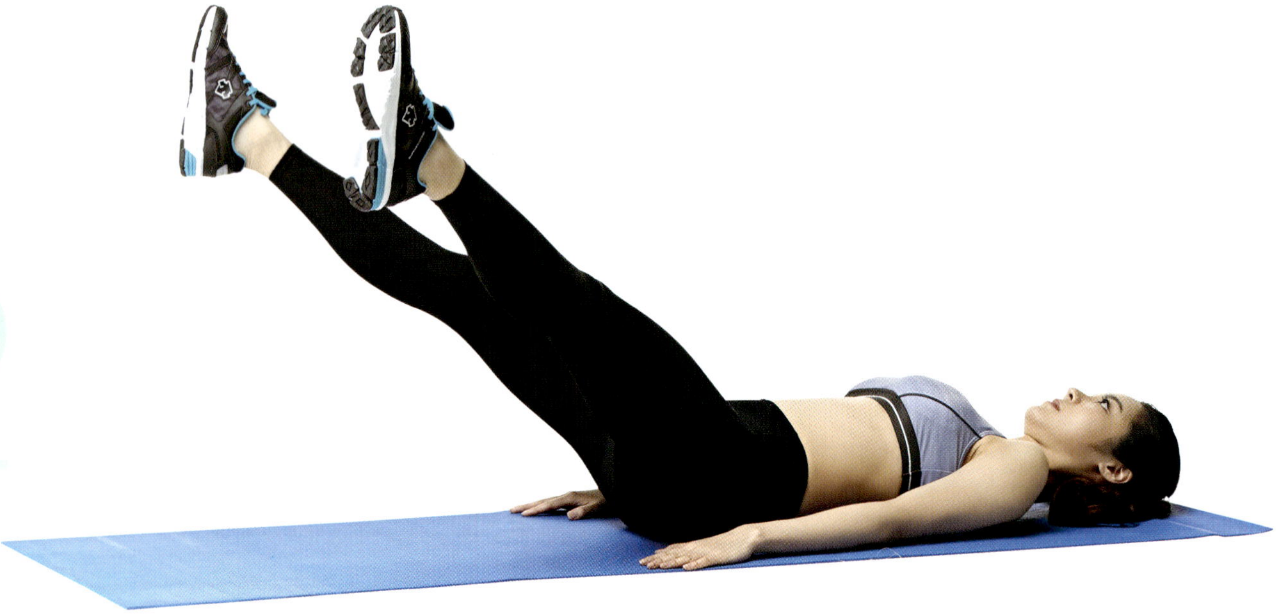

1 등을 대고 누운 상태에서 양발을 붙이고 손바닥은 바닥에 댄다. 복부에 힘을 준 채 바닥과 45도 각도를 이루도록 다리를 든다.

2 뻗어 올린 다리를 최대한 옆으로 넓게 벌린다.

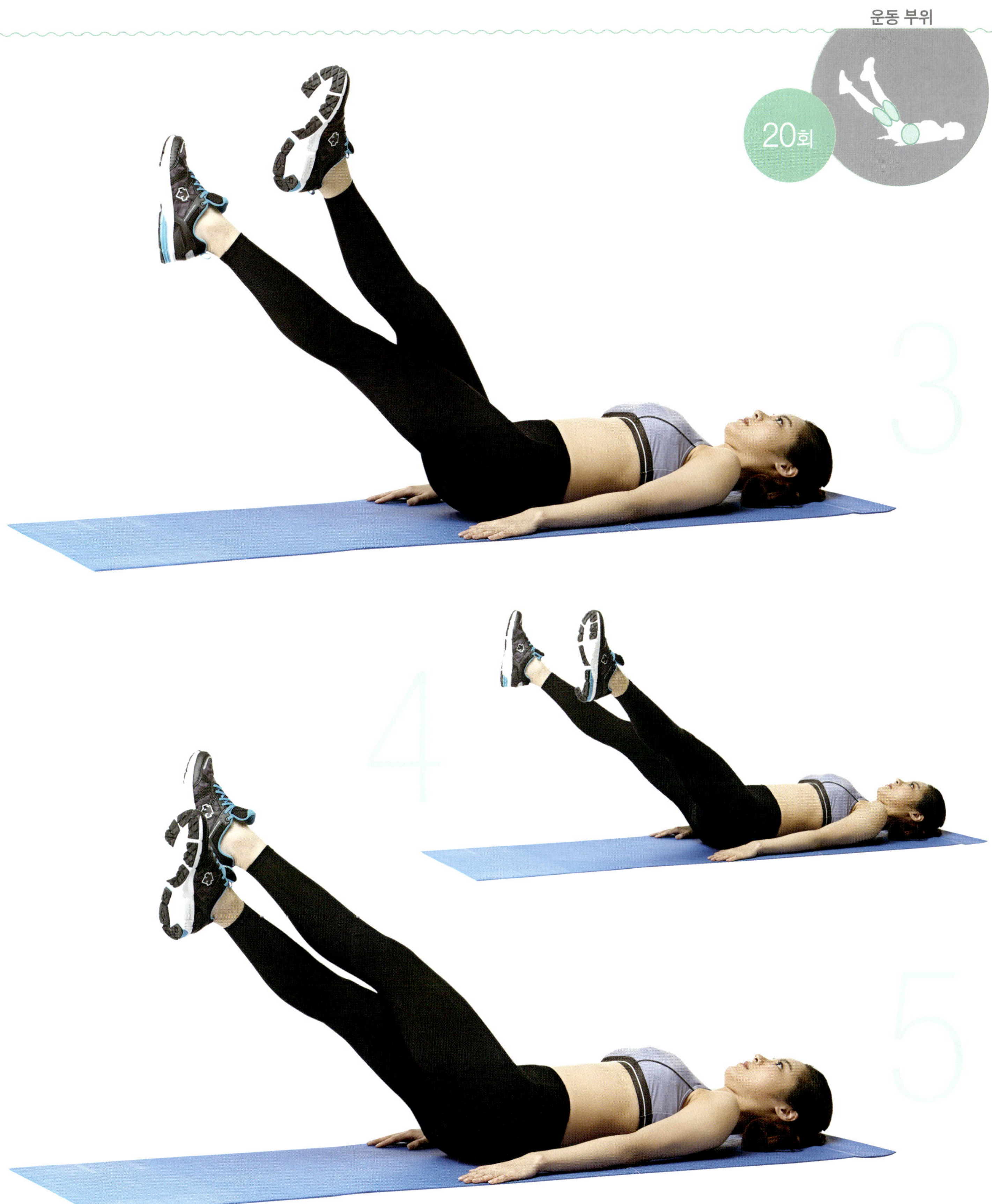

3 오른쪽 다리가 왼쪽 다리 위에 오도록 교차시킨다.

4 다시 다리를 최대한 옆으로 넓게 벌린다.

5 왼쪽 다리가 오른쪽 다리 위에 오도록 교차시켰다가 풀어 양발을 붙인다. 천천히 다리를 내리며 1번 자세로 돌아와 동작을 반복한다.

팔꿈치로 버티며 좌우로 몸 비틀기

골반 주변 근육과 코어 근육 등 우리 몸의 중심부를 단련해 속까지 탄탄한 복부를 만든다. 동시에 옆구리 전면을 매끈하게 정리할 수 있는 동작이다.

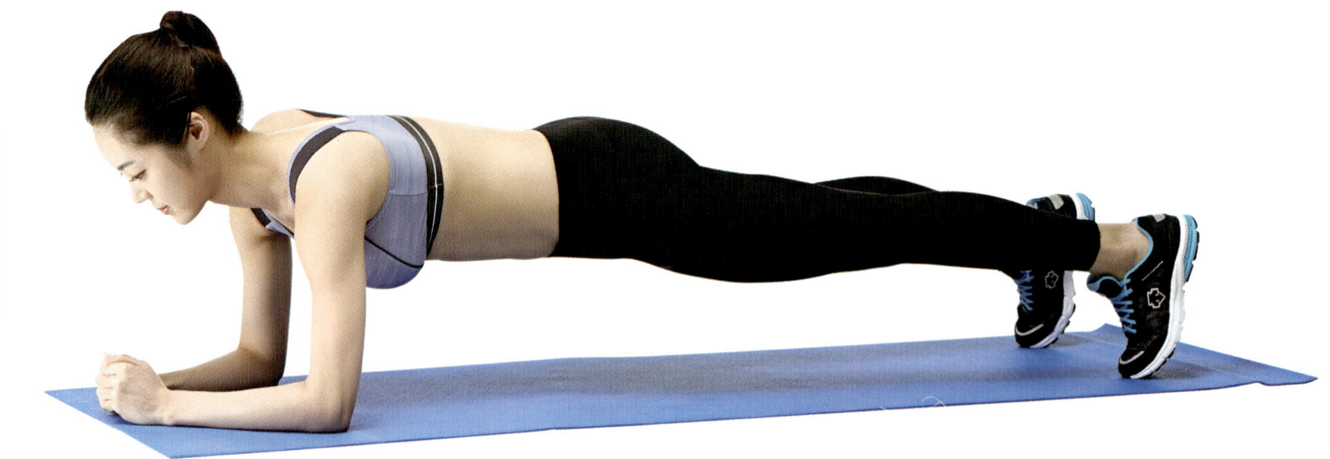

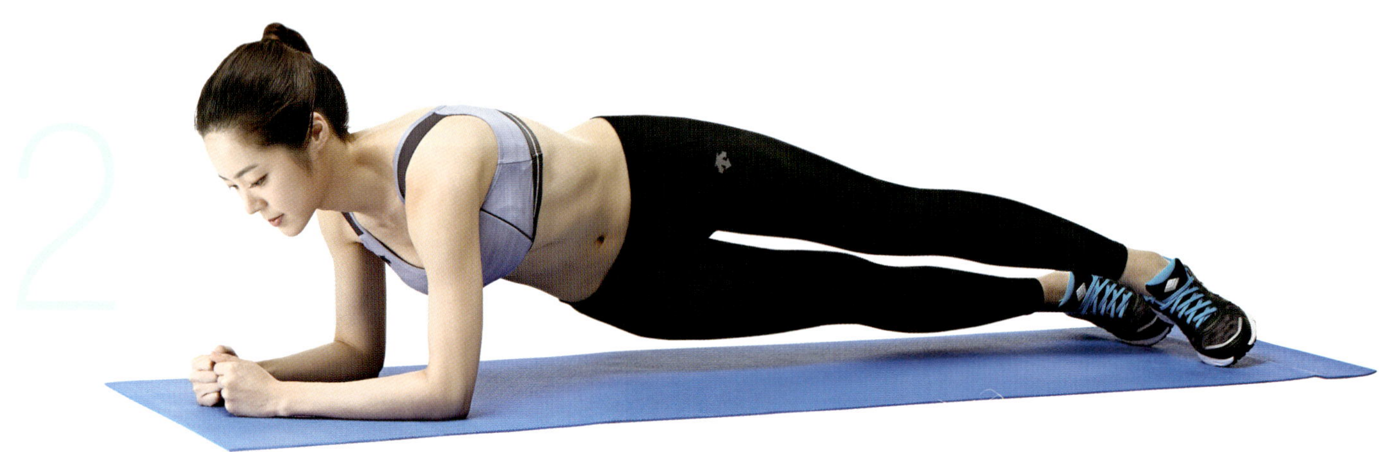

1 팔꿈치를 바닥에 대고 다리는 어깨너비로 벌려 엎드린다. 발끝을 세우고 머리부터 발뒤꿈치까지 일직선을 유지한다.

2 복부와 허리, 엉덩이에 힘을 주어 오른쪽 골반이 바닥에 닿기 직전까지 몸을 회전시키며 내린다. 3초간 자세를 유지한다.

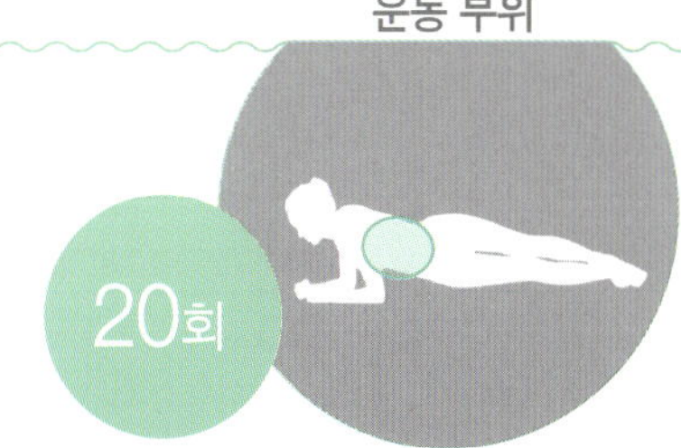

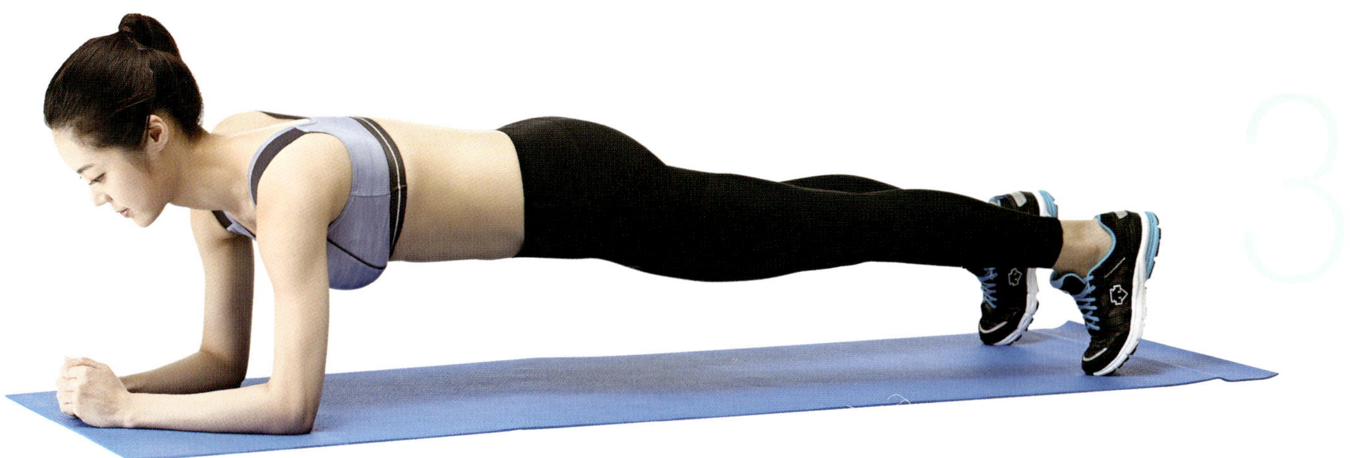

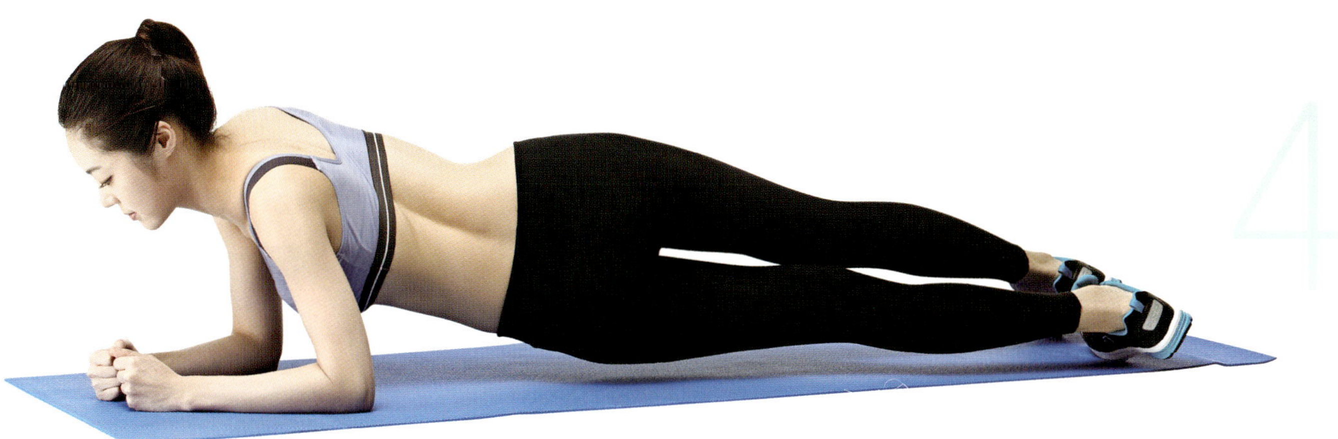

3 오른쪽 골반을 들어 올리며 천천히 1번 자세로 돌아온다.

4 이번에는 왼쪽 골반이 바닥에 닿기 직전까지 몸을 회전 시키며 내려 3초간 정지한다. 1번 자세로 돌아와 동작 을 반복한다.

2주
화요일

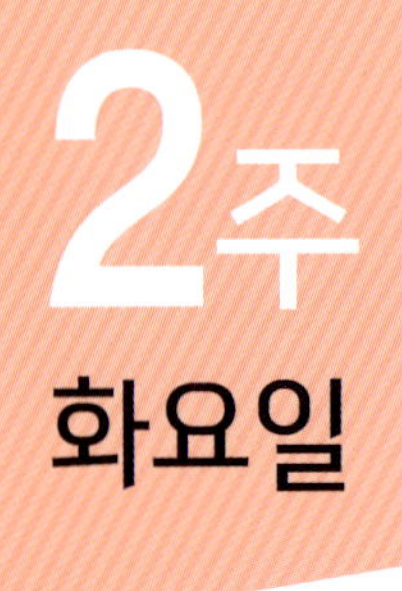

타월 밟고 엎드려 양쪽 다리 당기기

복부 아래쪽 근육에 강한 자극이 전달되는 운동으로, 아랫배 군살을 쏙 빼준다. 어깨와 팔보다는 복부의 힘으로 움직여야 탄탄하고 납작한 복부를 만들 수 있다.

1

2

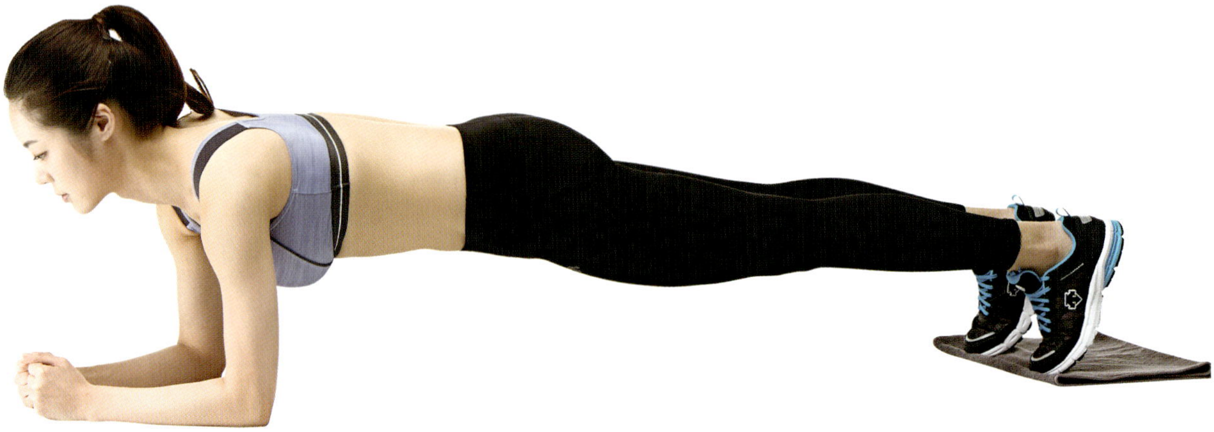

1 타월에 양발을 올리고 엎드린다. 팔을 어깨너비로 벌리고, 발끝을 세워 팔굽혀펴기 자세를 취한다.

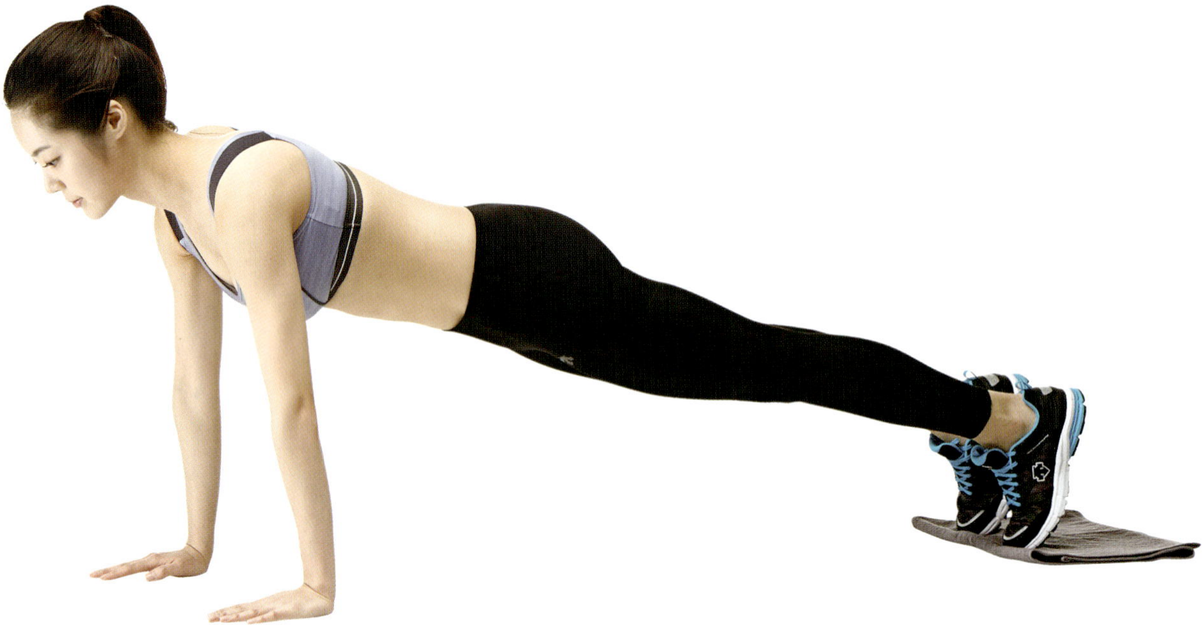

2 팔꿈치를 구부려 어깨 바로 아래에 위치하도록 하고, 양 손은 가볍게 주먹 쥔 상태로 모은다. 복부와 허리, 엉덩이에 힘을 주고, 머리부터 발뒤꿈치까지 일직선을 유지한다.

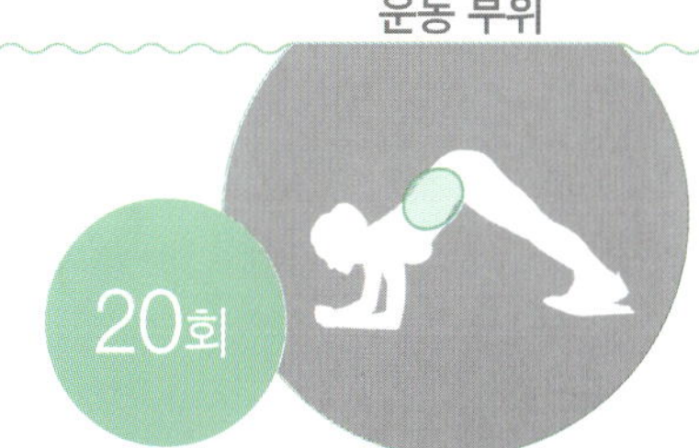

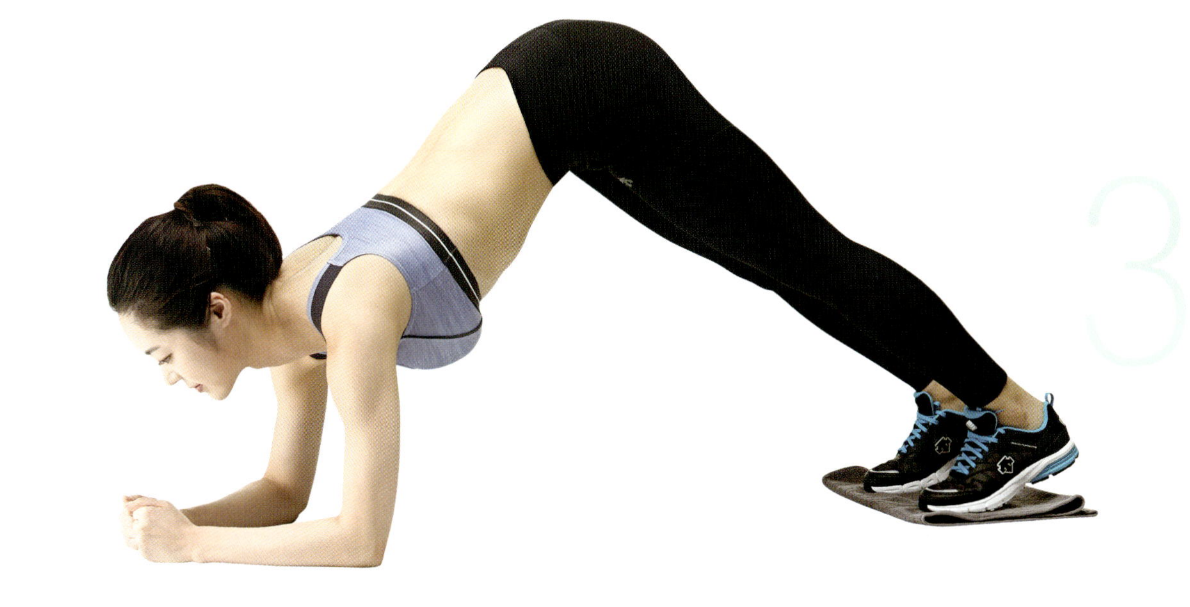

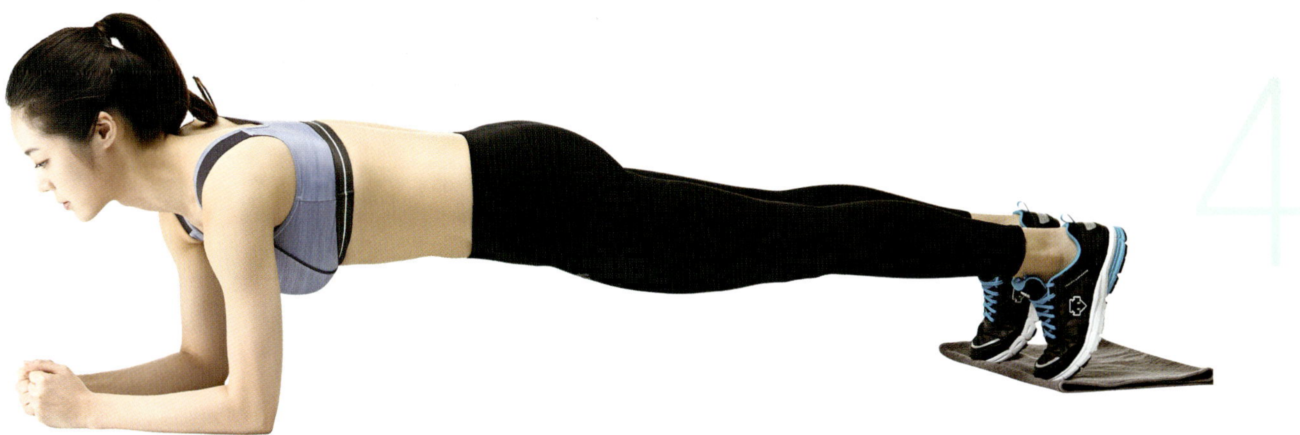

3 무릎을 곧게 편 채 양발을 몸 쪽으로 끌어 당기며 엉덩이를 최대한 높이 들고 3초간 멈춘다.

4 천천히 양발을 뒤로 밀어 2번 자세로 돌아와 동작을 반복한다.

옆으로 누워 골반 들어 올리기

옆구리에 탄력을 주는 운동이다. 좌우 골반의 균형을 맞춰주고, 날렵한 복부와 매끈한 허리 라인을 완성하는
데 가장 효과적이다.

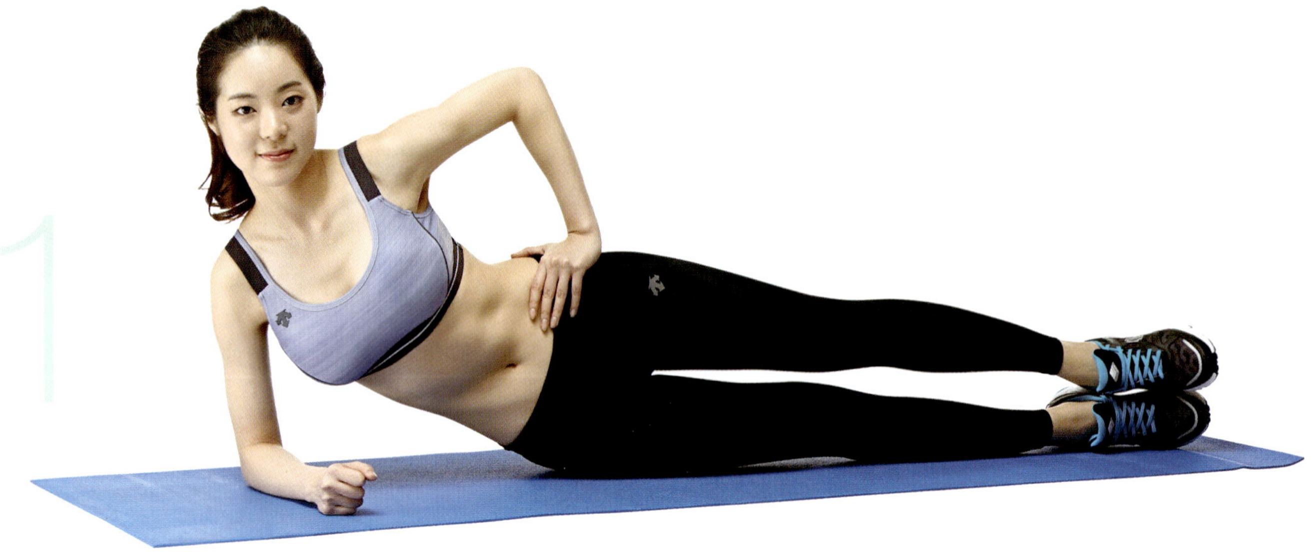

1 바닥에 옆으로 누운 자세에서 오른쪽 팔꿈치는 접어 바닥에 붙이고, 왼손은
골반에 얹는다. 무릎을 곧게 펴고 다리를 가지런히 모은다.

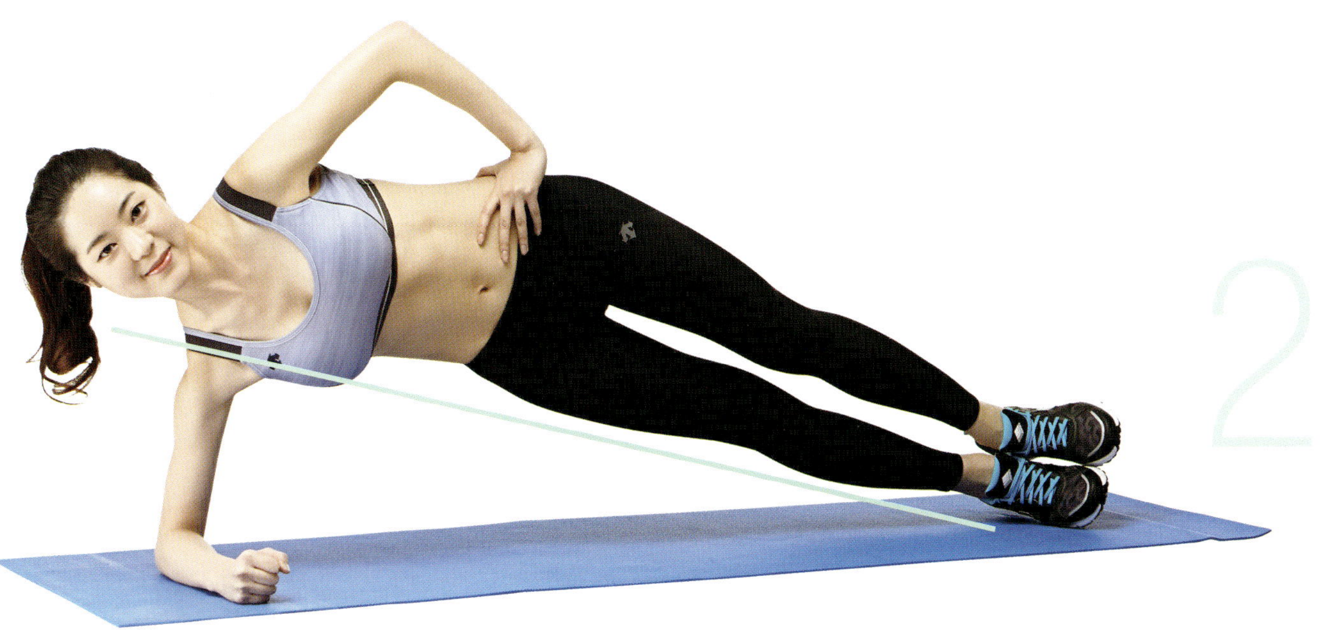

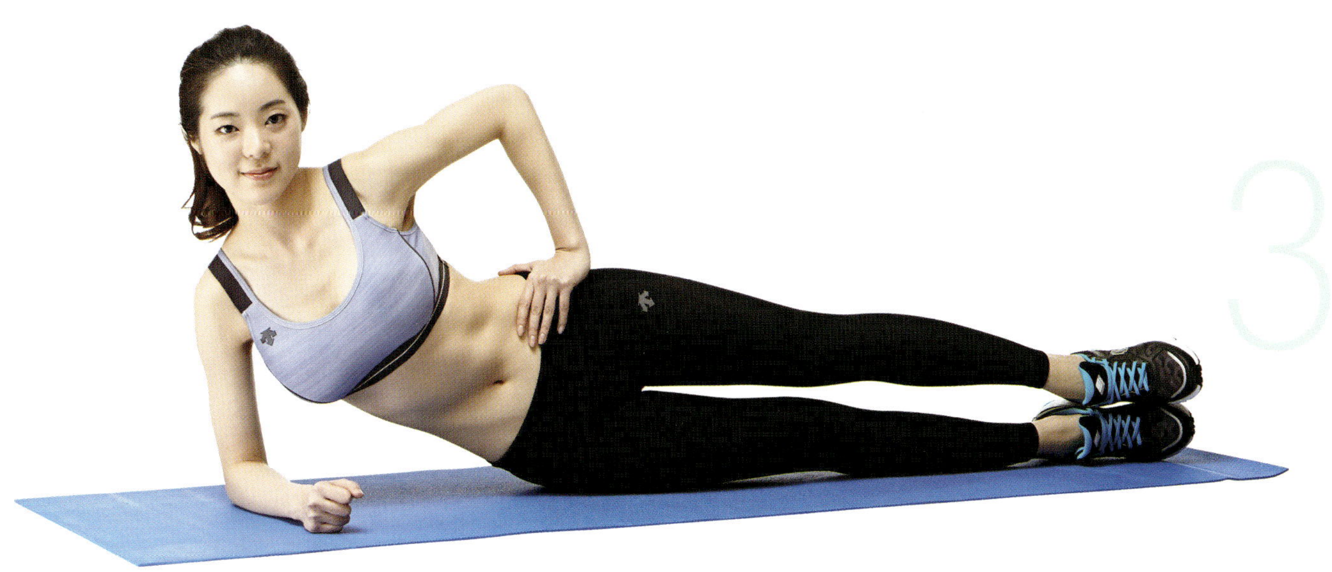

2 복부와 허리, 엉덩이에 힘을 주며 골반을 위로 들어 올려 머리부터 발끝까지 일직선을 만든 후 3초간 버틴다.

3 천천히 골반을 내리며 1번 자세로 돌아와 동작을 반복한다. 같은 방법으로 반대쪽도 실시한다.

엎드려 팔다리 교차해 들기

상체를 세우며 등과 허리, 엉덩이의 근육을 자극해 뒤태를 조각한 듯 섬세하게 다듬어준다. 팔을 들며 복부 주변을 단련하므로 탄탄한 코어 근육과 허리 근육도 만들 수 있다.

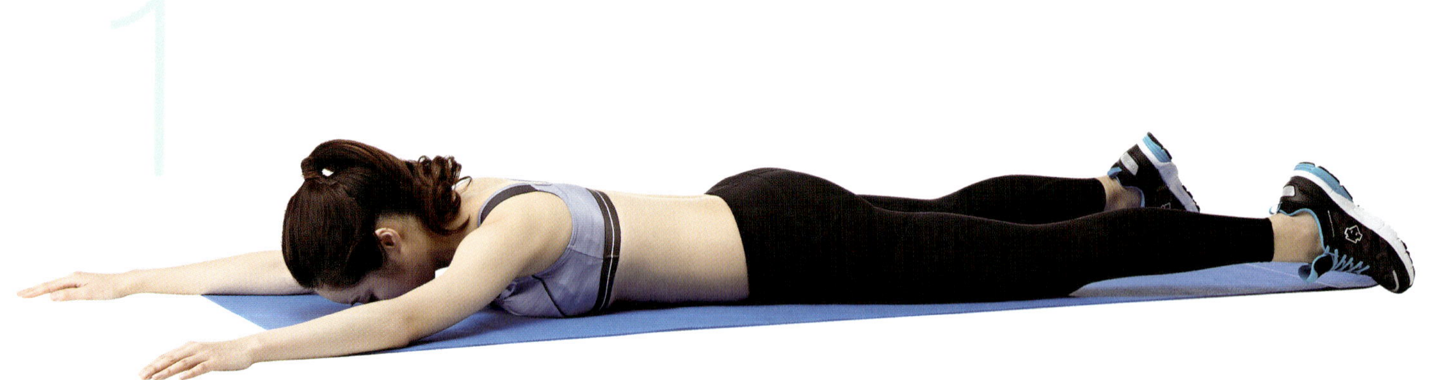

1 가슴을 바닥에 대고 엎드린 후 팔과 다리를 어깨너비보다 넓게 벌린다. 시선은 바닥을 향한다.

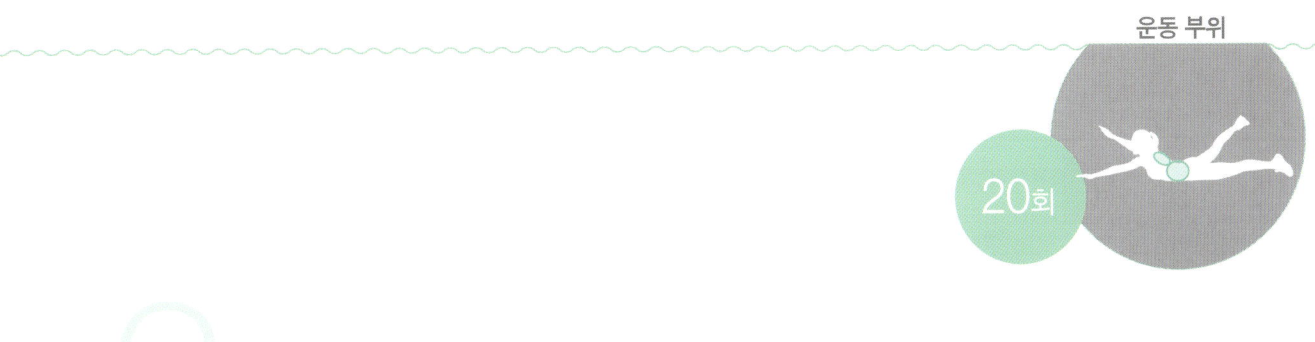

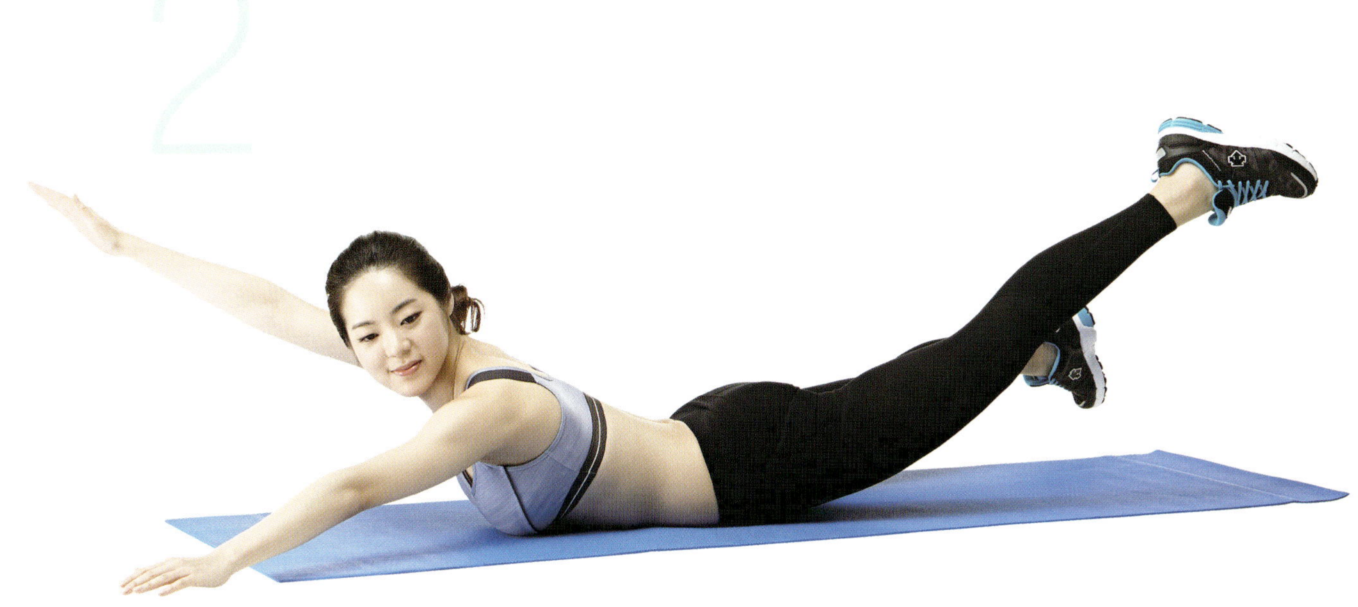

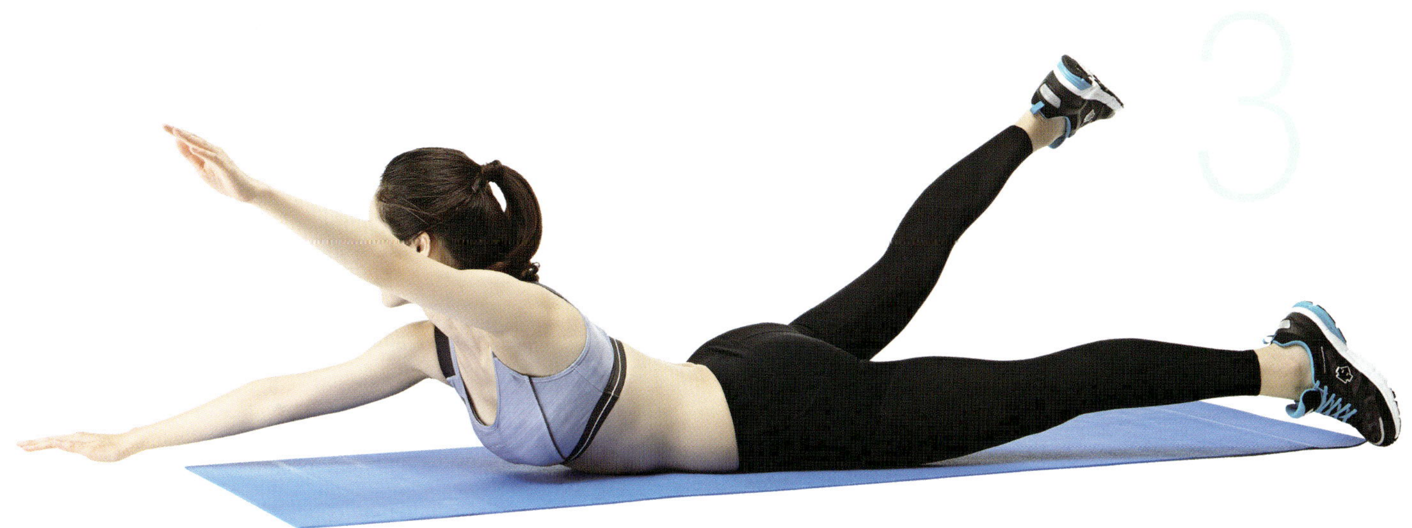

2 허리와 복부, 엉덩이에 힘을 준 채 오른팔과 왼쪽 다리를 최대한 높이 천천히 들었다 내린다. 이때 왼팔과 오른쪽 다리는 바닥에서 살짝 든다.

3 이번에는 왼팔과 오른쪽 다리를 최대한 높이 천천히 들었다 내린다. 팔과 다리가 바닥에 닿지 않도록 연이어 동작을 반복한다.

팔꿈치로 버티며 한쪽 다리 당기기

복부에 힘을 준 자세를 유지하며 다리를 끌어 당기는 동작을 추가해 복부를 강력하게 자극한다. 복부를 수축하며 움직이므로 매력적인 복근이 생긴다.

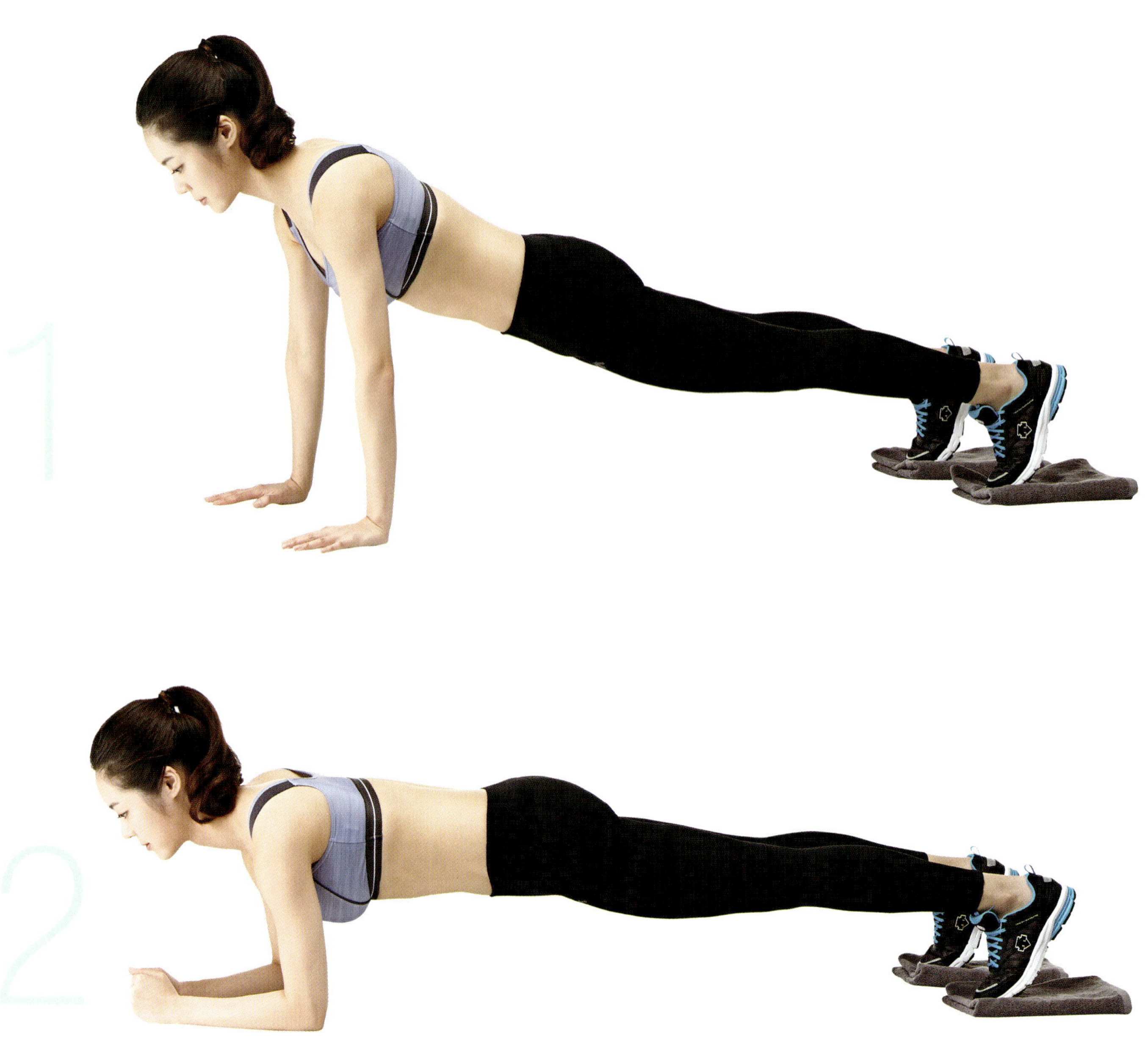

1 두 개의 타월에 각각 발을 올린 다음 팔과 다리를 어깨 너비로 벌리고 엎드려 팔굽혀펴기 자세를 취한다.

2 팔꿈치를 구부려 어깨 바로 아래에 위치하도록 하고, 양 손은 가볍게 주먹을 쥔 상태로 모은다. 머리부터 발끝까지 일직선을 유지한다.

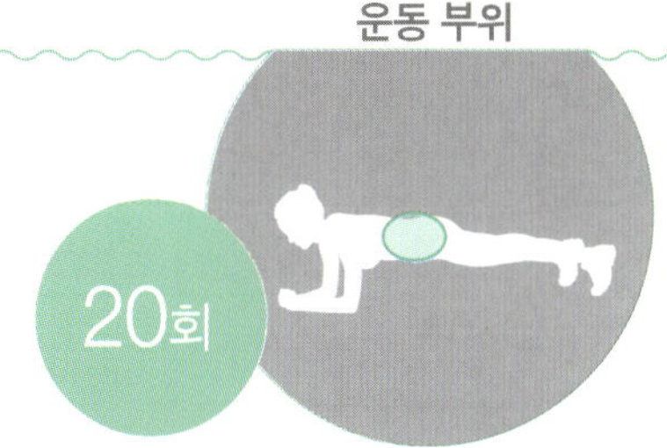

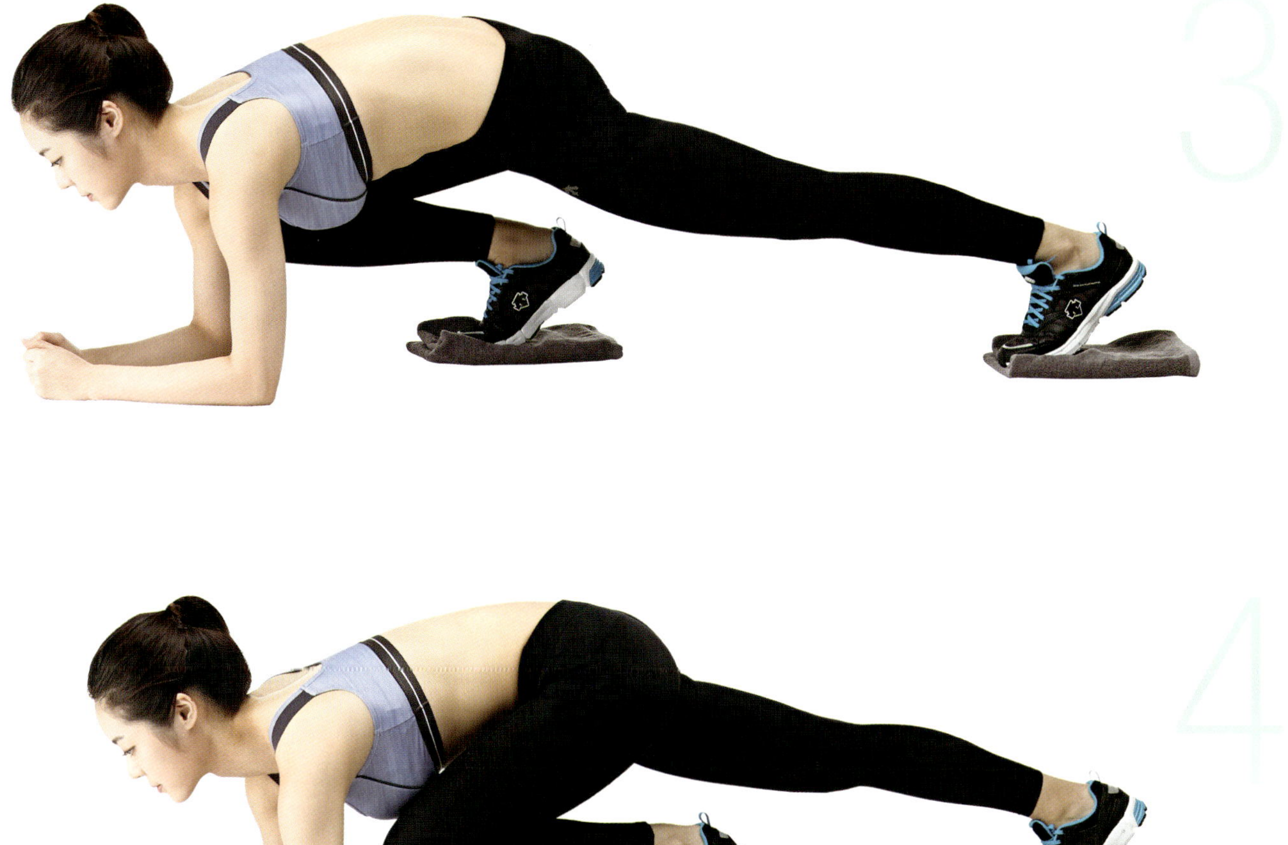

3 팔과 허리, 복부, 엉덩이에 힘을 준 채 오른쪽 무릎을 가슴 쪽으로 최대한 끌어 당겼다가 원위치로 돌아온다.

4 이번에는 왼쪽 무릎을 가슴 쪽으로 최대한 끌어 당겼다가 원위치로 돌아온다. 같은 방법으로 동작을 반복한다.

팔꿈치로 버티며 옆으로 다리 당기기

복부를 수축시키는 동시에 옆구리를 자극하는 동작. 몸통을 비틀며 옆구리의 툭 튀어나온 '러브핸들'을 제거한다.

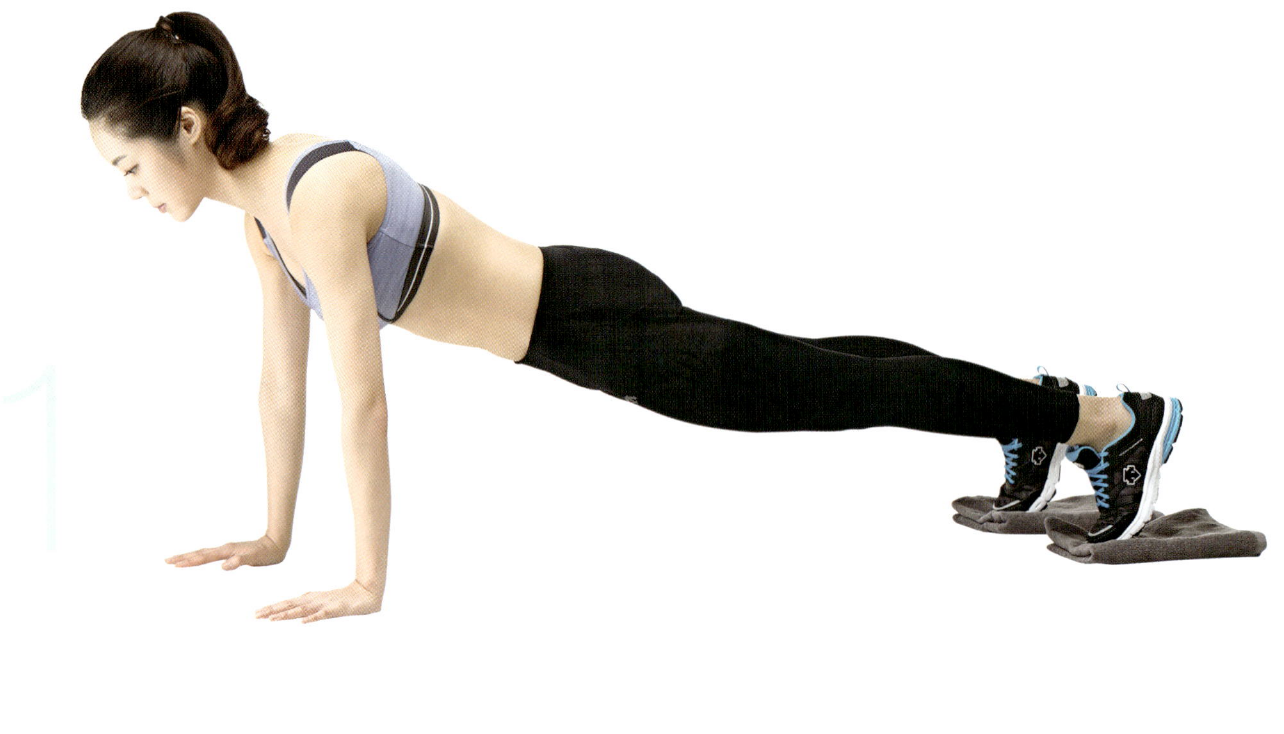

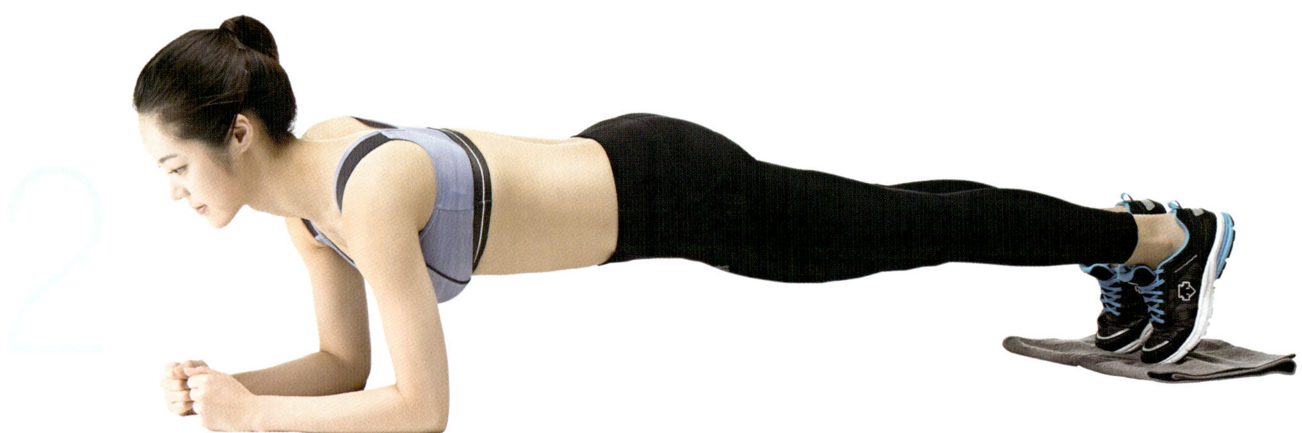

1 두 개의 타월에 각각 발을 올린 다음 팔과 다리를 어깨 너비로 벌리고 엎드려 팔굽혀펴기 자세를 취한다.

2 팔꿈치를 구부려 어깨 바로 아래에 위치하도록 하고, 양 손은 가볍게 주먹을 쥔 상태로 모은다. 머리부터 발끝까지 일직선을 유지한다.

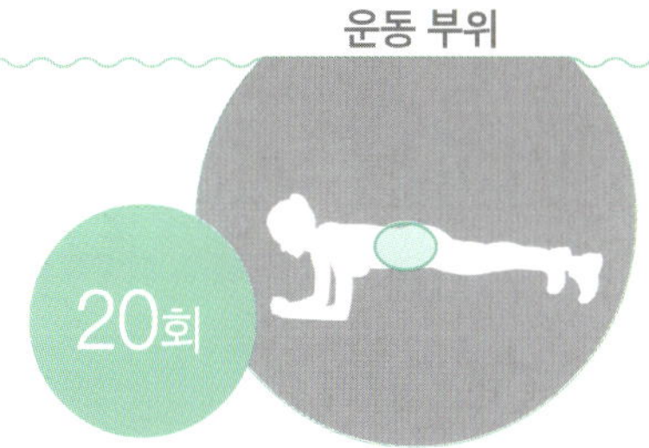

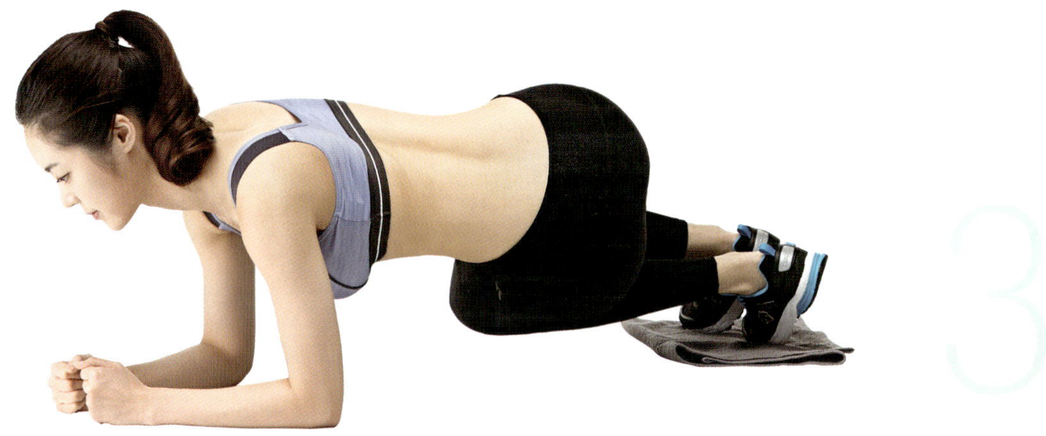

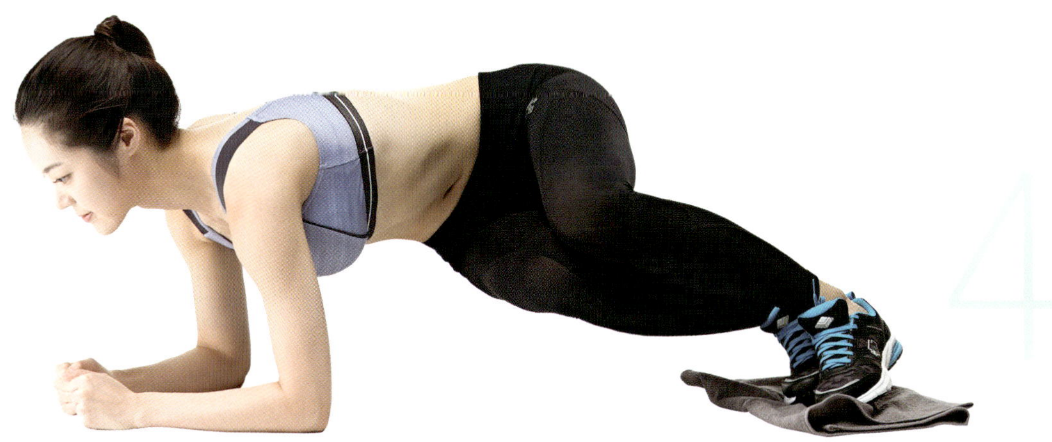

3 다리를 꼭 붙인 상태에서 양쪽 무릎을 최대한 몸 안쪽으로 끌어 당기며 골반을 왼쪽으로 비튼다.

4 무릎을 곧게 펴며 2번 자세로 돌아왔다가 다시 양쪽 무릎을 끌어 당기며 골반을 오른쪽으로 비튼다. 같은 방법으로 동작을 반복한다.

바닥에 누워 팔다리 들어 올리기

상체와 하체를 들며 복부 위쪽과 아래쪽 근육을 동시에 수축해 지방을 태운다. 복부 근육 전체를 단련해 빠른 시간 안에 탄력적인 복부를 만들 수 있다.

1

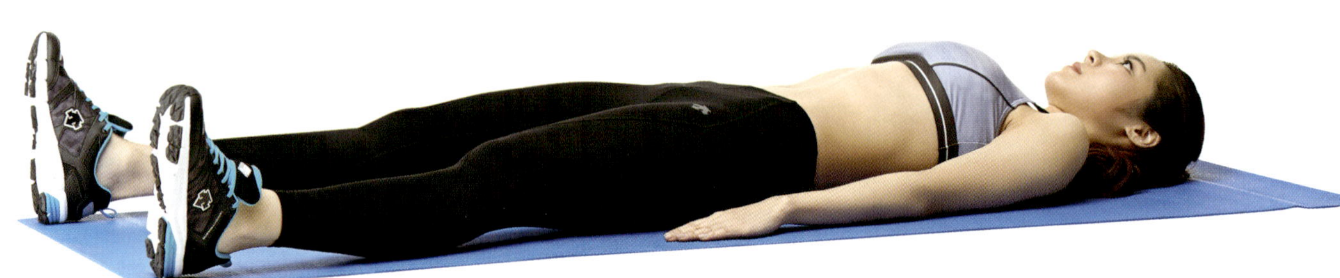

2

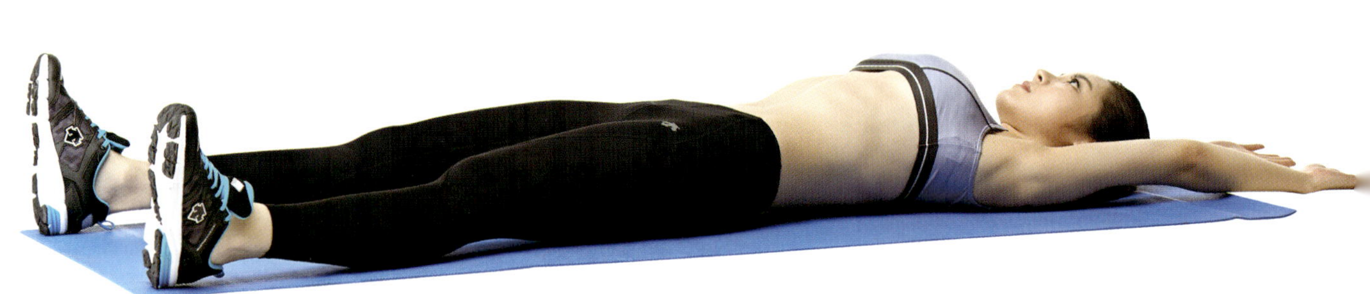

1 바닥에 등을 대고 누워 다리를 어깨너비로 벌리고 손바닥은 바닥에 댄다.

2 양팔을 머리 위로 곧게 뻗는다.

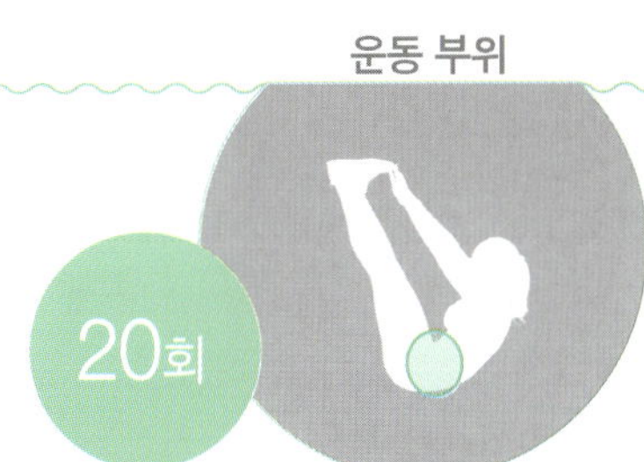

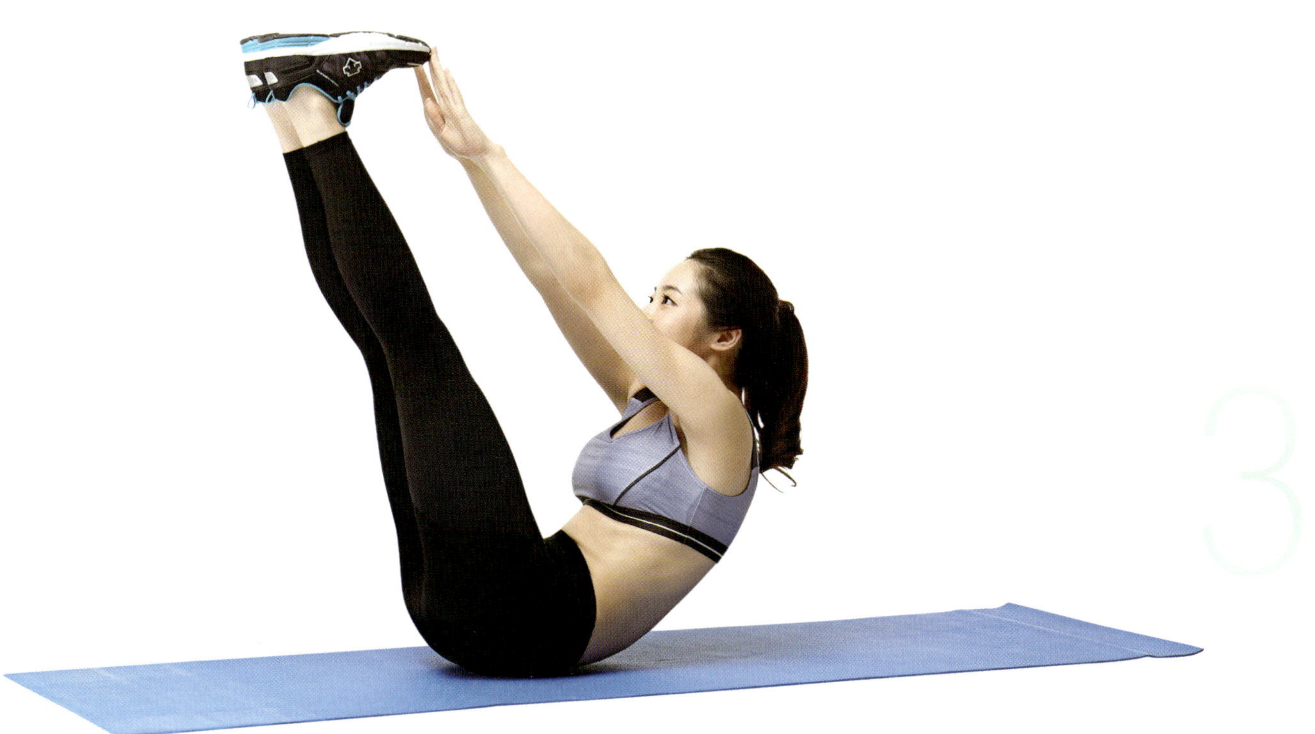

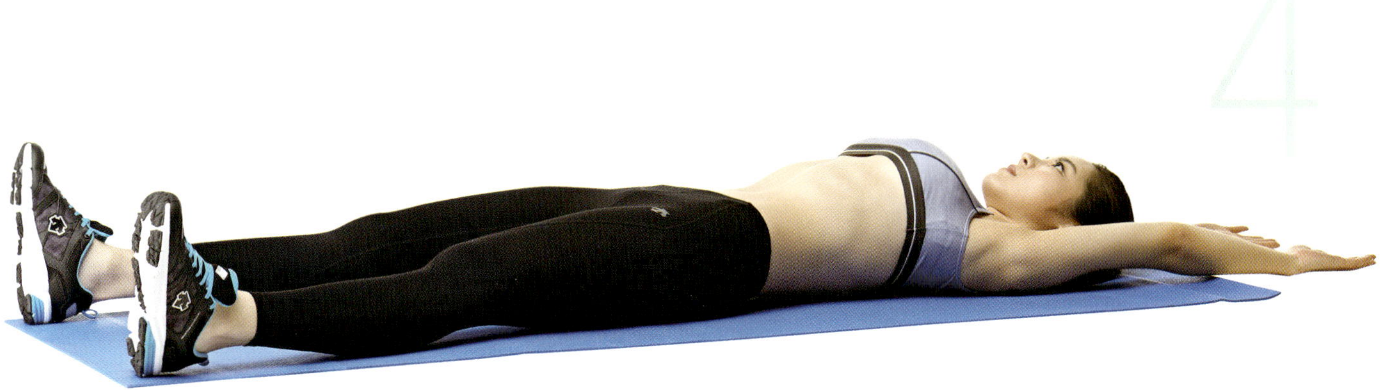

3 복부에 힘을 준 채 상체와 다리를 들어 손끝과 발끝을 맞댄다.

4 상체와 다리를 내리며 2번 자세로 돌아와 동작을 반복한다.

쿠션 들고 누웠다 일어나기

쿠션을 들고 누웠다 일어나는 간단한 동작이지만 많은 에너지와 강한 근력이 필요하다. 특히 복부 힘을 집중적으로 키워주며 지방을 연소시키는 효과가 크다.

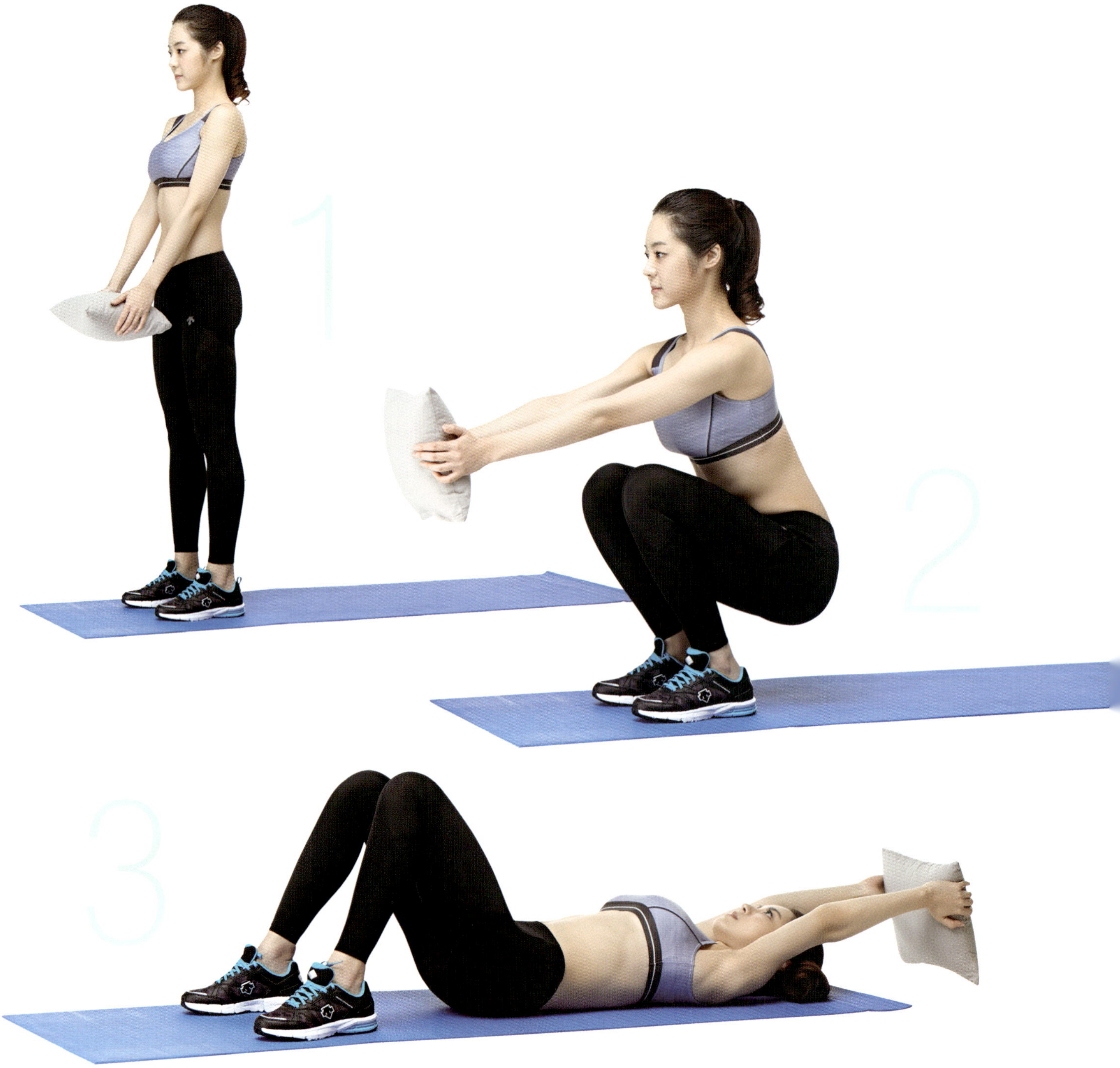

1 발을 어깨너비로 벌리고 선 후 양손으로 쿠션을 든다.

2 양팔을 들어 앞으로 나란히 자세를 취한 후 무릎을 굽혀 앉는다.

3 팔을 머리 위로 뻗으며 등을 바닥에 대고 눕는다.

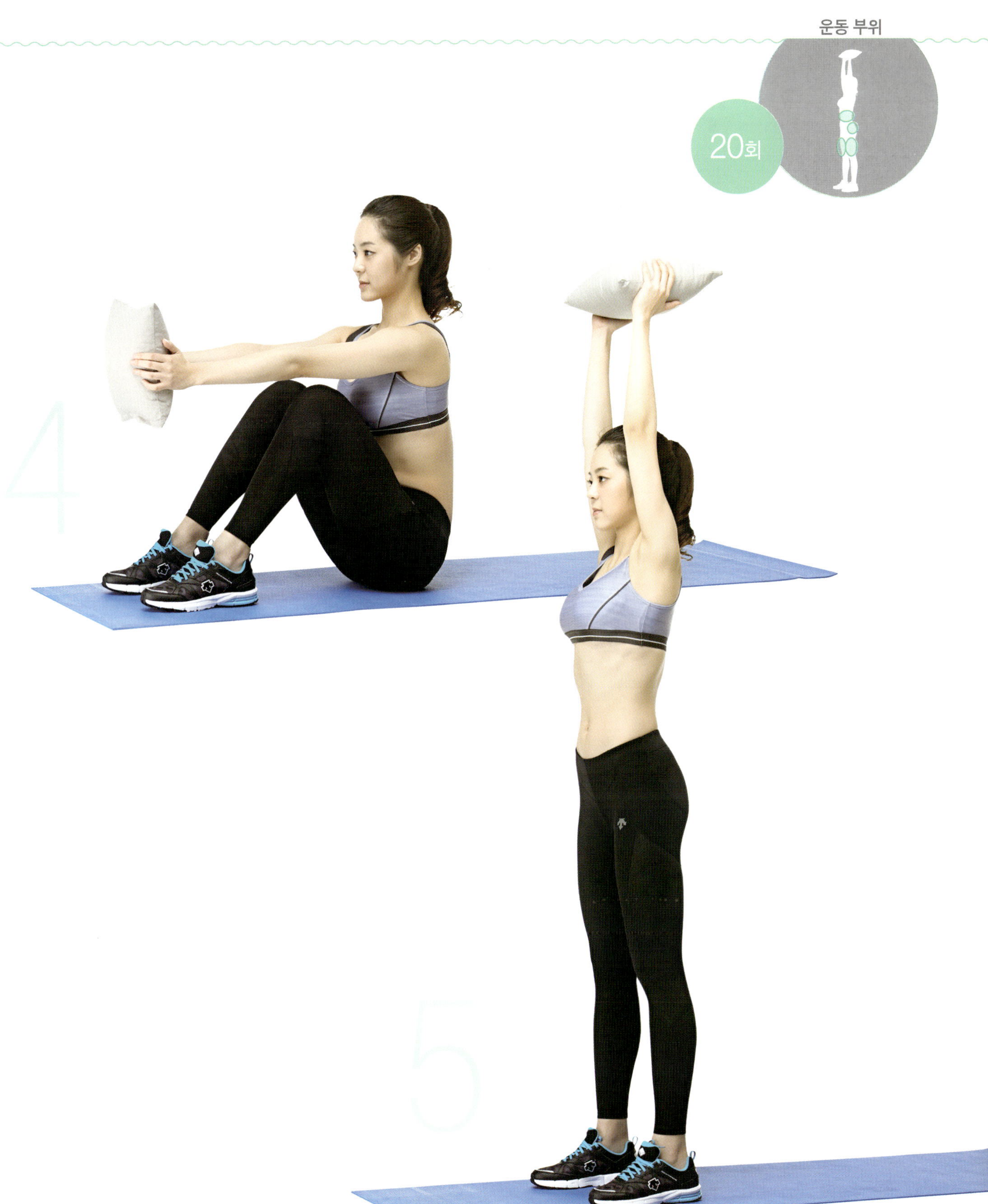

4 양발을 바닥에 고정한 채 복부에 힘을 주며 상체를 일으
켜 세운다. 머리 위로 올렸던 양팔은 다시 가슴 앞쪽으
로 내린다.

5 무릎을 펴면서 일어선다. 동시에 팔을 위로 뻗어 쿠션을
높이 든다. 팔을 내리며 1번 자세로 돌아와 동작을 반복
한다.

무릎 꿇고 타월 밀고 당기기

복부와 허리의 힘으로 타월을 밀고 당겨 탄탄한 복근과 강한 허리 근육을 만든다. 복부 근육이 단련되면 자세를 바르게 유지할 수 있으며, 자연스럽게 코어 근육에 힘이 들어가 날씬한 옆구리 라인도 생긴다.

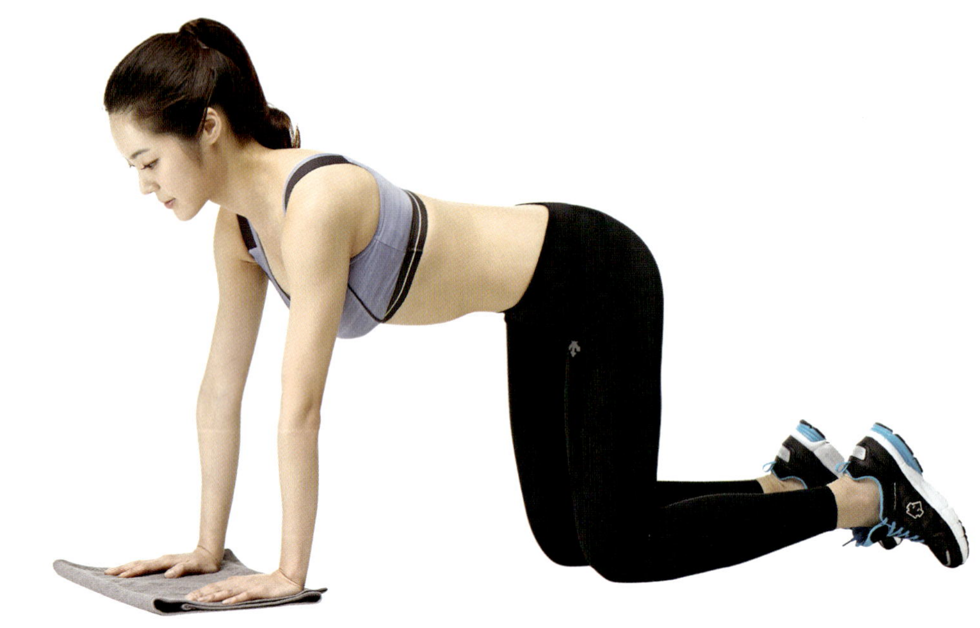

1 양손과 무릎을 바닥에 대고 네발 자세를 취한다. 이때 팔은 어깨너비로 벌리고, 양쪽 손바닥으로 타월을 짚는다.

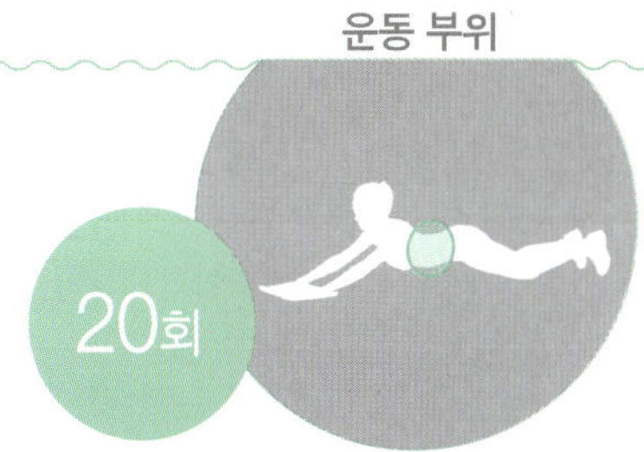

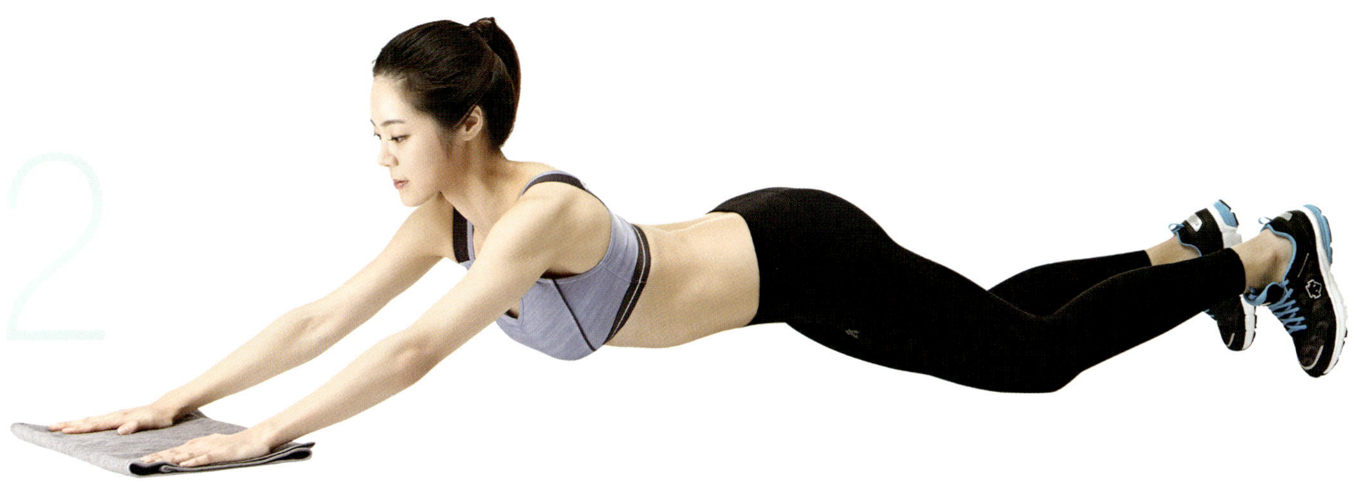

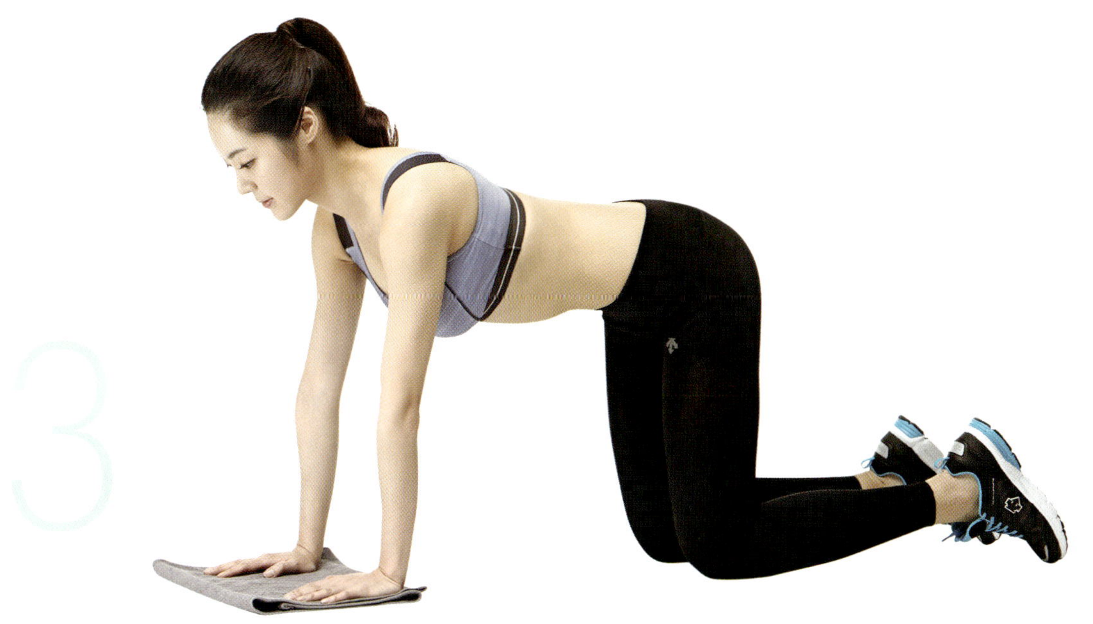

2 복부와 허리에 힘을 주면서 팔을 천천히 앞으로 밀어 가슴이 바닥에 닿기 직전까지 전진한다. 3초간 자세를 유지한다.

3 천천히 타월을 몸 쪽으로 끌어 당기며 1번 자세로 돌아와 동작을 반복한다.

팔 굽혔다 펴고 다리 끌어 당기기

팔굽혀펴기를 하며 다리를 가슴 쪽으로 모으는 동작을 통해 전신의 근육을 자극한다. 다리를 끌어 당길 때 복근을 최대한 수축시키면 매끈한 복부를 완성할 수 있다.

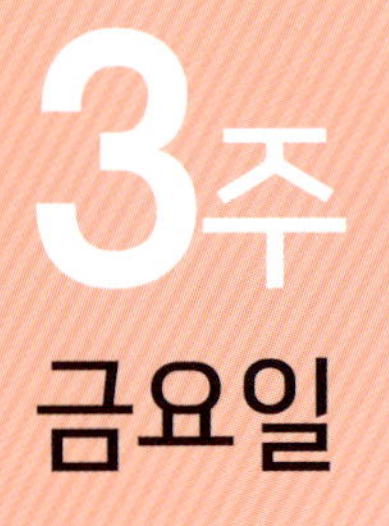

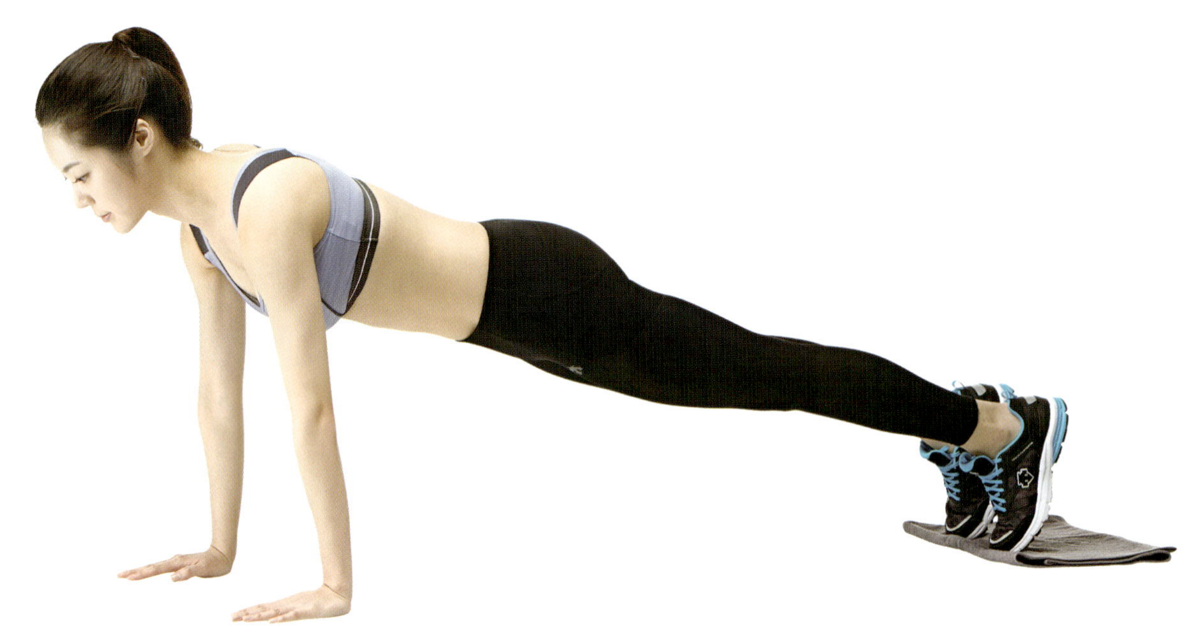

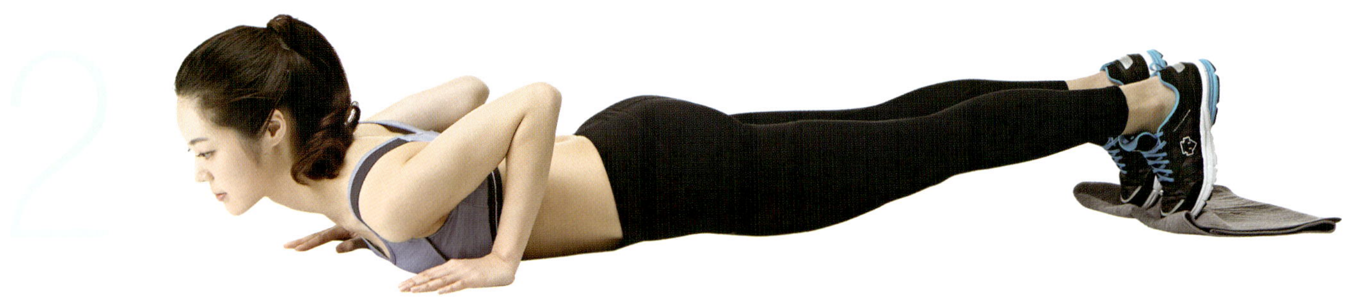

1 타월에 양발을 올리고 엎드린다. 팔을 어깨너비로 벌리고, 발끝을 세워 팔굽혀펴기 자세를 취한다.

2 팔꿈치를 굽혀 몸을 바닥에 완전히 밀착시킨다.

운동 부위

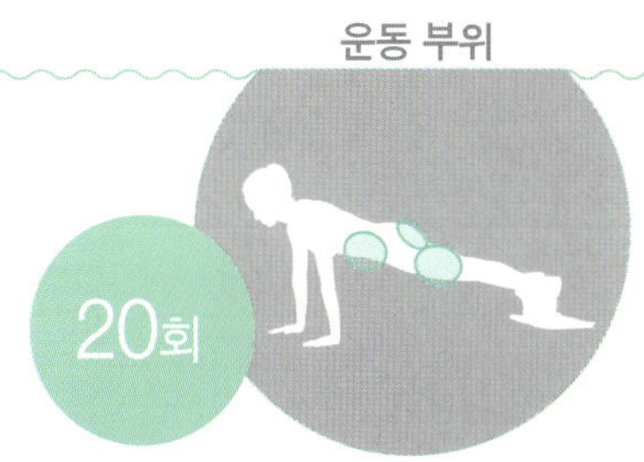

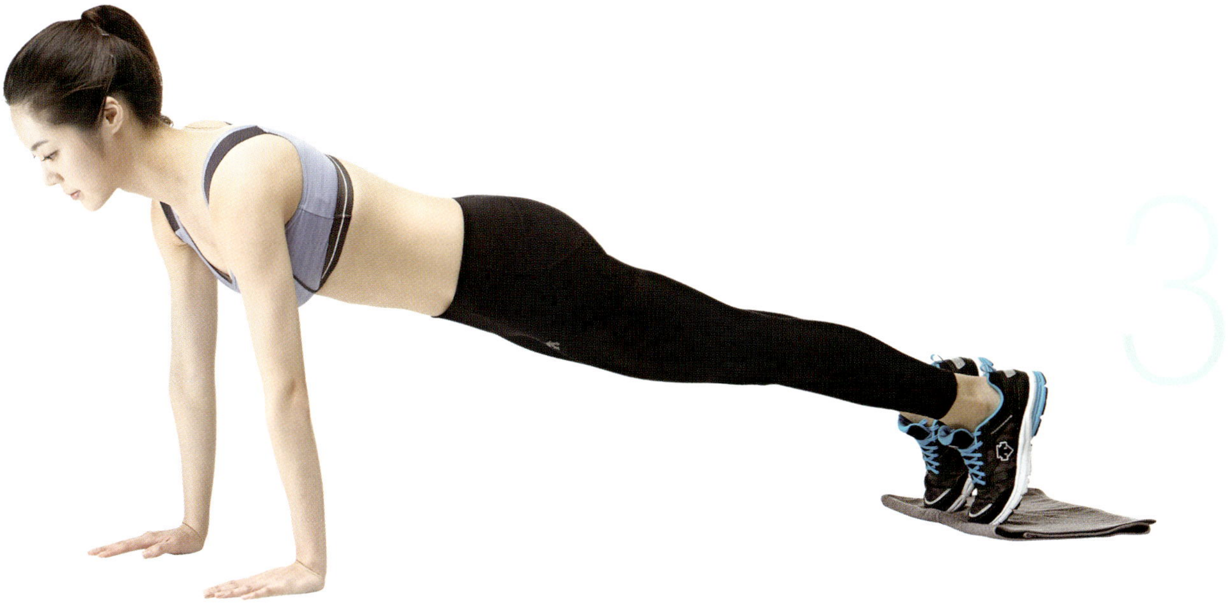

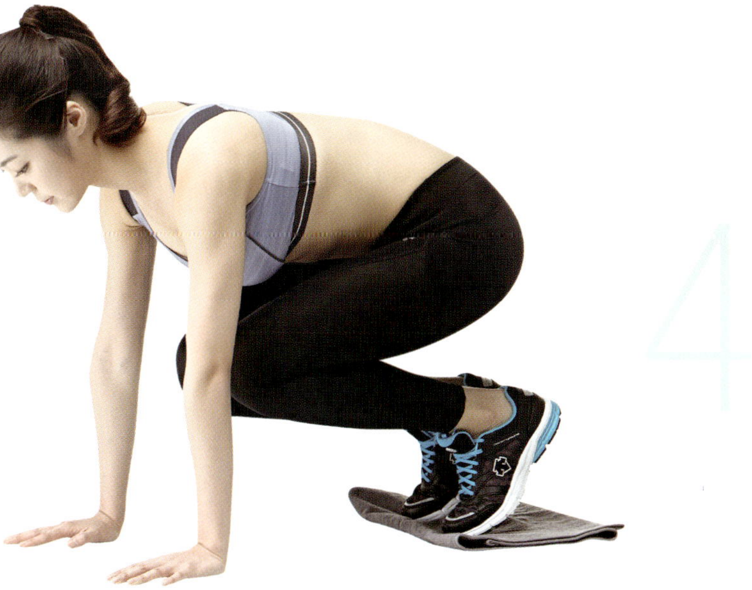

3 팔꿈치를 펴면서 몸을 들어 다시 팔굽혀펴기 자세를 취한다.

4 복부에 힘을 주고, 발끝을 세운 채 양쪽 무릎을 가슴 쪽으로 최대한 끌어 당긴다. 무릎을 펴면서 1번 자세로 돌아와 동작을 반복한다.

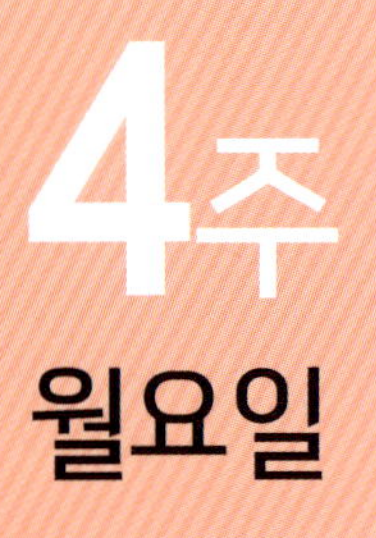

발 구르며 상체 회전하기

자전거를 타듯 다리를 번갈아 움직이며 상체를 회전해 옆구리에 쌓인 지방을 태우고, 허리 근육을 단련해 옆
라인을 매끈하게 다듬어주는 동작이다.

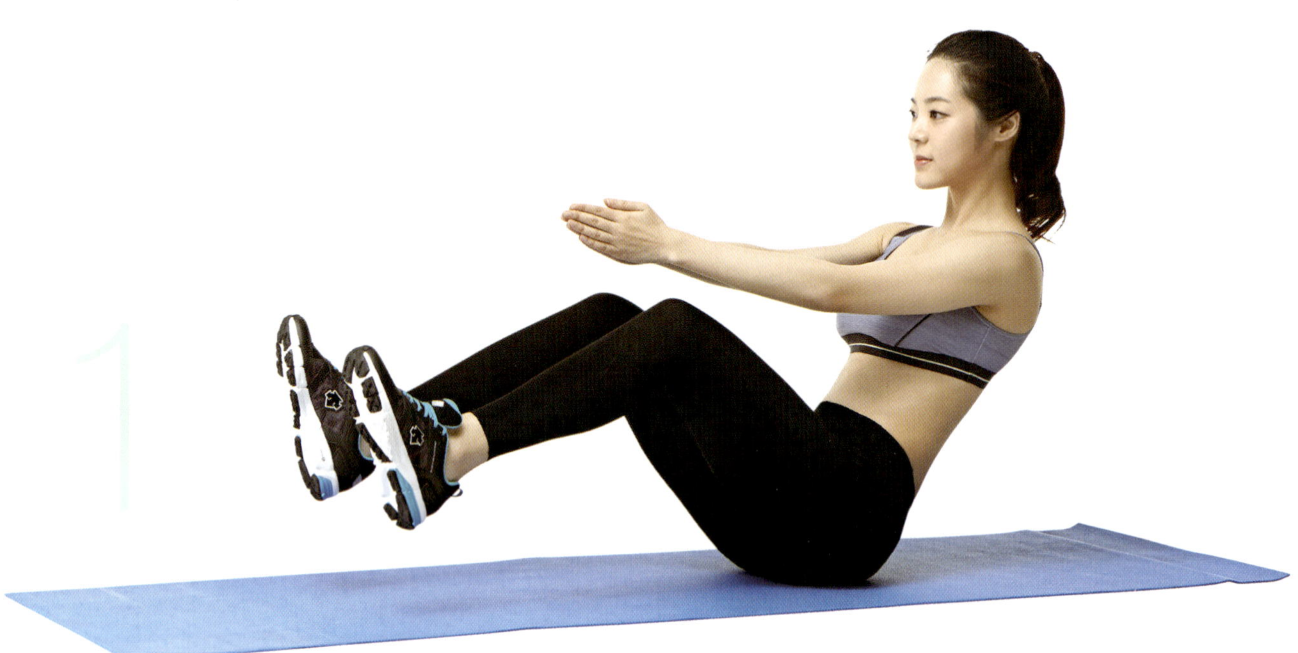

1 엉덩이를 바닥에 대고 앉는다. 무릎을 세우고, 양팔을 앞으로 뻗어 손바닥을
맞댄다. 상체를 뒤쪽으로 45도 정도 젖히고, 양쪽 다리를 든다.

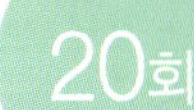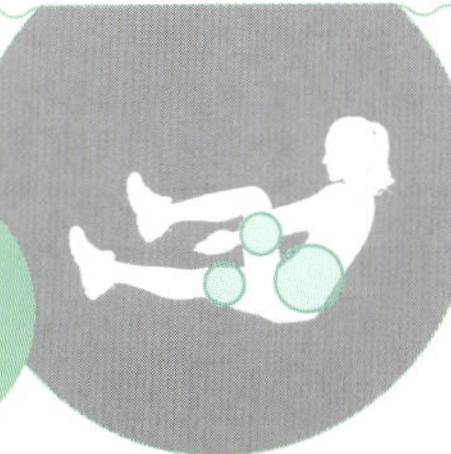

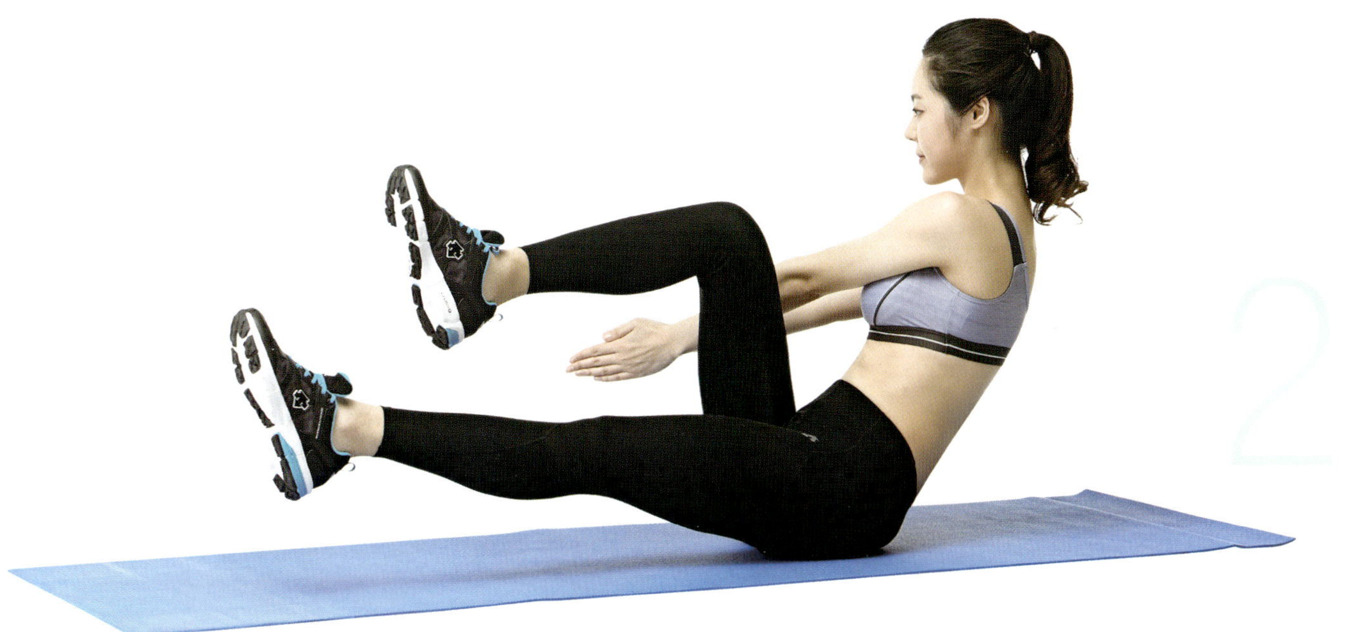

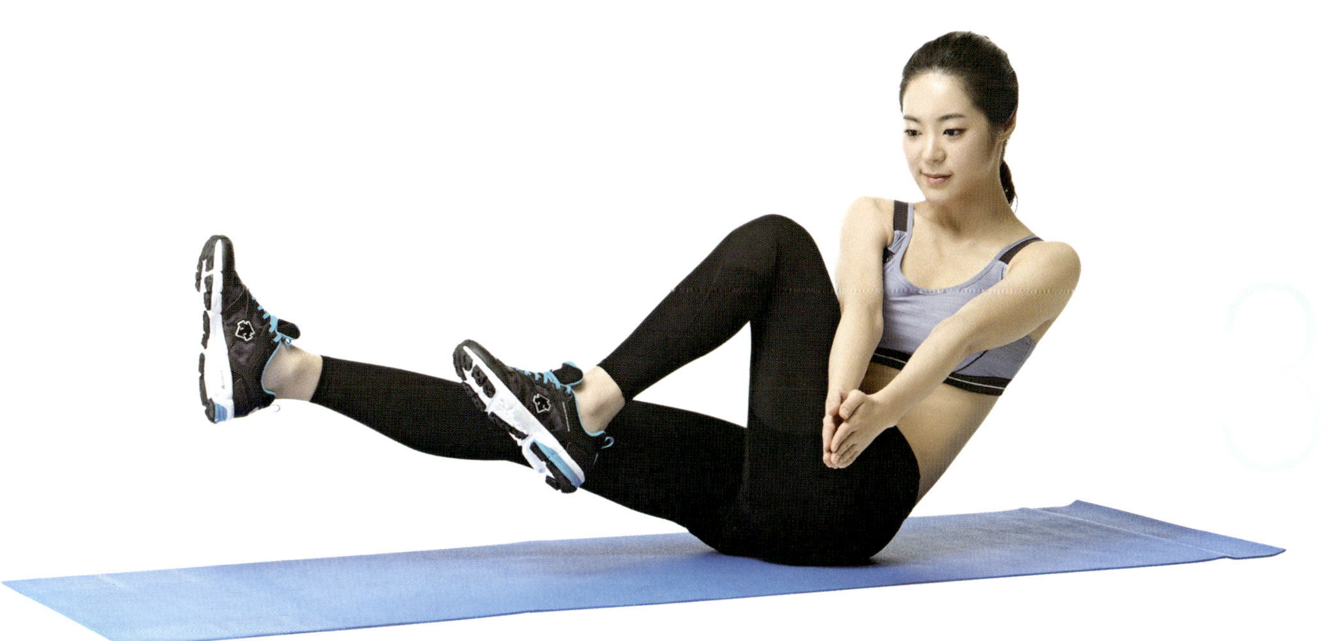

2 양팔과 상체를 오른쪽으로 회전시키며 오른쪽 무릎을 가슴 쪽으로 최대한 끌어 당긴다. 왼쪽 다리는 곧게 편다.

3 다시 양팔과 상체를 왼쪽으로 회전시키며 왼쪽 무릎을 가슴 쪽으로 최대한 끌어 당긴다. 오른쪽 다리는 곧게 편다. 다리가 바닥에 닿지 않도록 연이어 동작을 반복한다.

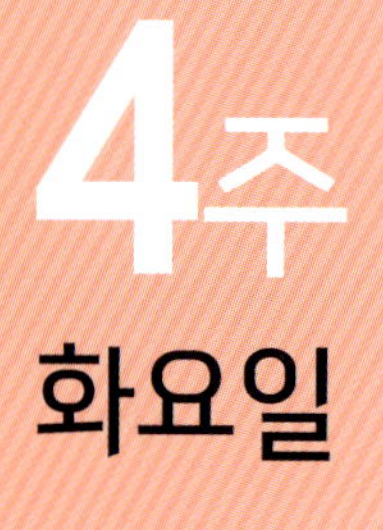

의자에 앉아 다리 크게 회전하기

손으로 의자를 잡고 동작을 반복하면 안정적인 자세로 복근을 단련할 수 있다. 오로지 복부의 힘만으로 움직이므로 아랫배가 슬림해진다.

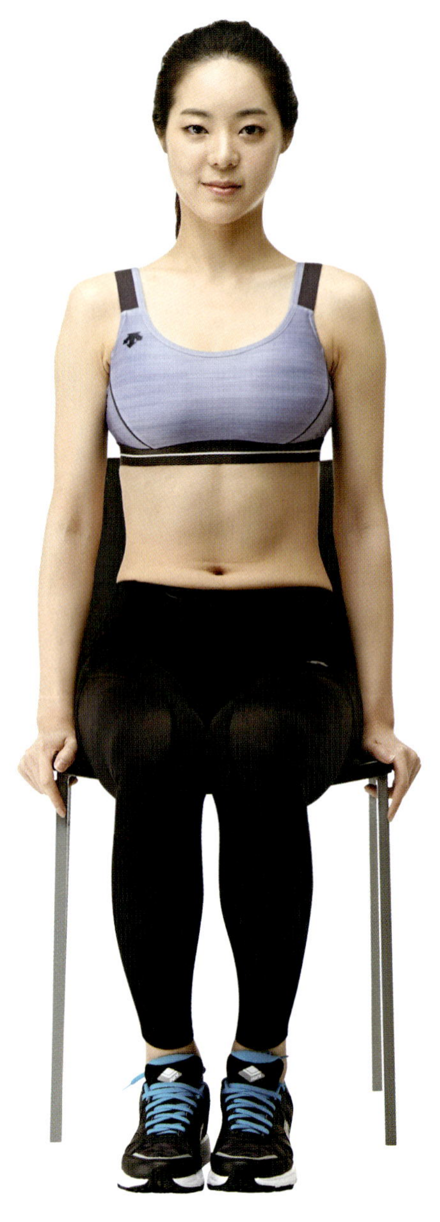

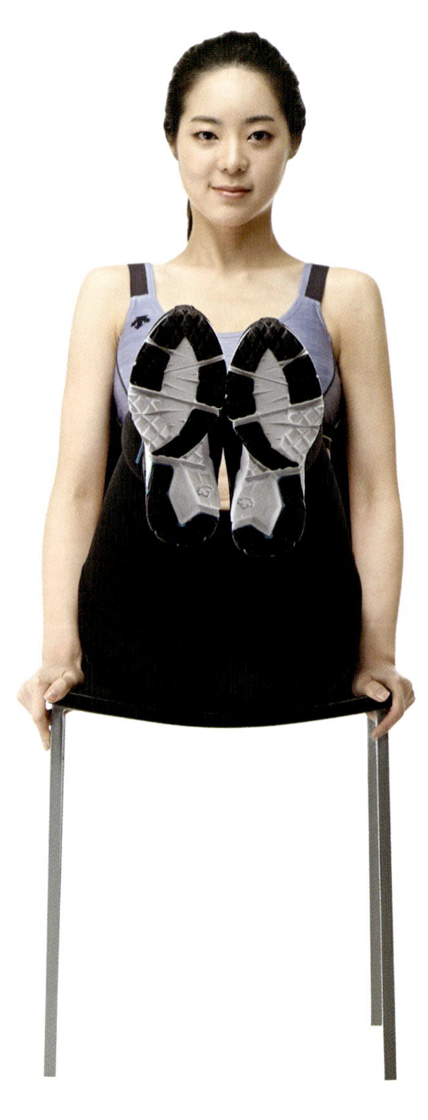

1 허리를 세우고 의자 끝에 앉아 양손으로 의자 모서리를 잡는다.

2 상체를 뒤로 살짝 젖히고, 양발의 끝이 가슴 높이에 위치하도록 다리를 든다.

20회

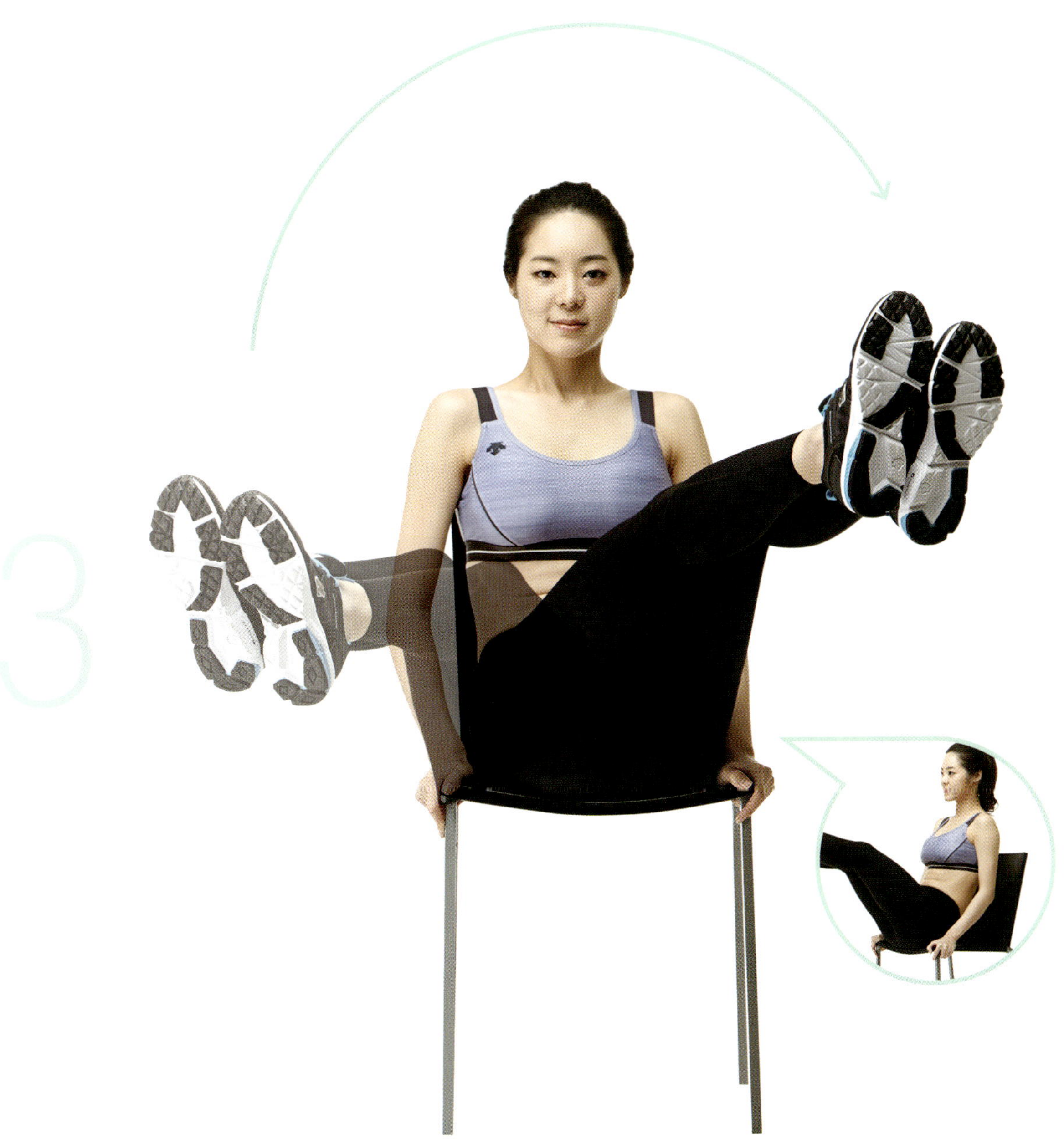

3 복부와 허리에 힘을 준 채 한쪽 방향으로 큰 원을 그리며 다리를 돌린다. 2번
자세로 돌아왔다가 반대 방향으로 큰 원을 그리며 다리를 돌린다. 같은 방법
으로 동작을 반복한다.

4주 수요일

덤벨 들고 상체 숙이기

허리 근육과 엉덩이 근육을 자극해 슬림하고 맵시 나는 뒤태를 만들어준다. 특히 엉덩이의 바로 윗부분이 집중적으로 강화되어 허리 뒤쪽의 군살을 효과적으로 제거한다.

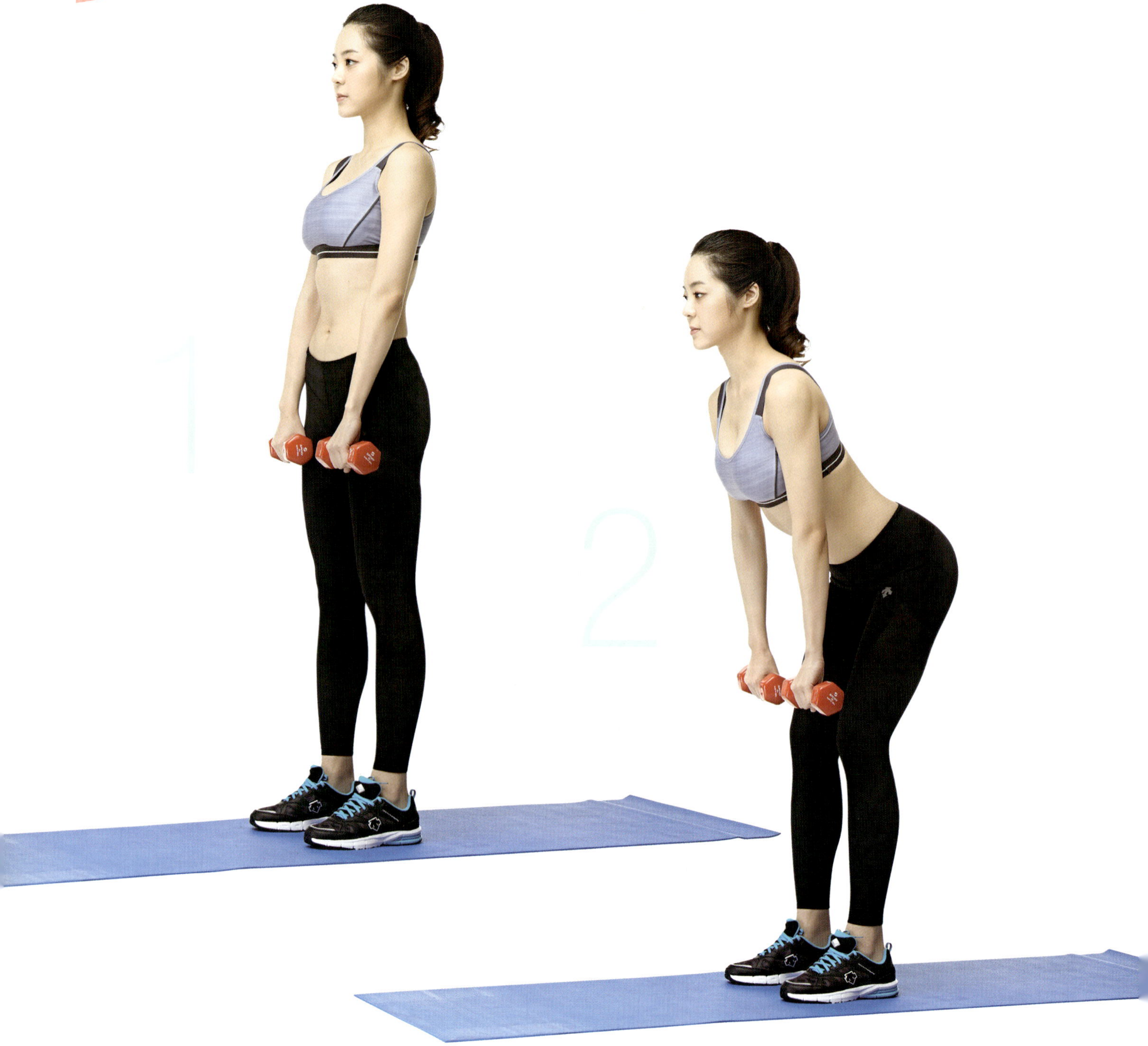

1 양손에 덤벨을 쥐고 다리는 어깨너비로 벌리고 선다. 양쪽 허벅지 위에 덤벨이 위치하도록 양팔을 모은다.

2 복부와 허리에 힘을 준 채 무릎을 살짝 굽히며 상체를 숙인다.

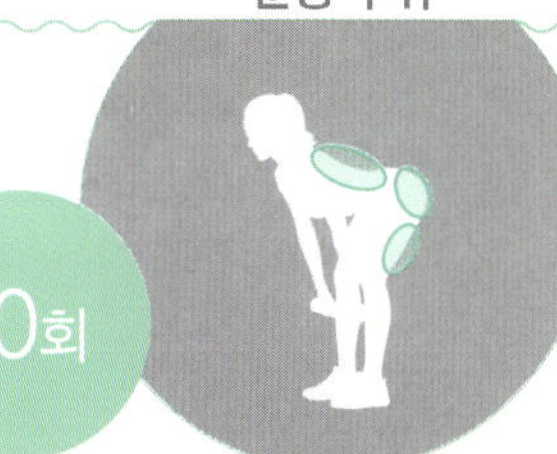

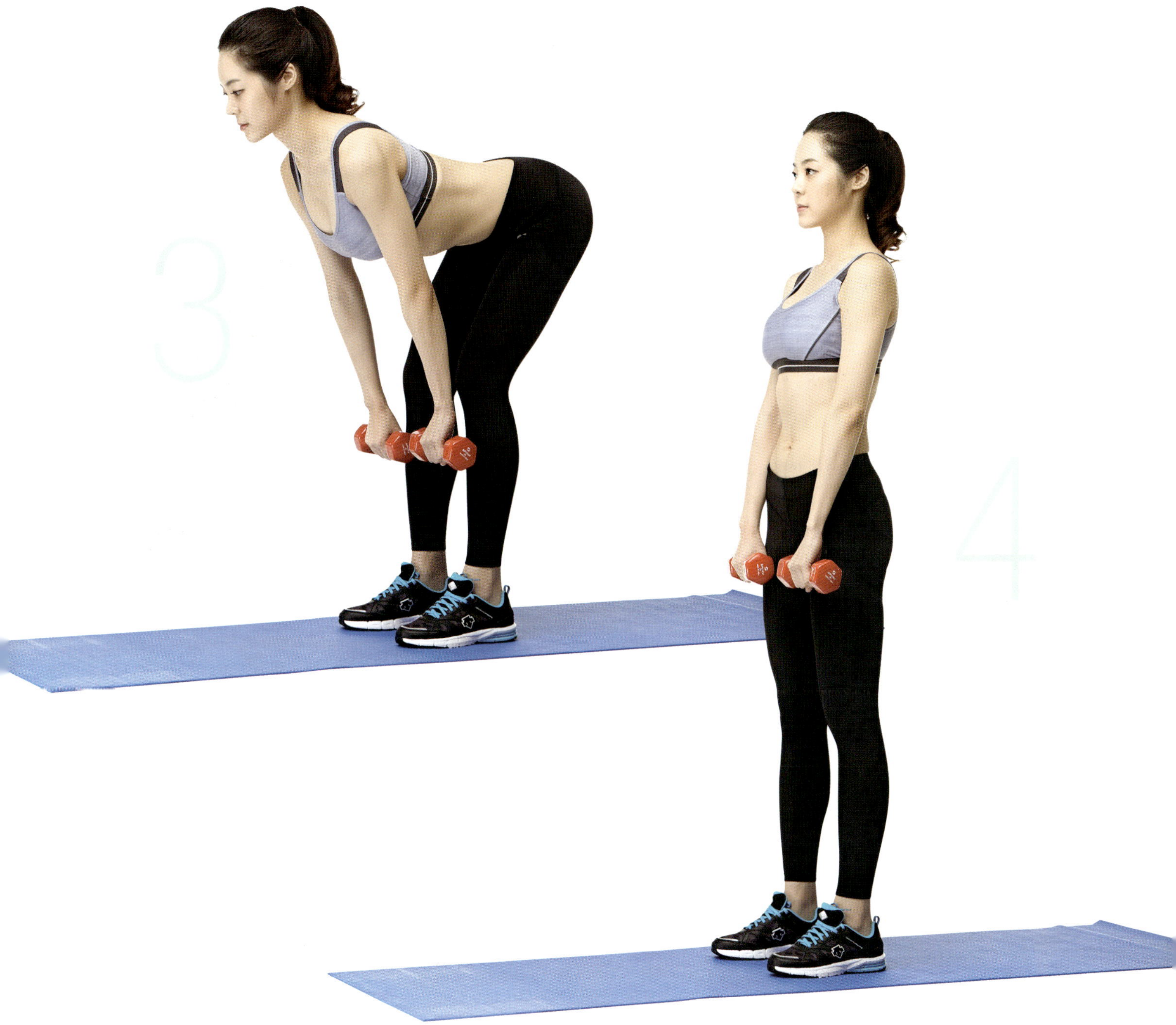

3 상체가 바닥과 평행이 될 때까지 숙인 다음 3초간 버틴다.

4 복부와 허리에 힘을 준 채 상체를 천천히 세우며 1번 자세로 돌아와 동작을 반복한다.

4주
목요일

엎드려 팔꿈치로 무릎 터치하기

어깨와 등, 팔, 복부, 옆구리 근육에 영향을 미치는 복합 운동으로, 몸통 부위를 골고루 단련한다. 슬림하면서 탄력적인 복부와 허리 라인을 만들 수 있다.

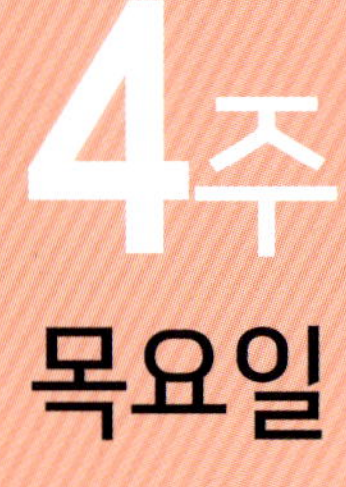

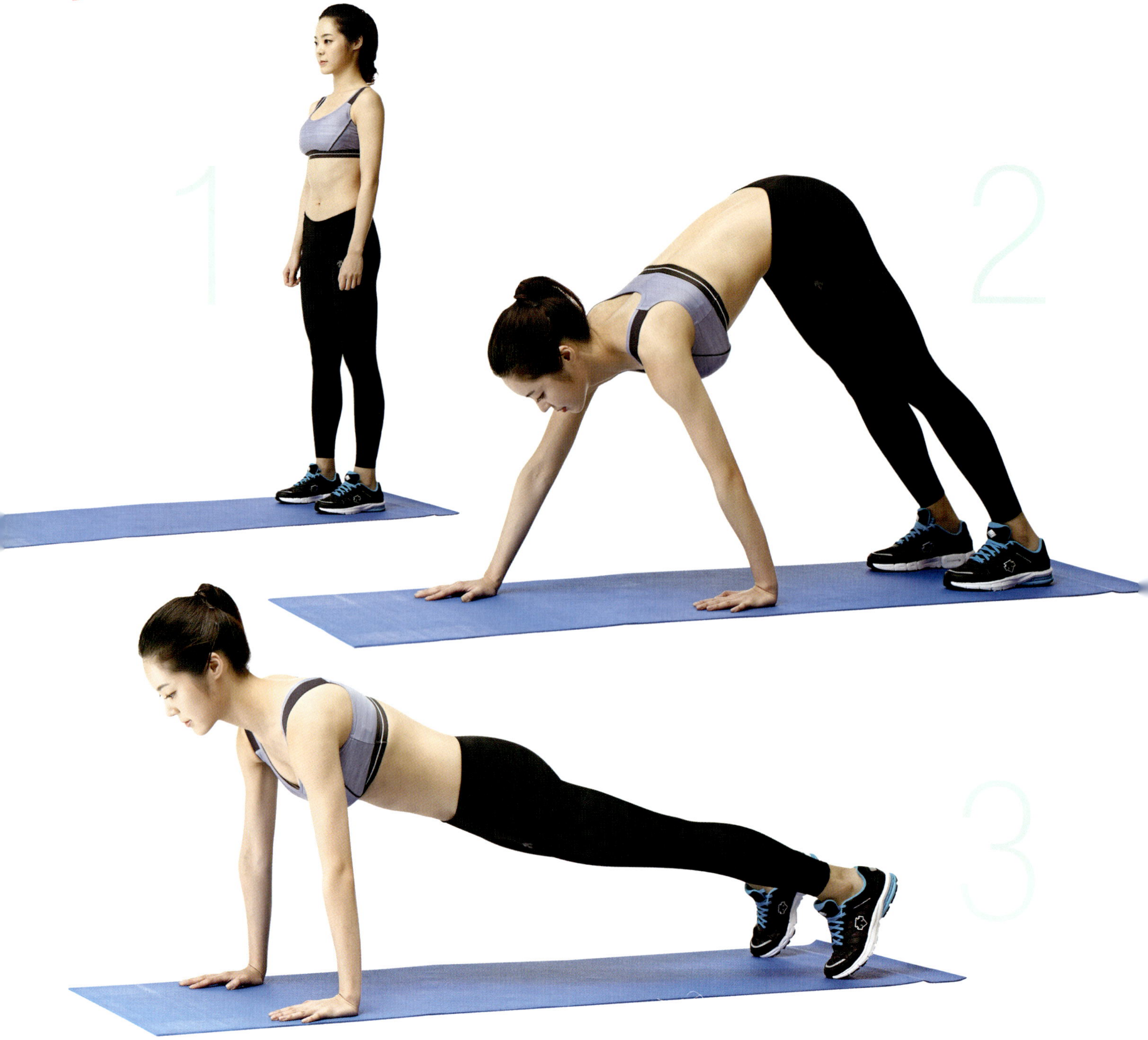

1 다리를 어깨너비로 벌리고 선다.

2 발을 바닥에 고정한 채 상체를 숙여 양손으로 바닥을 짚고 천천히 전진한다.

3 머리부터 발뒤꿈치까지 완전히 일직선을 이룰 때까지 전진해 팔굽혀펴기 자세를 취한다.

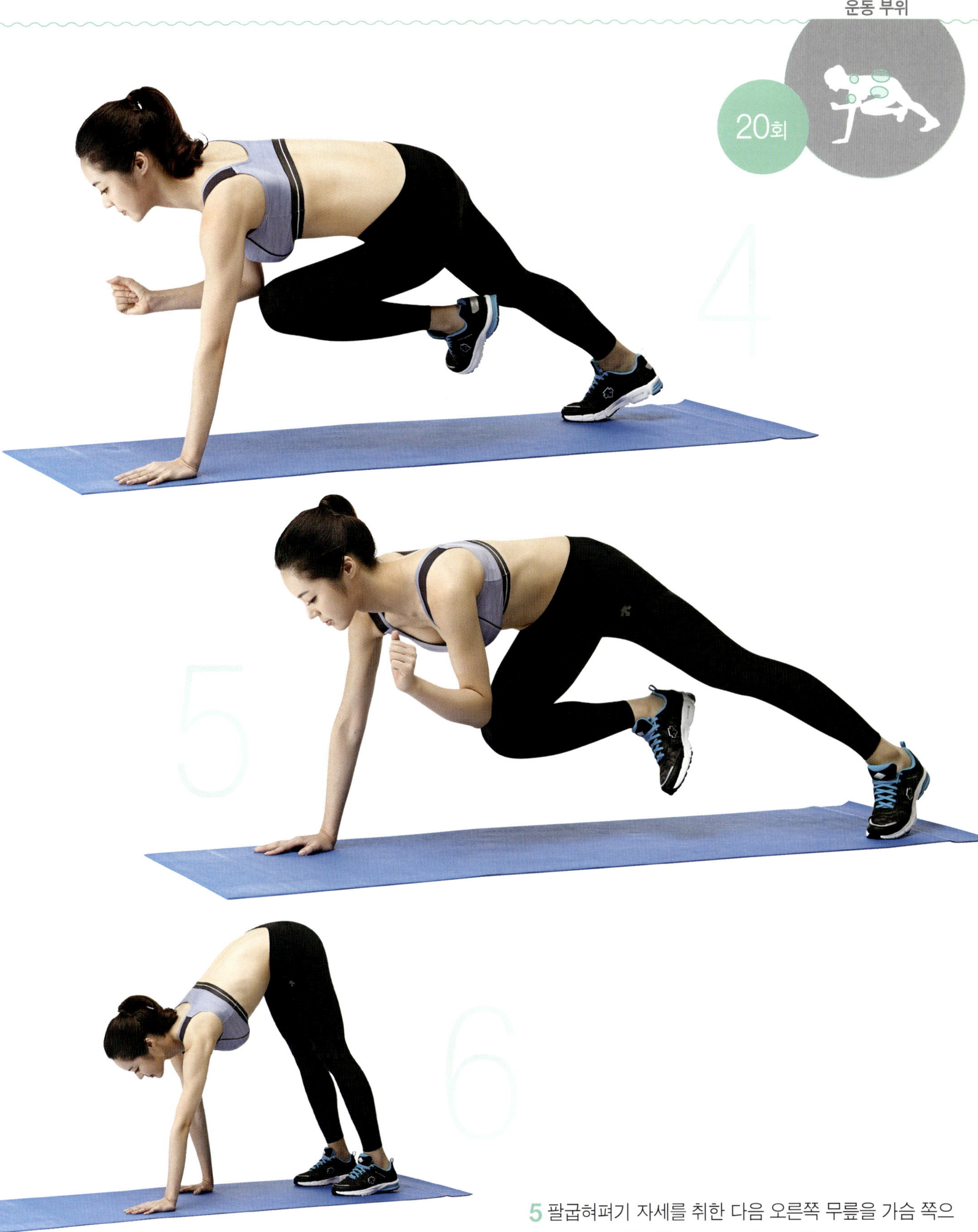

4 왼쪽 무릎을 가슴 쪽으로 당겨 오른쪽 팔꿈치로 무릎을 살짝 터치한다.

5 팔굽혀펴기 자세를 취한 다음 오른쪽 무릎을 가슴 쪽으로 당겨 왼쪽 팔꿈치로 무릎을 터치한다.

6 다시 팔굽혀펴기 자세를 취한 다음 양손으로 바닥을 짚으며 천천히 다리 쪽으로 이동해 몸을 일으켜 세운다. 1번 자세로 돌아와 동작을 반복한다.

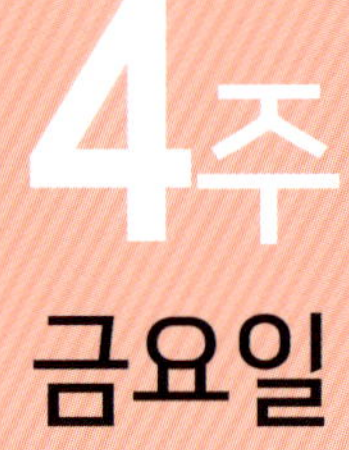

다리 들고 상체 회전하기

다리를 지면에서 든 상태로 상체를 연속해 좌우로 회전하면 복부에 끊임없이 자극이 전달되어 뱃살이 쏙 빠진다. 또한 옆구리 근육이 수축돼 매끈한 허리 라인이 만들어진다.

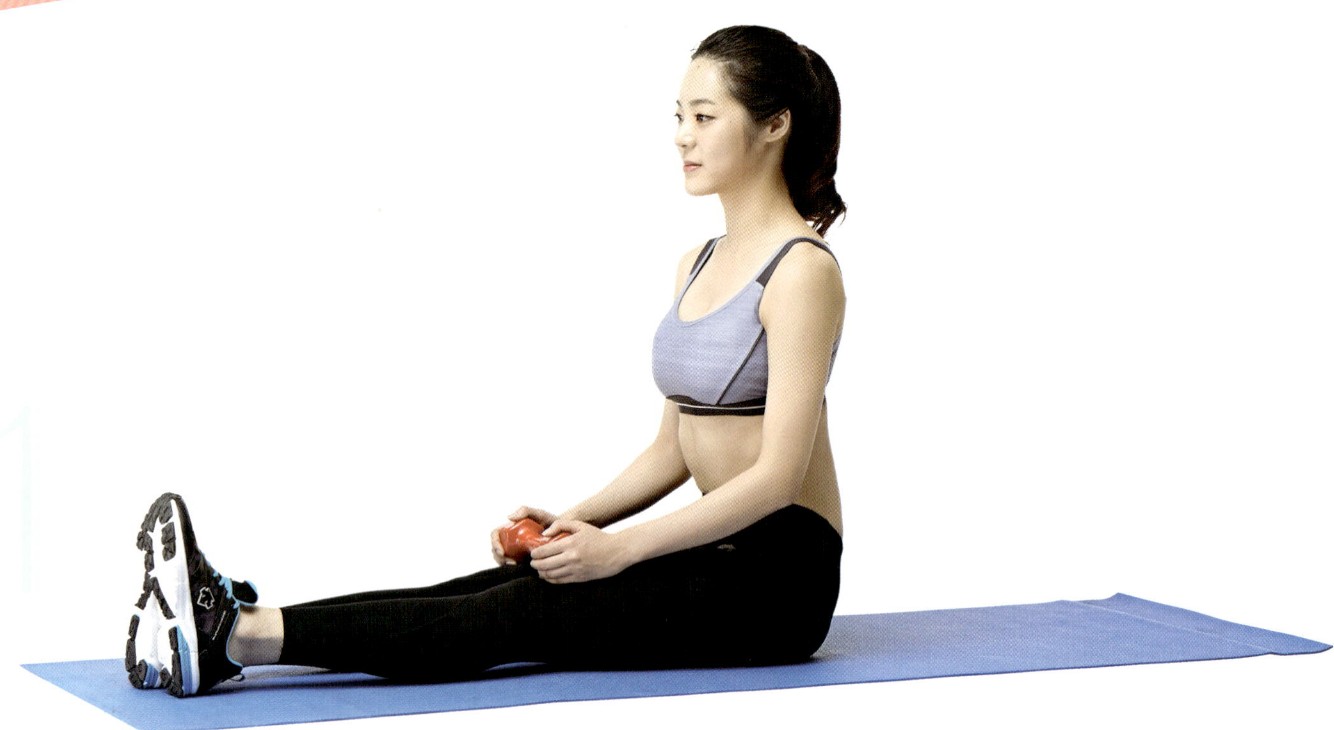

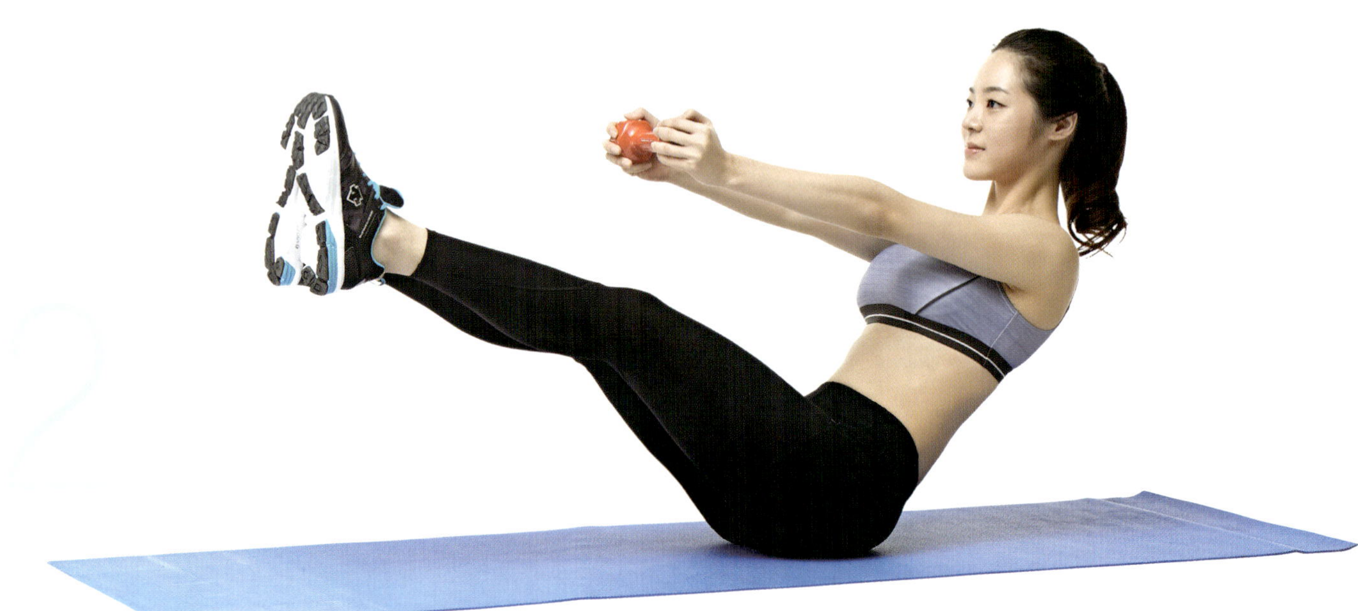

1 엉덩이를 바닥에 대고 다리를 앞으로 뻗는다. 양발을 붙이고 덤벨을 양손으로 쥐어 무릎 위에 올려 놓는다.

2 양팔을 곧게 펴 앞으로 나란히 자세를 취한 후 바닥과 45도 각도를 이루도록 상체를 뒤로 기울인다. 양쪽 다리를 들어 올리고 무릎은 살짝 굽힌다.

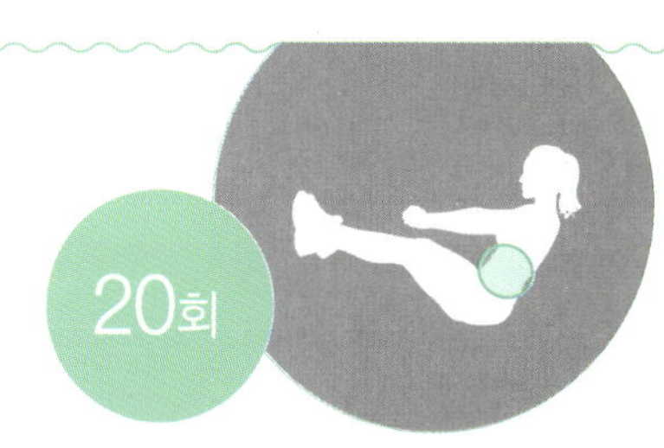

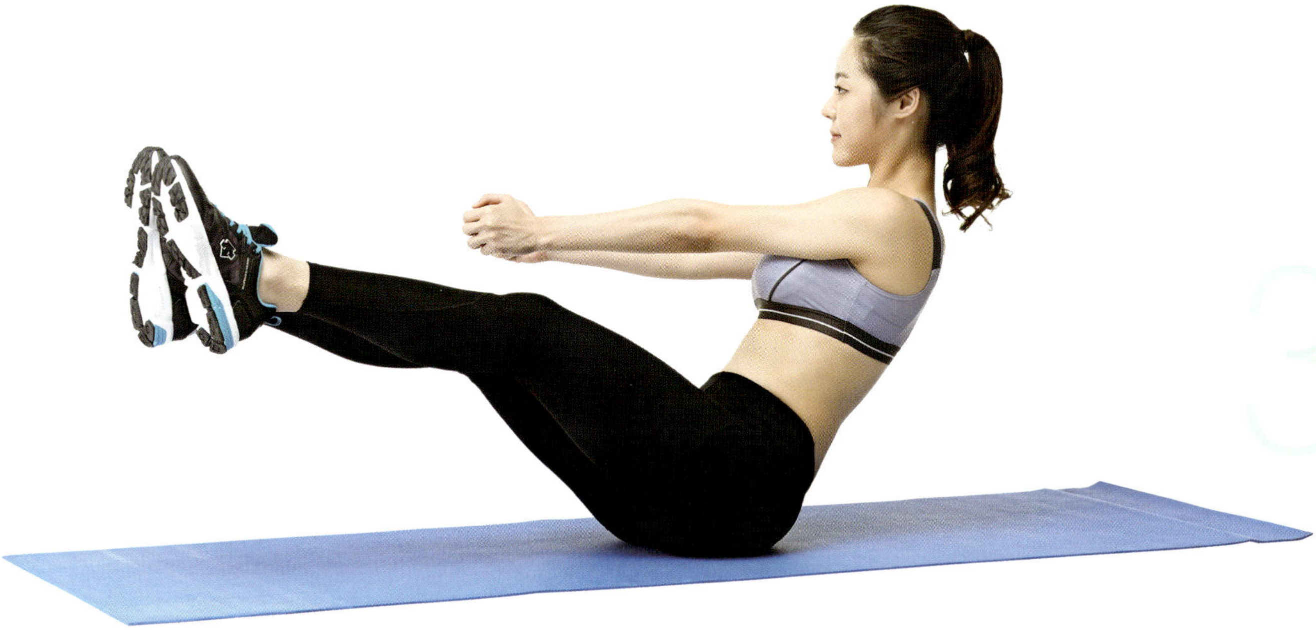

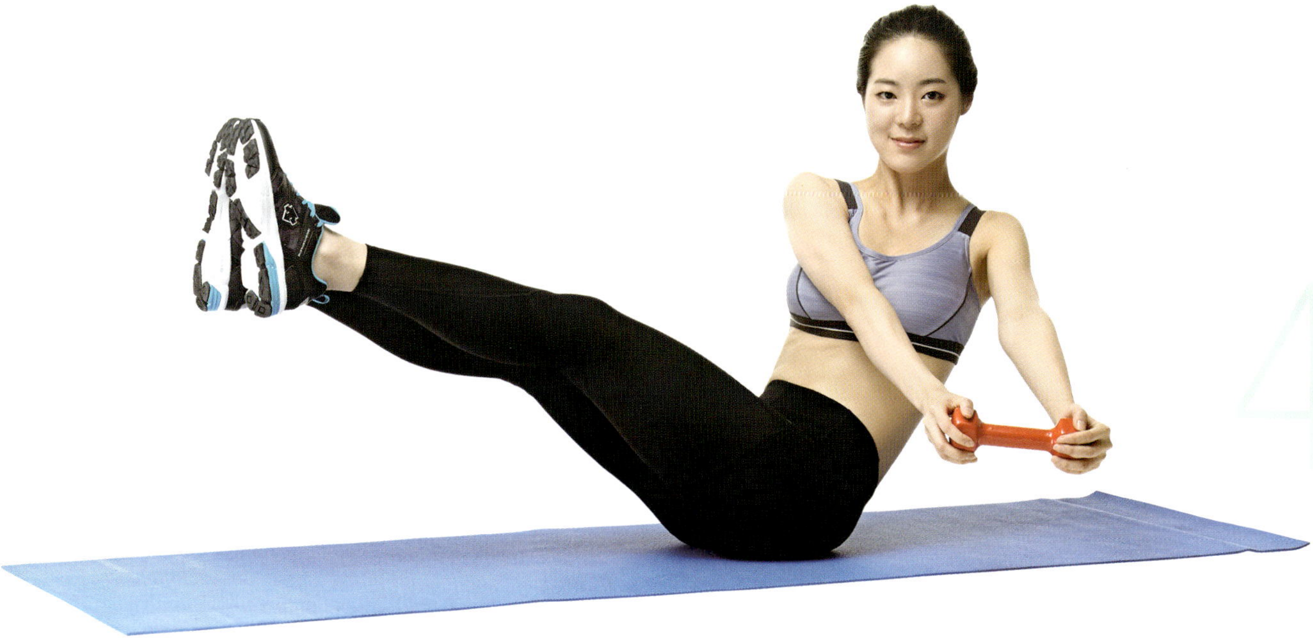

3 복부와 허리에 힘을 준 채 팔과 상체를 오른쪽으로 최대
한 회전시키고 3초간 버틴다.

4 다시 팔과 상체를 왼쪽으로 최대한 회전시키고 3초간
멈춘다. 같은 방법으로 동작을 반복한다.

하트 힙과
슬림 꿀벅지를 완성하는
하체 트레이닝

가장 이상적인 비키니 핏은 허리와 힙,
다리로 이어지는 라인이 얼마나 조화를 이루고 있느냐로 결정된다.
S자 곡선을 그리며 쭉 뻗은 하체를 만들려면 탄력과
볼륨감을 동시에 키워야 한다. 20일간의 하체 트레이닝은
엉덩이와 허벅지 근육은 물론 복부와 옆구리,
즉 허리 주변부터 다리의 근육까지 복합적으로 단련하기 때문에
볼륨감 있고 슬림하면서 탄력까지 더해진 하체를 얻을 수 있다.

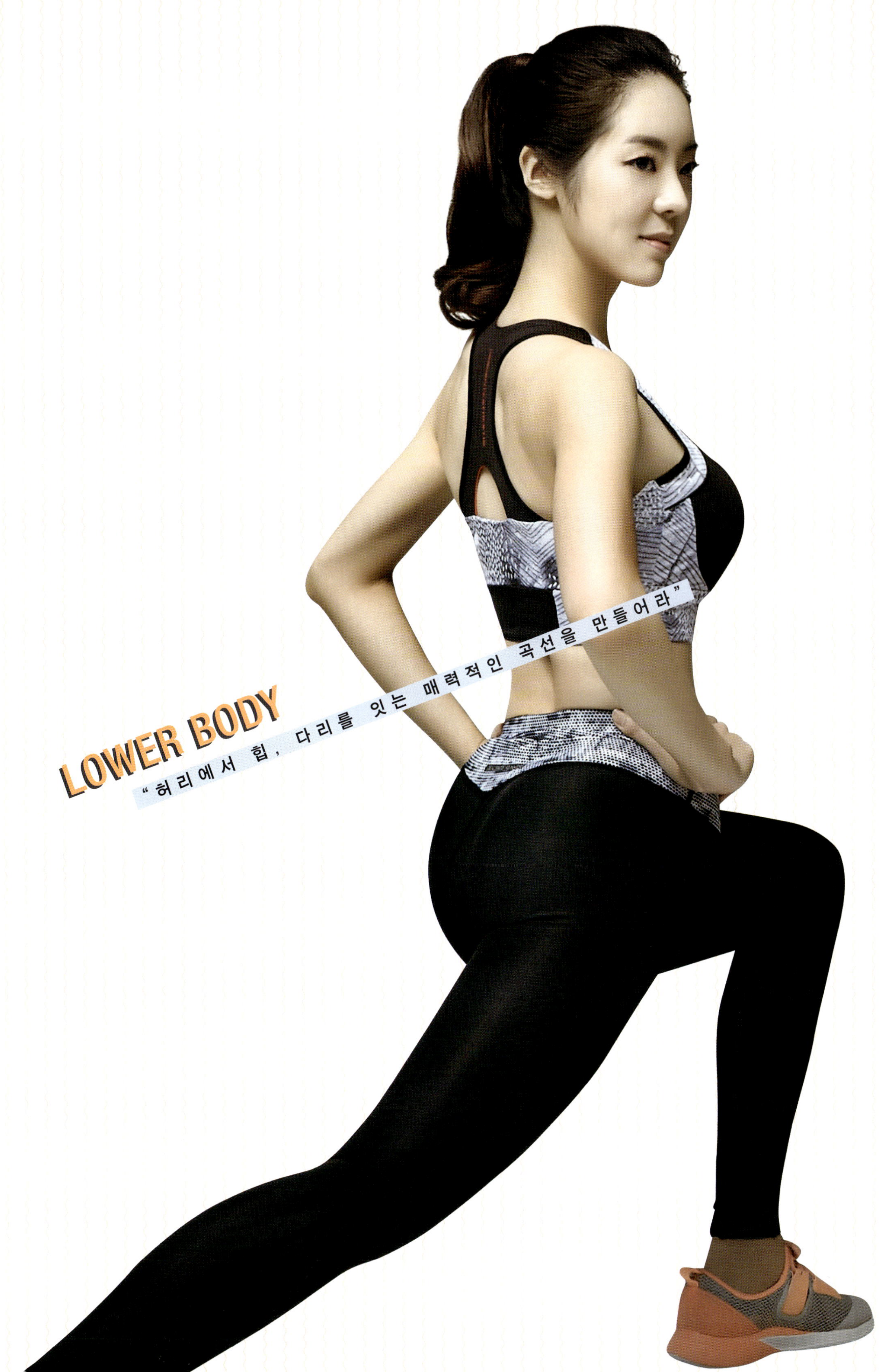

LOWER BODY
" 허리에서 힙, 다리를 잇는 매력적인 곡선을 만들어라 "

JUNJIHYUN & U-IE'S LOWER LINE

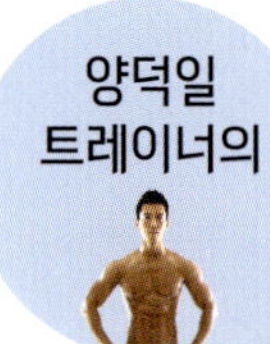

양덕일 트레이너의

트레이닝 스토리

Q 운동을 시작할 당시 몸 상태는 어땠나?

J 전지현 씨는 축복받은 몸매를 가지고 있다. 길고 가는 팔다리와 복부에서 허리로 이어지는 라인은 여성들이 원하고 닮고 싶어 하는 몸매다. 다만 상대적으로 힙 라인이 덜 부각되어 있어 허리 뒤쪽에서 힙과 허벅지로 떨어지는 라인을 섬세하게 만드는 작업이 필요했다.

U 유이 씨는 트레이닝 시작 당시에도 이미 대한민국에서 손꼽히는 '매력 허벅지'를 가지고 있었지만 조금 더 슬림하길 원했다. 탄력을 주면서 허벅지 안쪽의 불필요한 지방을 제거하는 식으로 슬림한 라인을 만들 필요가 있었다.

Q 트레이닝 목표를 어떻게 설정했나?

J 2012년 개봉한 영화 〈도둑들〉에서 밀착되는 블랙 타이즈를 입는 장면이 있었다. 그녀는 허리 - 힙 - 허벅지의 비율을 바로잡아 환상적인 '하트 힙'을 만드는 것을 목표로 삼았고, 무엇보다 타이즈를 완벽하게 소화하고자 했다.

U 슬림하지만 탄탄한 허벅지를 만드는 것을 목표로 삼았다. 그동안 그녀를 대표해왔던 건강미에서 나아가, 여성스러우면서 세련된 라인을 만들기 위해 노력했다. 깡마르기만 한 몸매가 아닌, 슬림한 꿀벅지를 만드는 데 집중하기로 했다.

Q 어떤 운동을 했나?

J 엉덩이 근육을 집중적으로 단련하면서 허벅지와 복부까지 자극할 수 있는 운동을 통해 허리 - 힙 - 허벅지로 이어지는 뒤태 라인을 완벽하게 정리했다.

U 슬림하면서도 탄탄한 허벅지를 만들기 위해 체지방을 연소하면서 근육량을 늘릴 수 있는 운동을 시행했다. 또한 하체의 근육을 길게 늘려주는 동작을 반복함으로써 비율이 살아나는 하체를 만들도록 했다.

Q 어떻게 운동했나?

J 정확한 자세로 운동하는 것도 중요하고, 자신에게 맞는 운동 방법을 선택하는 것도 중요하며, 적정 횟수와 시간으로 운동하는 것도 중요하다. 하지만 무엇보다 중요한 것은 규칙적으로 운동하는 것이다. 전지현 씨는 특별한 스케줄이 없으면 매일 아침부터 운동을 한다. 일주일에 3일 정도는 트레이닝을 받고, 3일은 혼자 유산소 운동을 기본 2시간 정도 한다.

U 운동은 정확한 자세로 시행해야 단련하려는 근육을 제대로 자극할 수 있다. 유이 씨는 그 점을 제대로 알고 운동하는 사람이다. 옆에서 지켜보지 않아도 거울을 통해 스스로 자세를 확인하며 운동한다. 그만큼 한 회 한 회 시행하기는 더욱 힘들지만 운동 효과는 확실하게 얻게 된다.

Q 트레이닝 결과, 어떻게 변화됐나?

J 하체를 집중 트레이닝했고, 그 결과 허리에서 힙으로 이어지는 라인을 매끈하고 완벽한 비율로 정리할 수 있었다. 지방 감량과 근육 증가로 잘록한 허리, 볼륨감 넘치는 힙 라인을 만든 것이다. 또한 엉덩이 근육을 단련해 힙이 업됐으며, 다리가 더욱 길어 보이는 효과까지 얻었다.

U 허벅지의 불필요한 지방을 걷어내는 동시에 안쪽 근육을 단련해 슬림하면서 탄력 넘치는 꿀벅지를 완성했다. 허벅지 운동은 힙 운동과도 밀접한 관련이 있어, 허벅지의 라인이 좋아지면 힙 업 효과는 반드시 따라온다. 허벅지를 60%, 힙을 40% 정도로 분배해 운동하면 요즘 대세 몸매인 유이 씨처럼 탄력적이면서 세련된 하체 라인을 얻게 될 것이다.

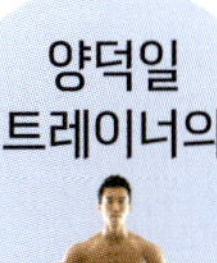

양덕일 트레이너의 추천 운동 프로그램 //// 힙

1. 무릎에 쿠션 끼우고 엉덩이 들기 (p.110)
12회 3세트 / 10초 휴식

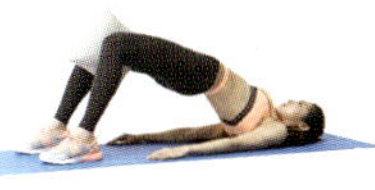

2. 옆으로 누워 다리 들기 (p.118)
12회 3세트 / 10초 휴식

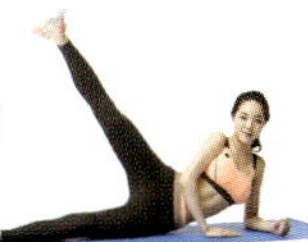

4. 의자에 올라 한쪽 다리 뒤로 뻗기 (p.114)
12회 3세트 / 10초 휴식

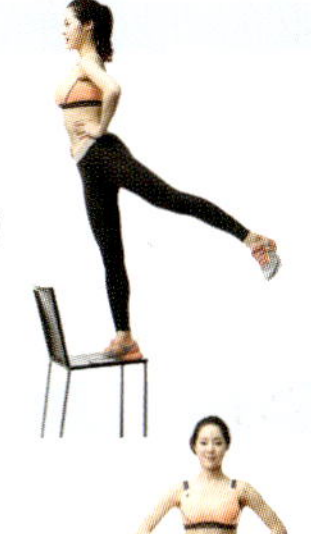

3. 타월 밟고 다리 끌어 당기기 (p.116)
12회 3세트 / 10초 휴식

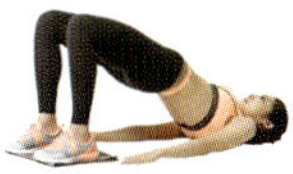

5. 점프하며 다리 모았다 벌려 앉기 (p.146)
12회 3세트 / 10초 휴식

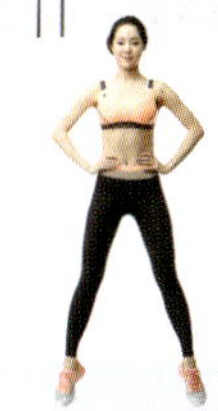

6. 엎드려 팔꿈치로 버티며 다리 차올리기 (p.126)
12회 3세트 / 1분 휴식

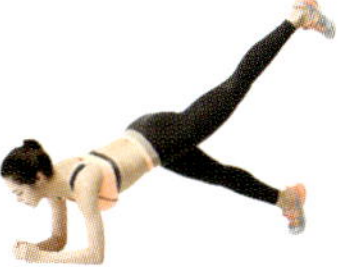

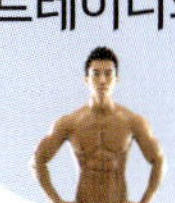

양덕일 트레이너의 추천 운동 프로그램 //// 허벅지

1. 타월 밟고 다리 밀어 앉기 (p.128)
12회 3세트 / 10초 휴식

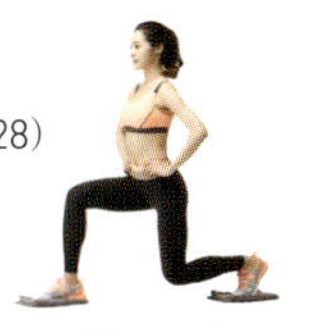
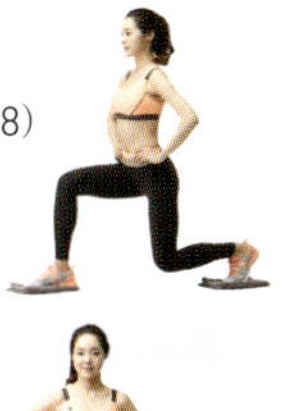

2. 한쪽 다리로 서서 발끝 터치하기 (p.122)
12회 3세트 / 10초 휴식

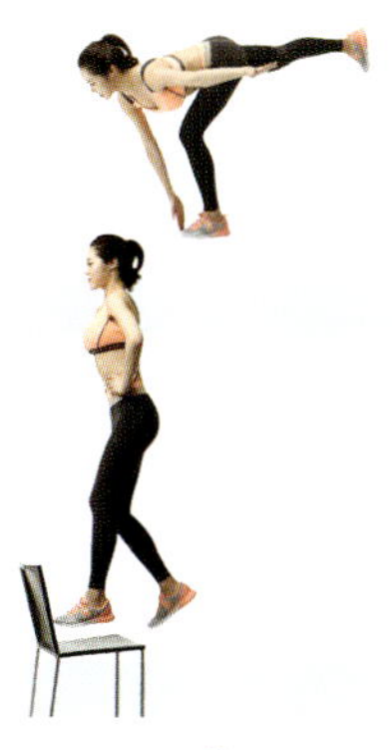

4. 의자 위로 올라가 다리 넘기기 (p.140)
12회 3세트 / 10초 휴식

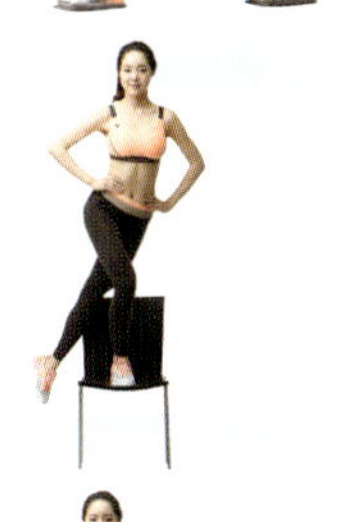

3. 의자에 올라갔다 발 바꿔 내려오기 (p.124)
12회 3세트 / 10초 휴식

5. 기마 자세로 앉아 다리 뻗기 (p.136)
12회 3세트 / 10초 휴식

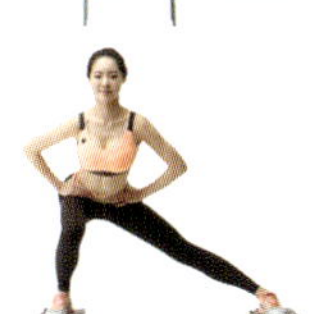

6. 타월 밟고 보폭 크게 이동하기 (p.134)
12회 3세트 / 1분 휴식

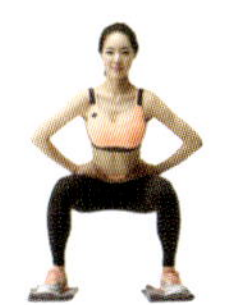

다리 넓게 벌려 앉기

엉덩이 모양을 아름답게 잡아주고, 매력적인 라인을 만드는 데 가장 효과적인 동작. 허벅지 전체와 엉덩이, 코어 근육에 힘을 가해 하체에 탄력을 더해준다.

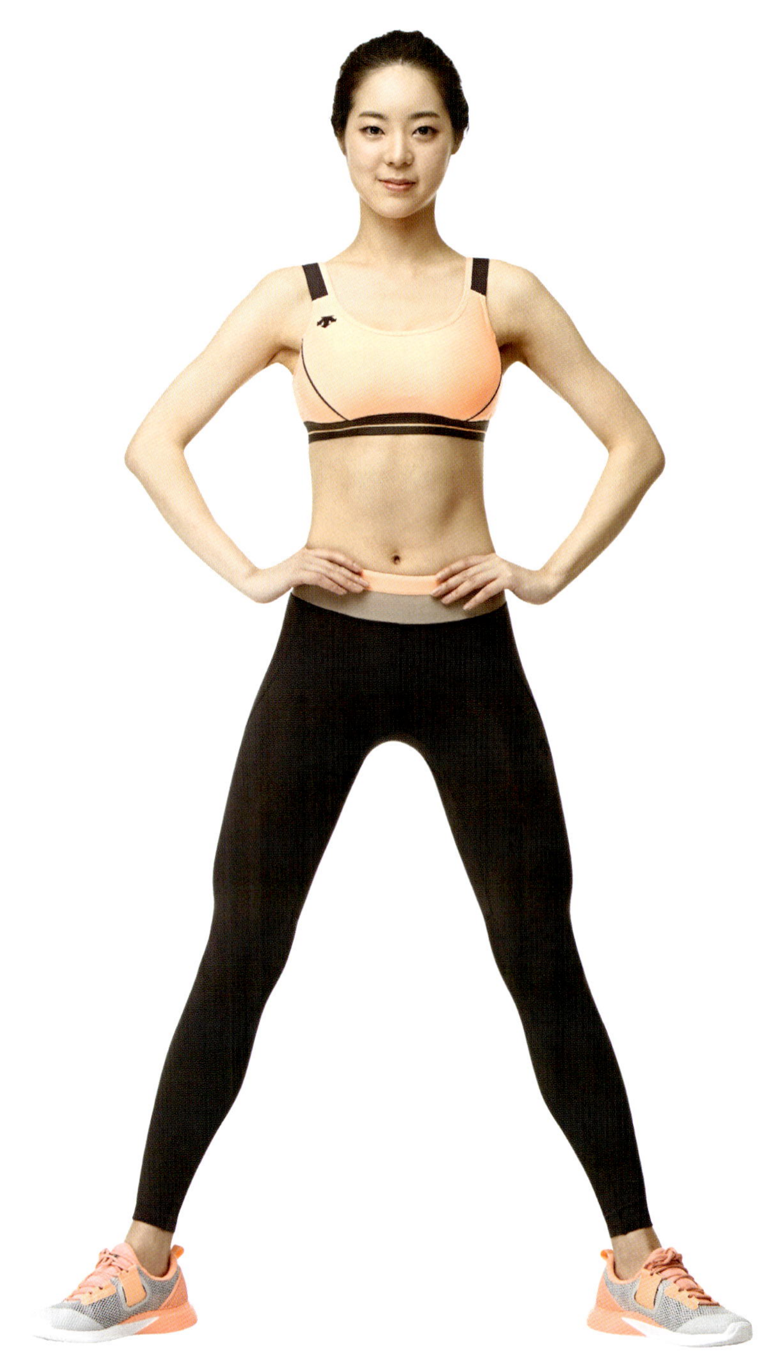

1 다리를 어깨너비보다 넓게 벌리고 서서 손을 허리에 얹는다. 이때 발끝은 바깥쪽을 향한다.

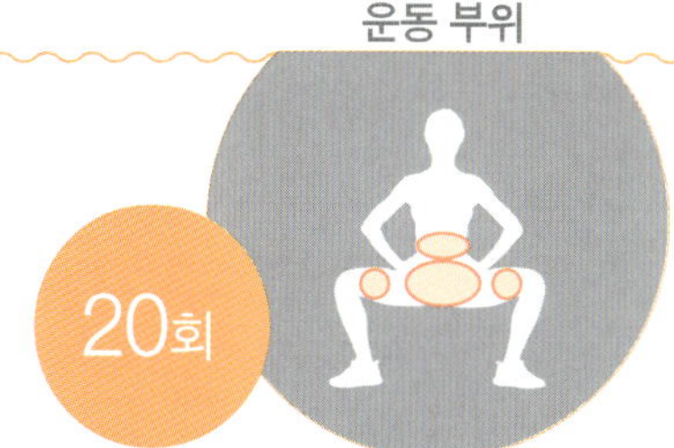

20회

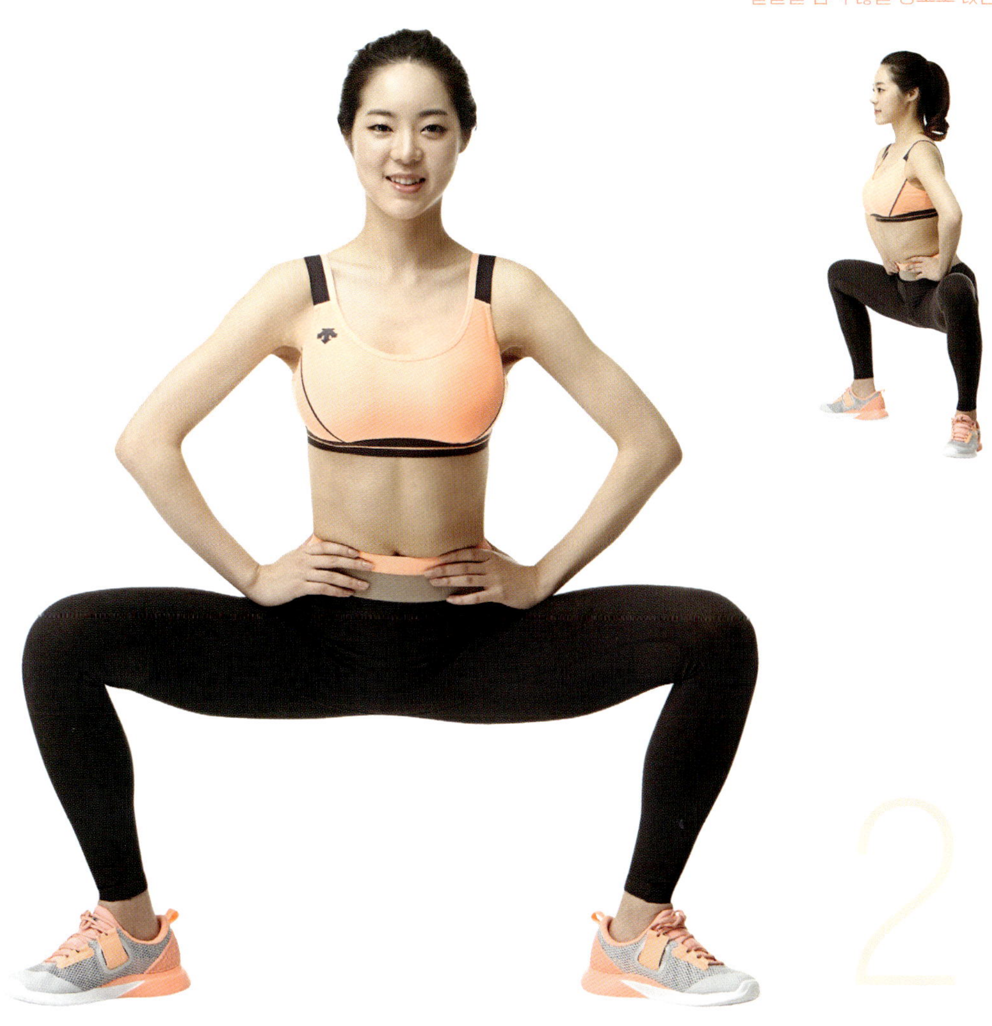

2 허리를 곧게 편 채 허벅지가 바닥과 수평이 될 때까지 무릎을 구부려 앉는다. 이때 무릎이 몸 안쪽으로 모이지 않도록 주의한다. 무릎을 펴며 1번 자세로 돌아와 동작을 반복한다.

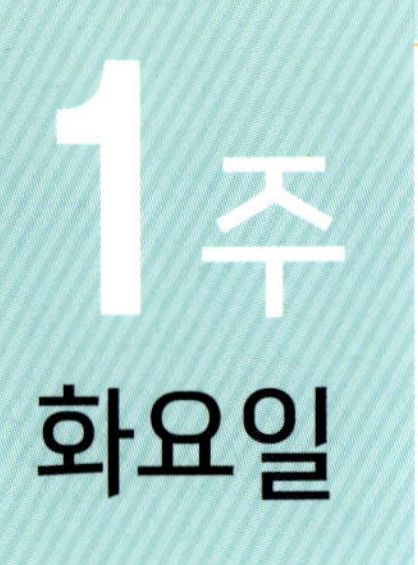

무릎에 쿠션 끼우고 엉덩이 들기

엉덩이와 허벅지의 탄력을 강화하는 동작으로, 쉽고 효과적이다. 특히 평소 움직이기 힘든 허벅지 안쪽 근육을 자극할 수 있어 하체 라인을 탄탄하게 만들어준다.

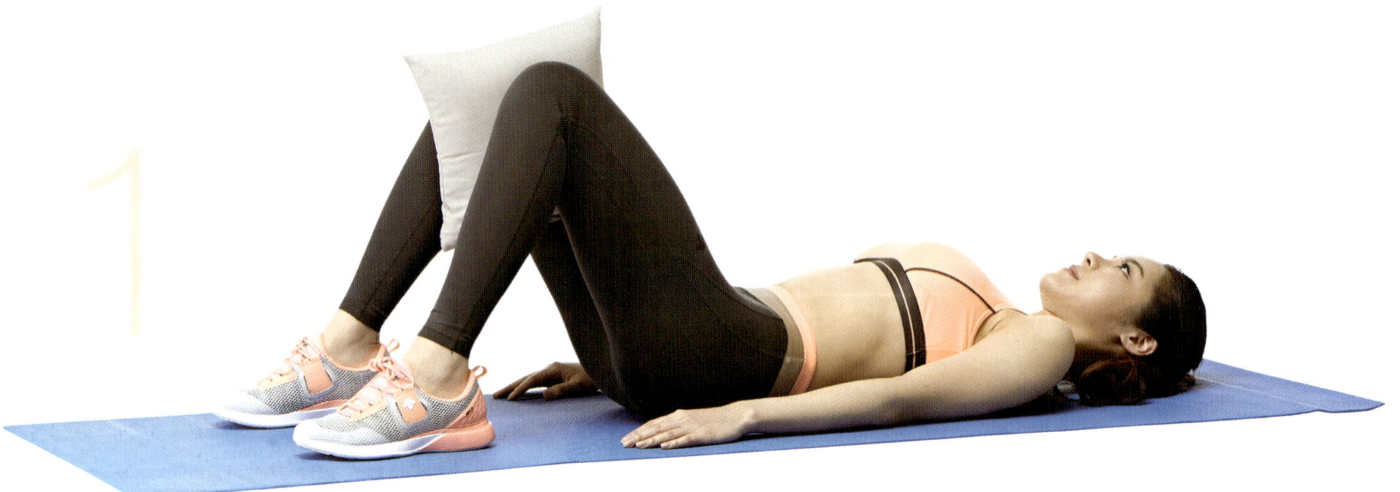

1 바닥에 등을 대고 누워 무릎을 세우고, 발바닥을 바닥에 밀착시킨다. 양쪽 무릎 사이에 쿠션을 끼우고, 손바닥은 바닥에 댄다.

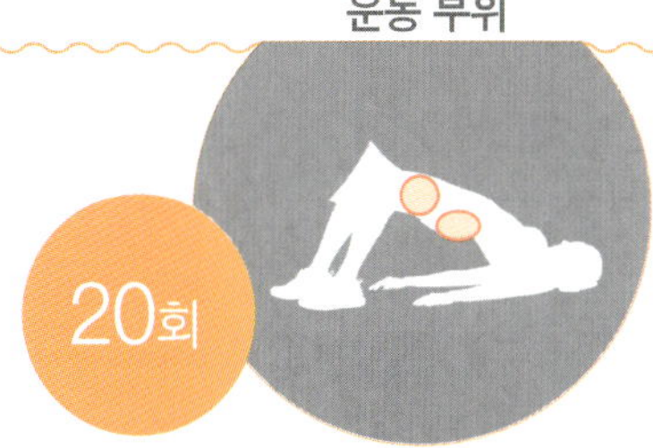

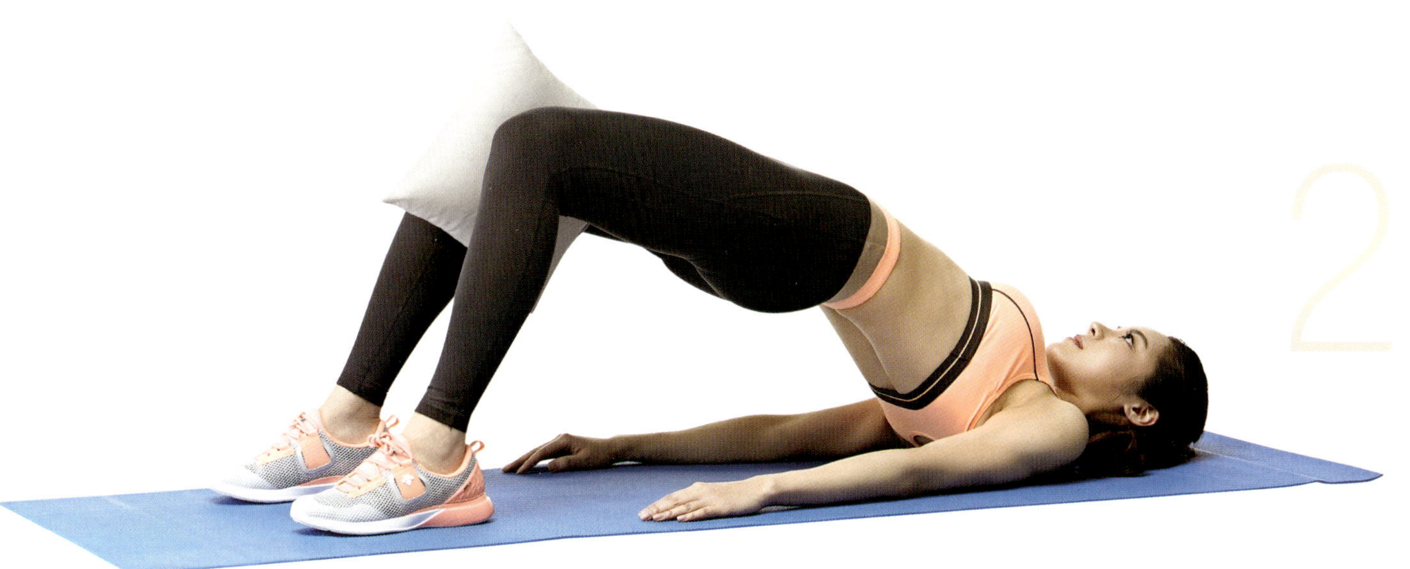

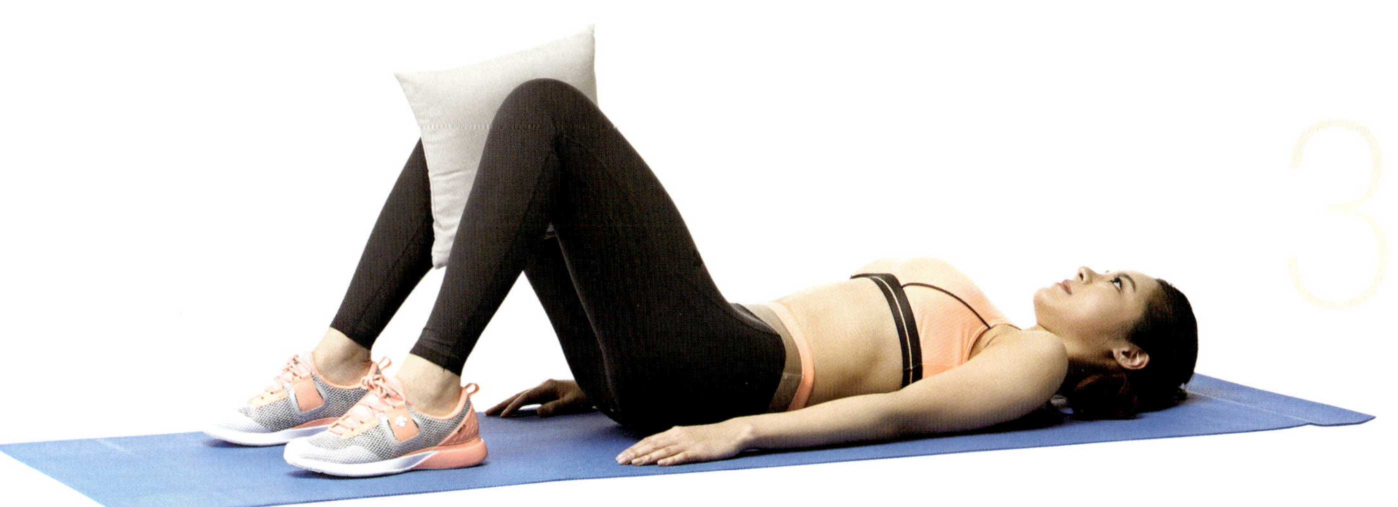

2 허벅지 안쪽에 힘을 주며 엉덩이를 밀어 올린다는 느낌으로 최대한 높이 들고 3초간 멈춘다.

3 엉덩이를 천천히 내리며 1번 자세로 돌아와 동작을 반복한다.

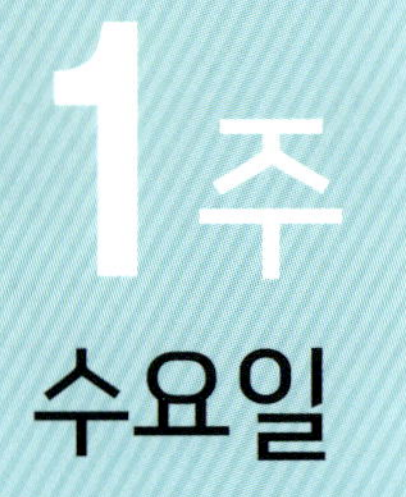

의자 오르내리기

엉덩이와 허벅지 근육을 집중적으로 자극하는 동작이다. 무릎을 가슴 높이까지 들면서 복부와 엉덩이 근육까지 단련할 수 있어 엉덩이에서 허벅지로 흐르는 라인을 매끈하게 정리해준다.

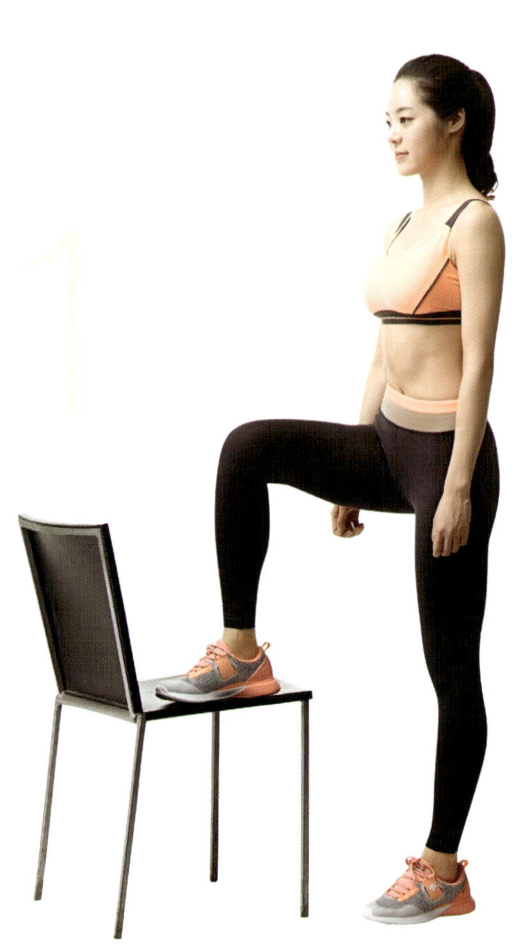

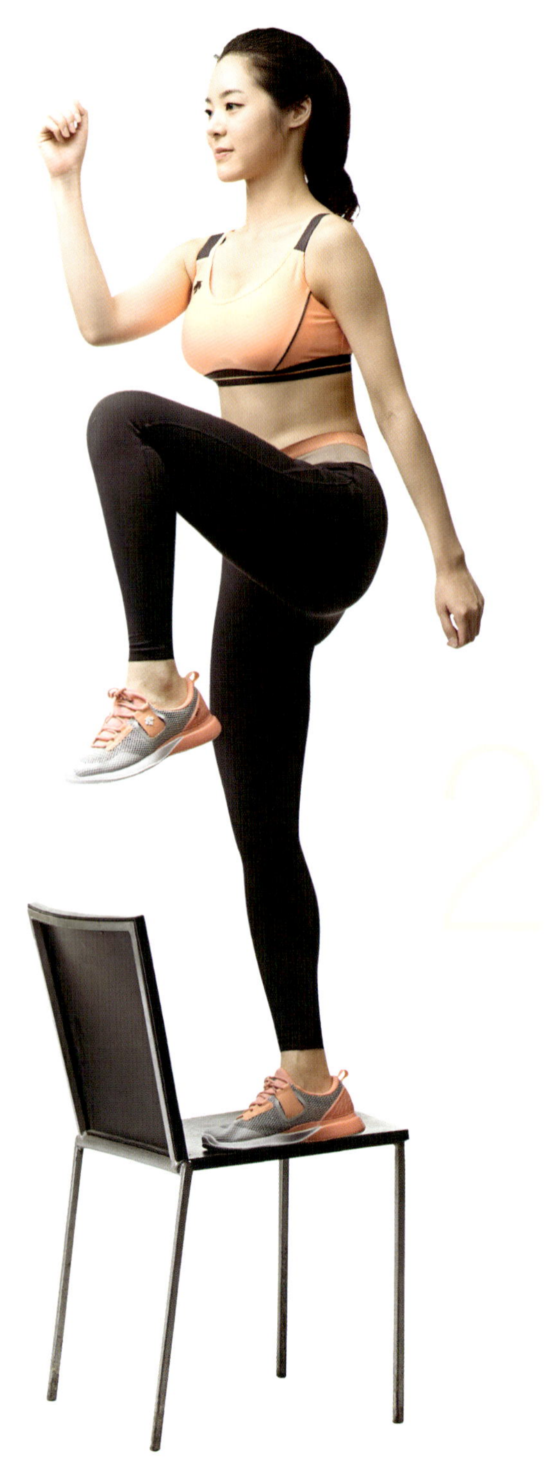

1 다리를 어깨너비로 벌리고 선 다음 의자 위에 오른발을 올린다.

2 오른쪽 다리에 힘을 주며 의자 위로 올라선다. 동시에 왼쪽 무릎을 최대한 오른쪽 팔꿈치 쪽으로 끌어 당긴다. 왼쪽 다리를 내리며 천천히 1번 자세로 돌아온다.

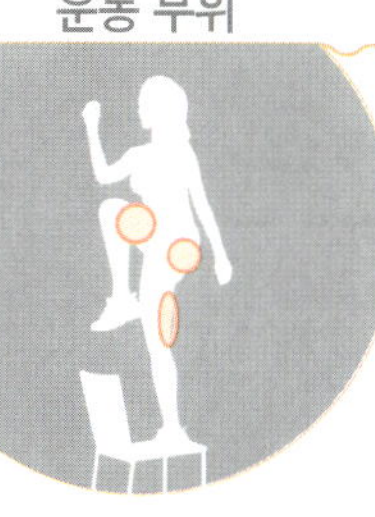

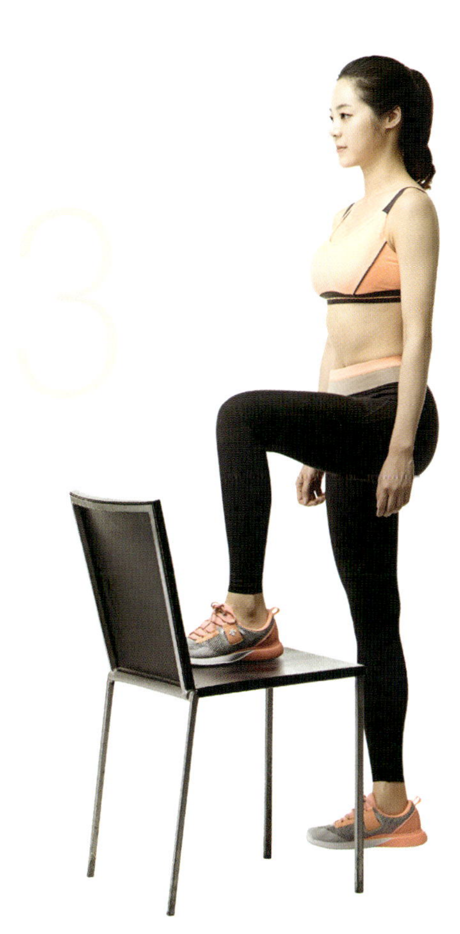

3 의자 위에 왼발을 올린다.

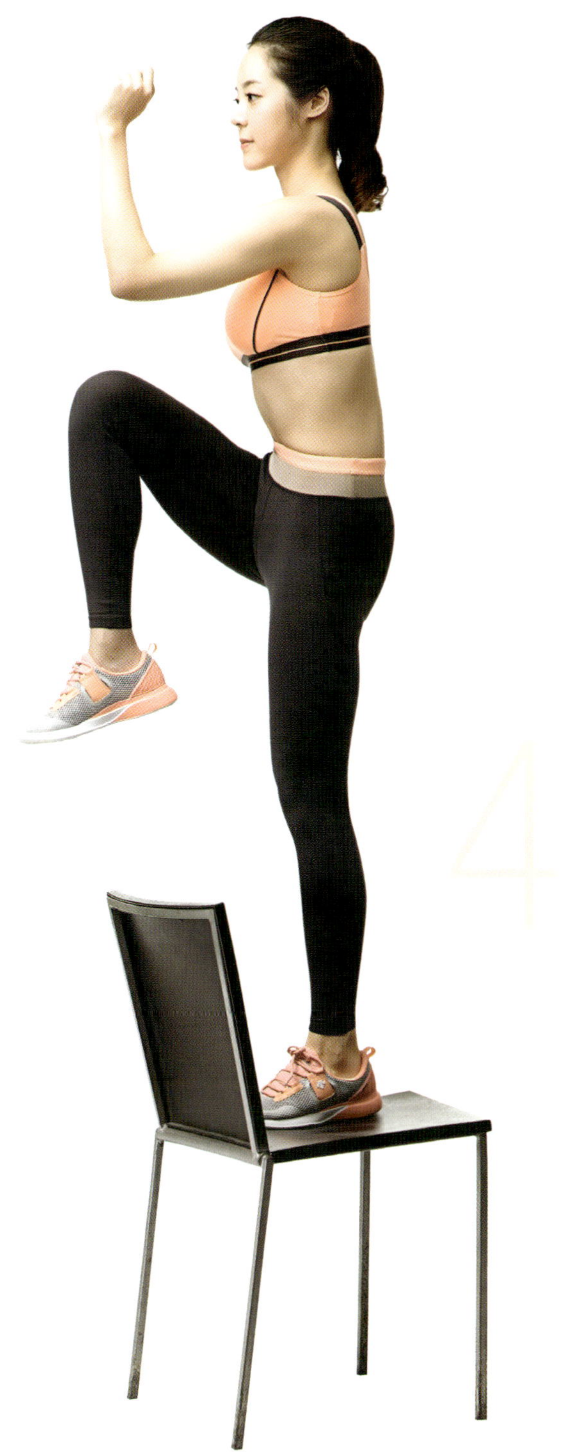

4 왼쪽 다리에 힘을 주며 의자 위로 올라선다. 동시에 오른쪽 무릎을 최대한 왼쪽 팔꿈치 쪽으로 끌어 당긴다. 오른쪽 다리를 내리며 천천히 1번 자세로 돌아와 동작을 반복한다.

1주
목요일

의자에 올라 한쪽 다리 뒤로 뻗기

다리를 뒤로 뻗는 동작으로, 힙 업 효과가 탁월하다. 의자 위에서 중심을 잡아야 하기 때문에 하체 전체의 균형감을 높일 수 있다.

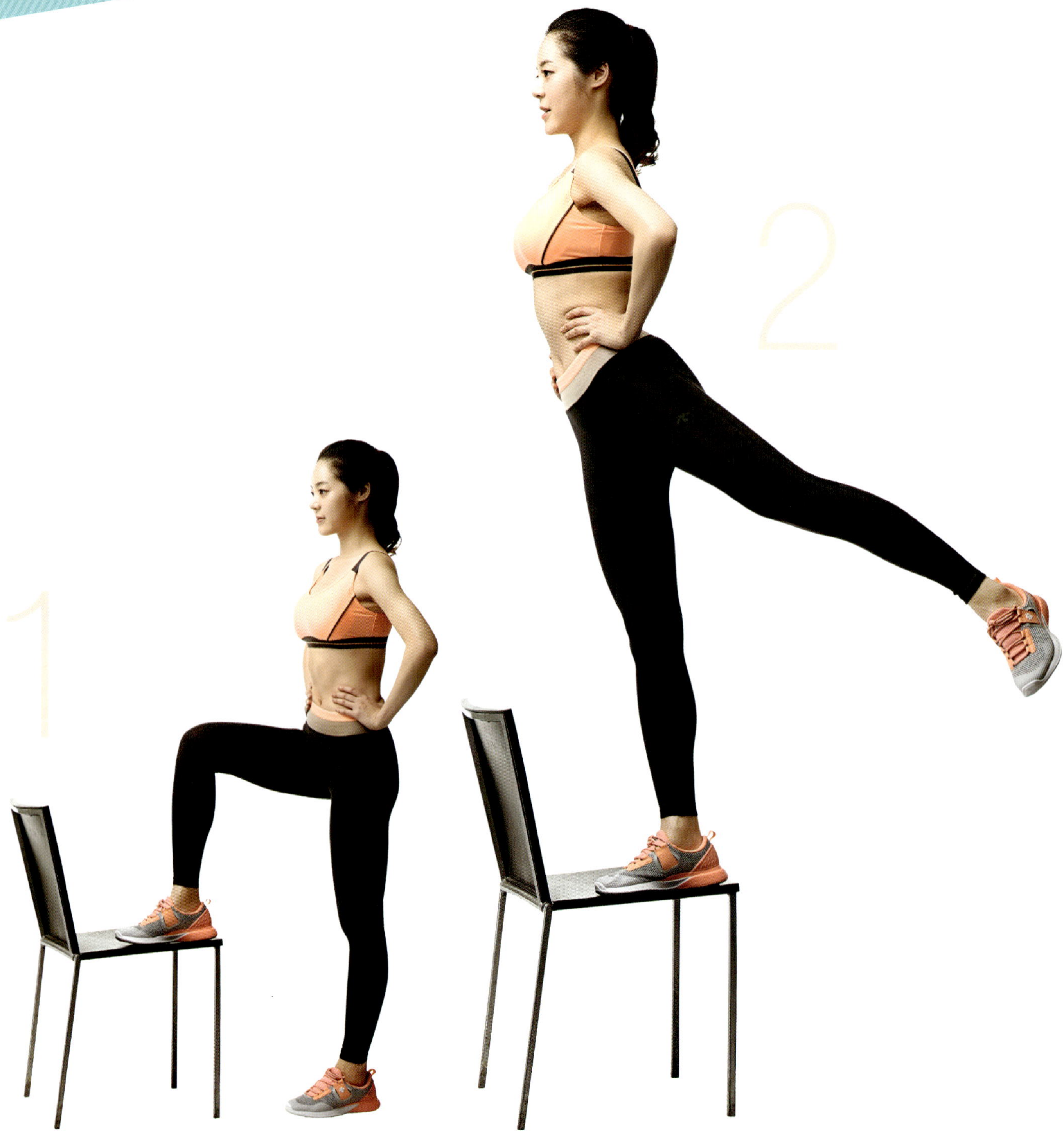

1 다리를 어깨너비로 벌리고 손은 허리에 얹는다. 의자 위에 오른발을 올린다.

2 오른쪽 다리에 힘을 주며 의자 위로 올라선다. 동시에 엉덩이에 힘을 주며 왼쪽 다리를 뒤로 뻗는다. 왼쪽 다리를 내리며 천천히 1번 자세로 돌아온다.

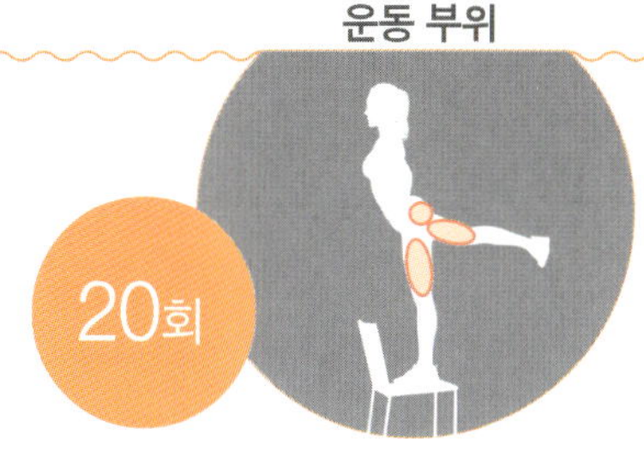

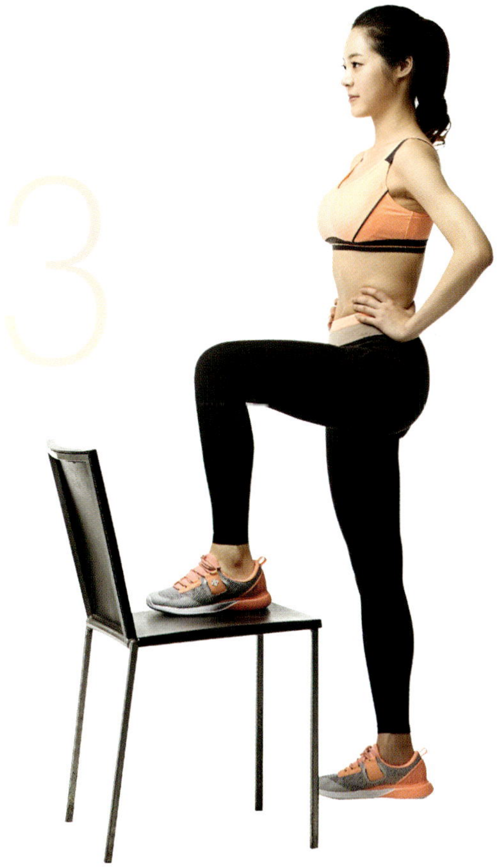

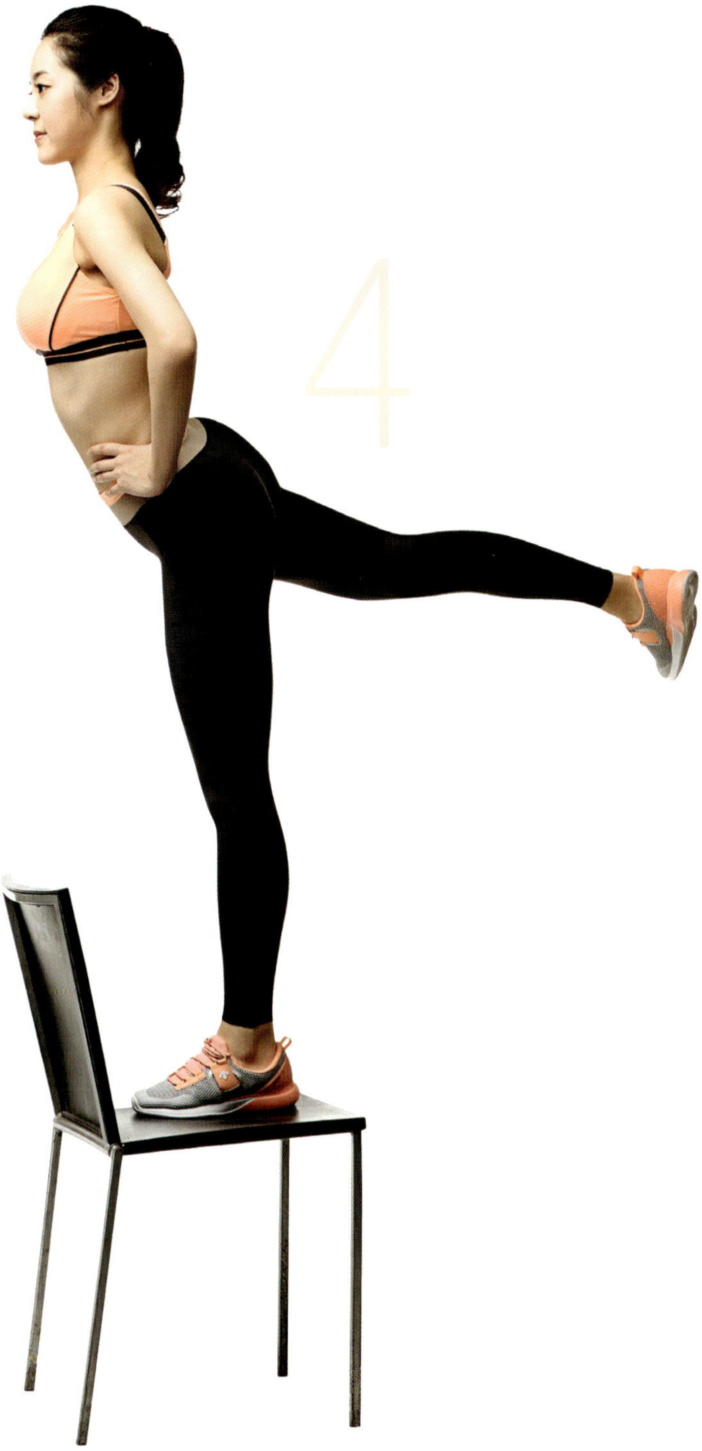

20회

3 의자 위에 왼발을 올린다.

4 왼쪽 다리에 힘을 주며 의자 위로 올라선다. 동시에 엉덩이에 힘을 주며 오른쪽 다리를 뒤로 뻗는다. 오른쪽 다리를 내리며 천천히 1번 자세로 돌아와 동작을 반복한다.

타월 밟고 다리 끌어 당기기

하체 근력이 약한 사람에게 필수적인 운동이다. 허벅지 뒤쪽과 엉덩이 밑 부분에 탄력을 주고 근력을 강화해, 힘없이 처진 군살을 쏙 빠지게 하므로 맵시 있는 뒤태를 만들 수 있다.

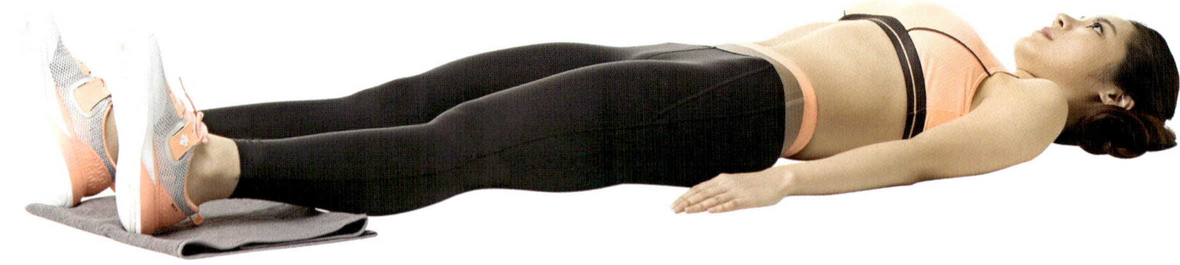

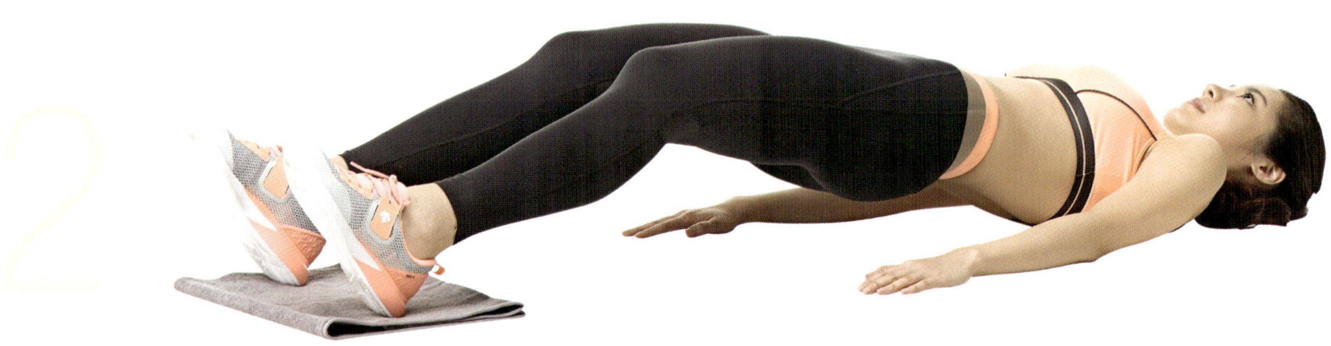

1 바닥에 등을 대고 누워 손바닥을 바닥에 댄다. 양쪽 발 뒤꿈치를 타월 위에 올린다.

2 허리에 힘을 주어 엉덩이를 살짝 들어 올리며 무릎을 살짝 굽힌다.

20회

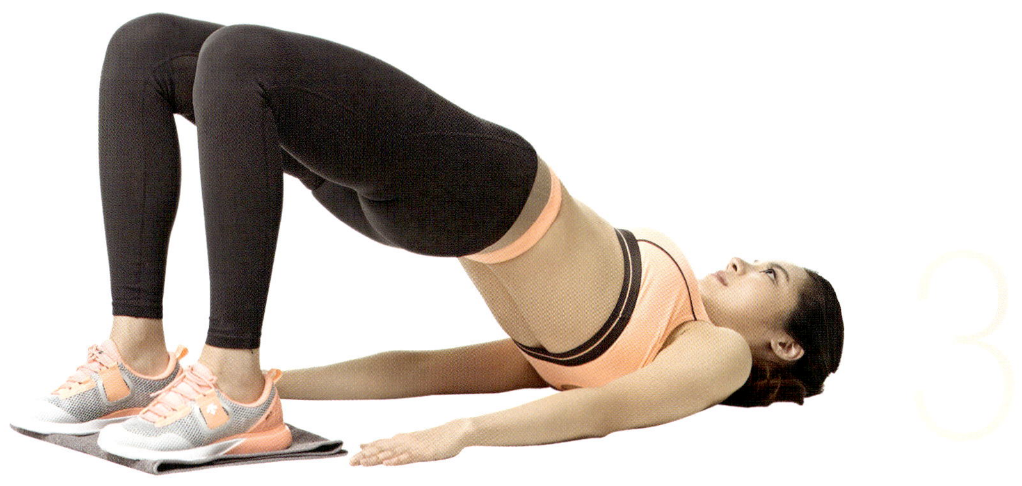

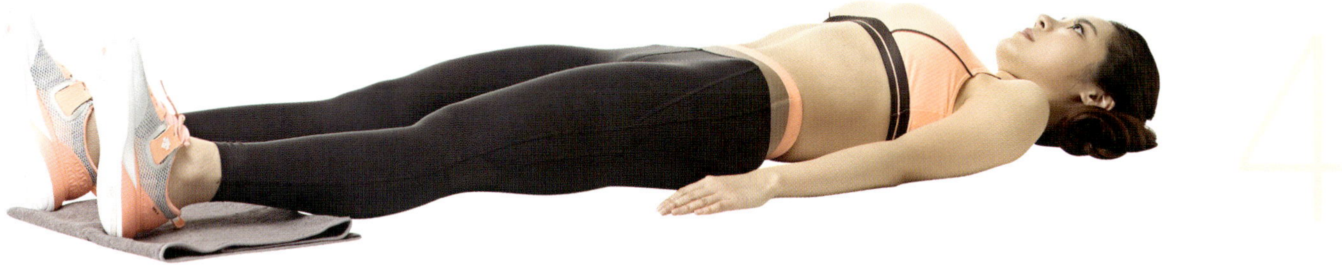

3 발바닥을 타월에 밀착시킨 다음 허리 쪽으로 최대한 가깝게 끌어 당기며, 엉덩이를 높이 든다. 3초간 자세를 유지한다.

4 천천히 엉덩이를 내리며 1번 자세로 돌아와 동작을 반복한다.

옆으로 누워 다리 들기

다리를 들고 잠시 멈출 때 엉덩이 근육에 강한 힘이 가해진다. 동작을 반복하면 엉덩이 근육이 자극되어 허리에서 엉덩이, 허벅지로 떨어지는 옆 라인이 매끈해진다.

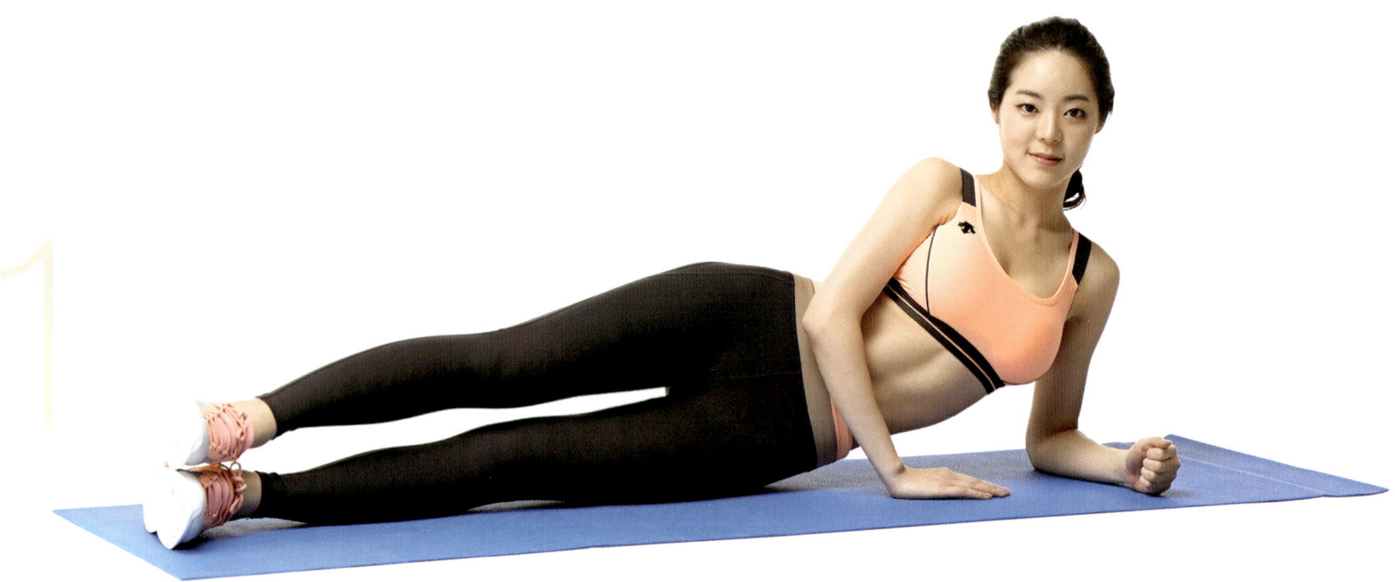

1 옆으로 누워 다리를 곧게 펴고, 상체를 살짝 세워 왼쪽 팔꿈치를 바닥에 댄다. 오른손은 배 앞쪽 바닥을 짚는다.

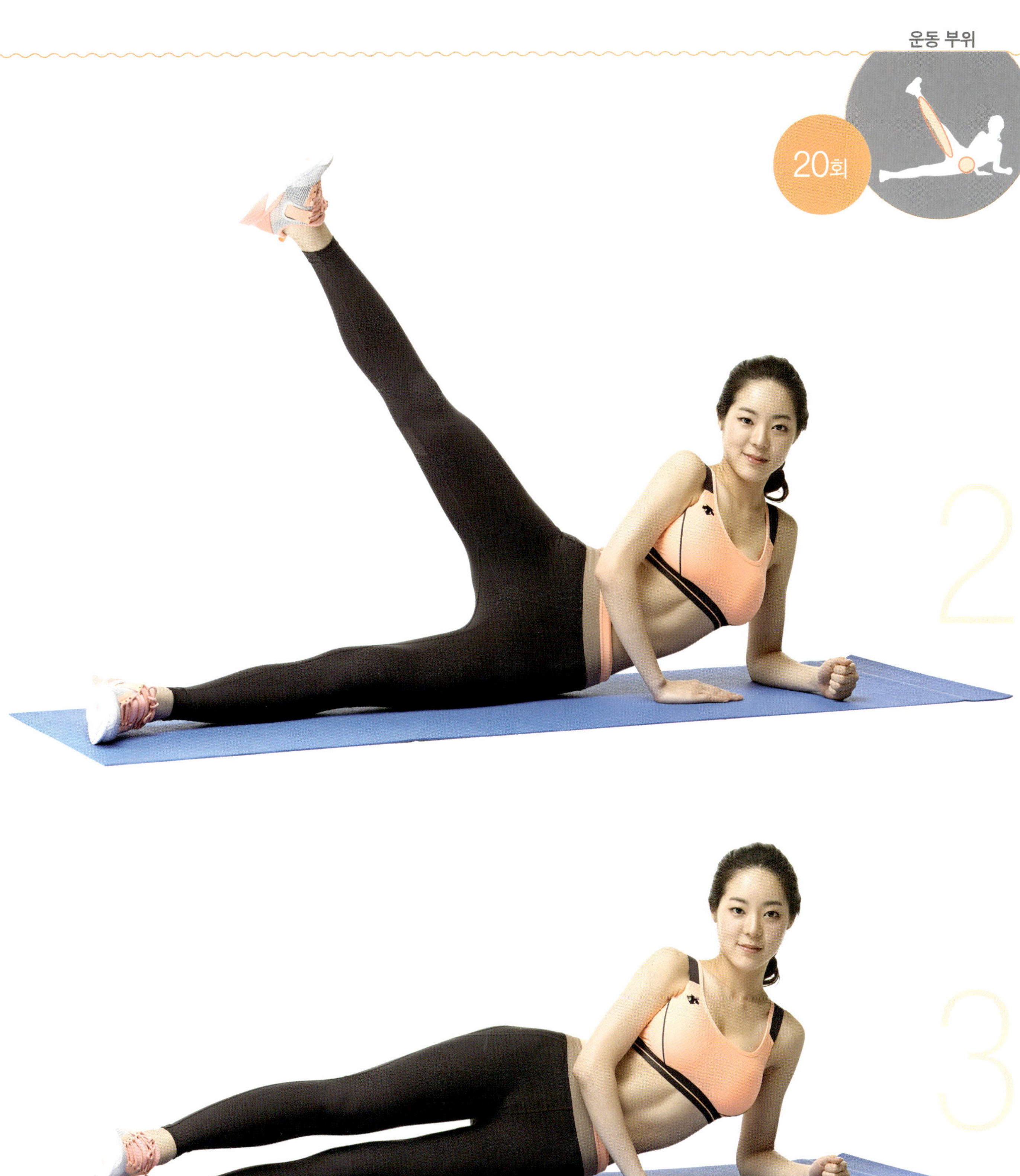

2 오른쪽 다리를 최대한 높이 들고 3초간 멈춘다.

3 천천히 다리를 내리며 1번 자세로 돌아와 동작을 20회 반복한다. 반대 방향으로 누워 같은 방법으로 20회 실시한다.

엎드려 보폭 크게 내딛기

엉덩이와 허벅지 근육의 길이를 동시에 늘리는 동작으로, 허벅지가 슬림해지고 다리가 길어 보이는 효과를 준다.

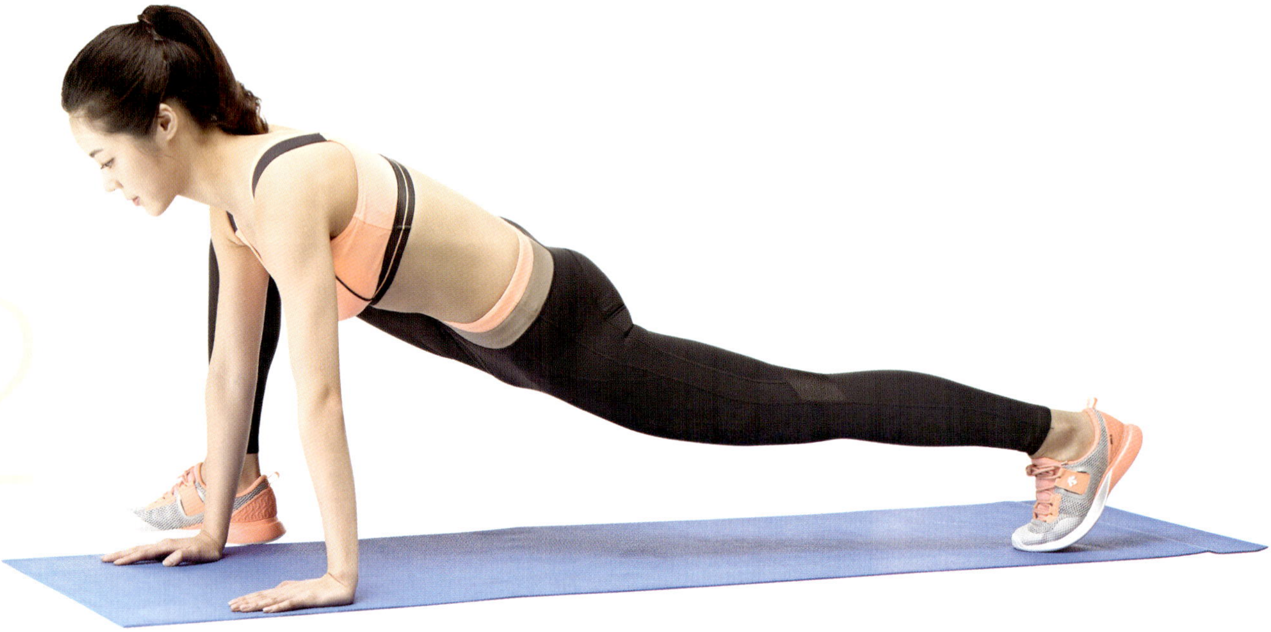

1 팔을 어깨너비보다 조금 넓게 벌리고 엎드린다. 발끝을 세우고 머리부터 발뒤꿈치까지 일직선이 되도록 팔굽 혀펴기 자세를 취한다.

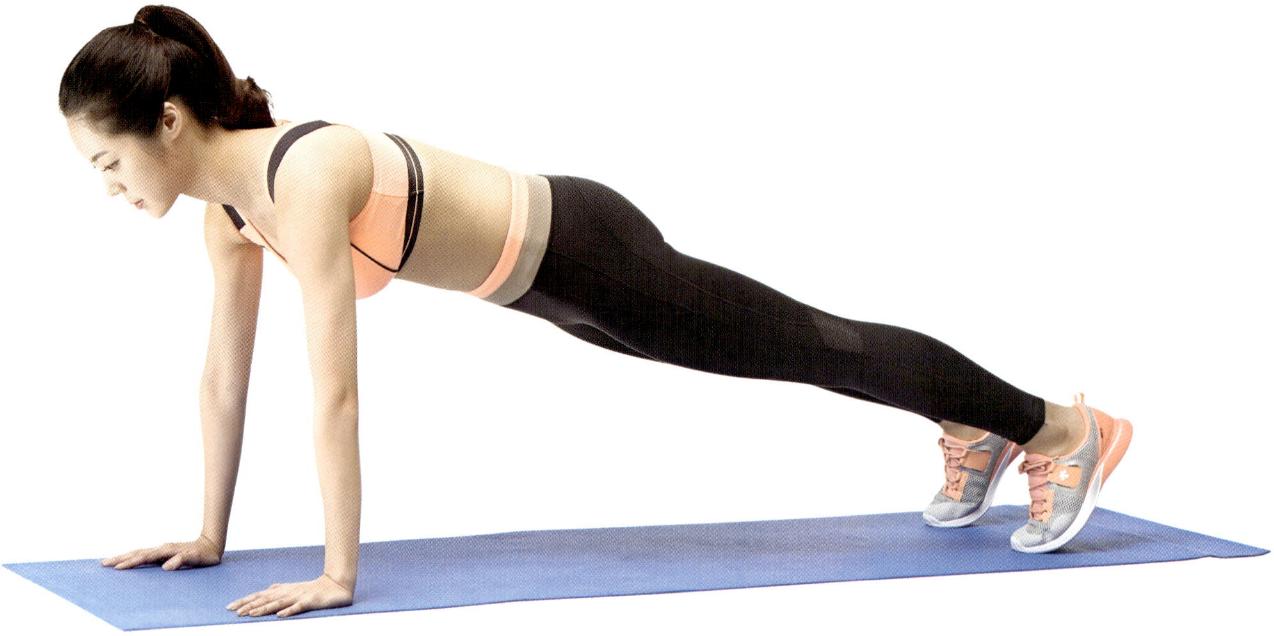

2 복부에 힘을 준 채 오른발을 오른손 옆에 내딛고 3초간 자세를 유지한다.

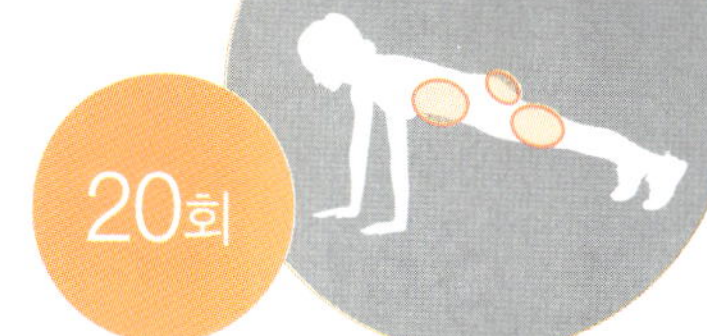

20회

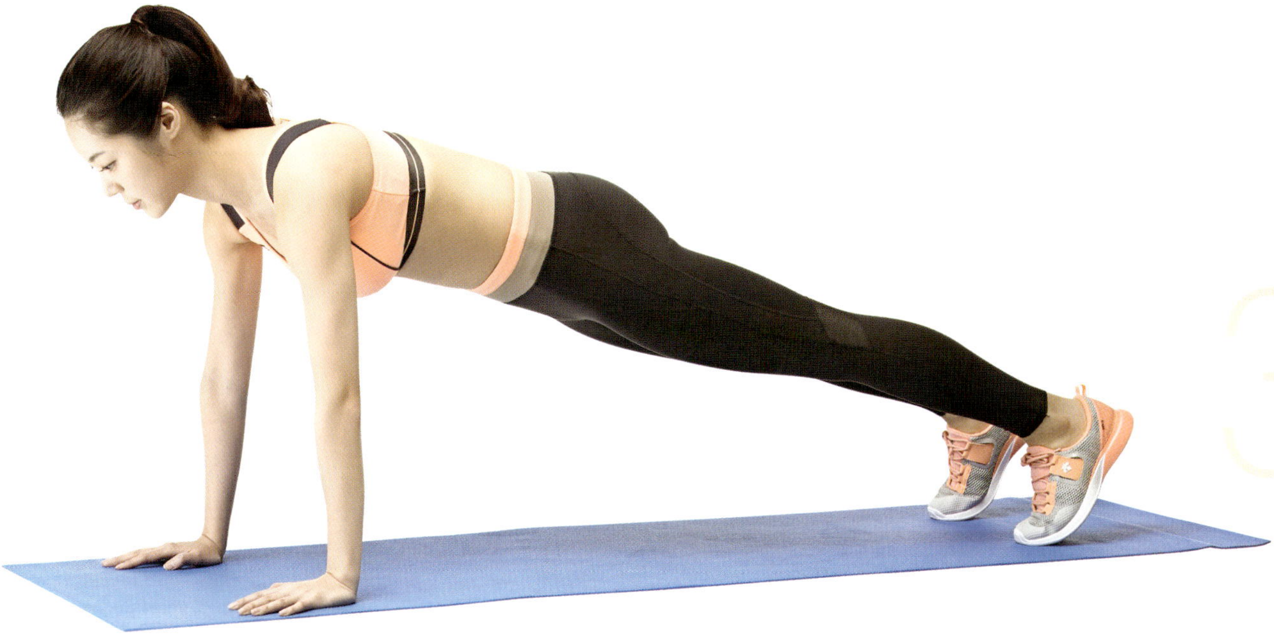

3 오른발을 뒤로 뻗어 1번 자세로 돌아온다.

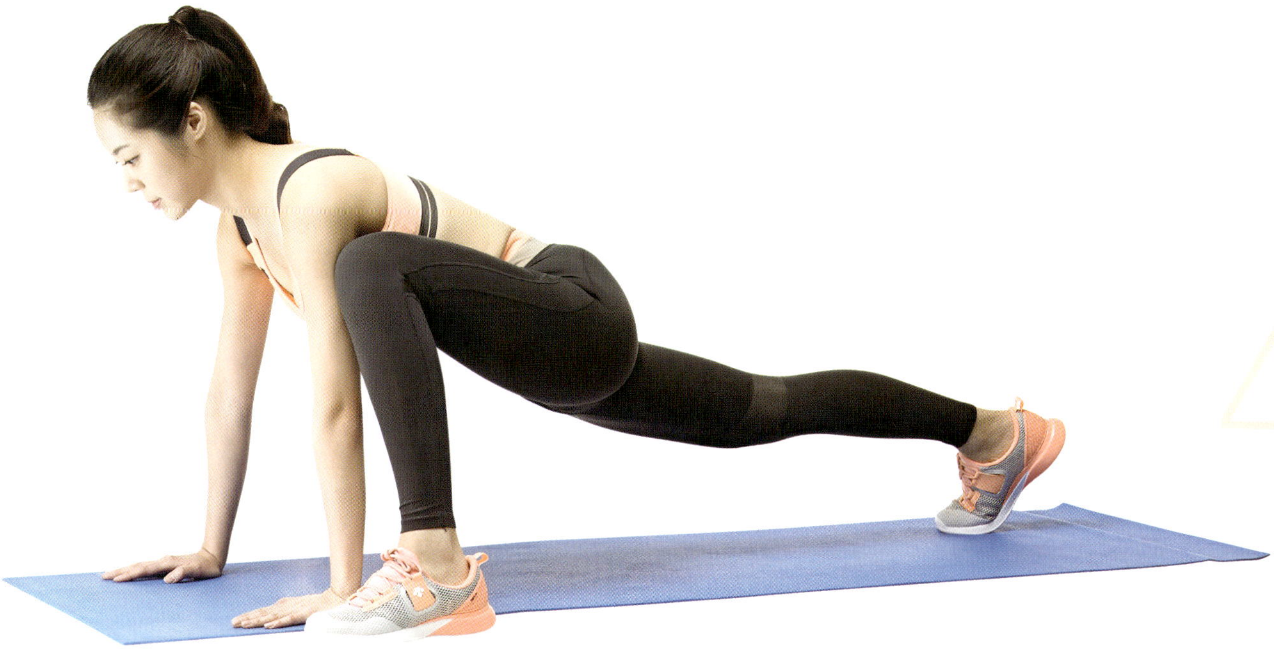

4 복부에 힘을 준 채 왼발을 왼손 옆에 내딛고 3초간 자세를 유지한다. 왼발을 뒤로 뻗으며 1번 자세로 돌아와 동작을 반복한다.

한쪽 다리로 서서 발끝 터치하기

틀어진 골반을 교정하고 좌우 엉덩이의 불균형을 해소해, 엉덩이의 사이즈를 줄이고 업시킨다. 또한 허벅지 근육을 매끈하게 다듬어주는 효과도 있다.

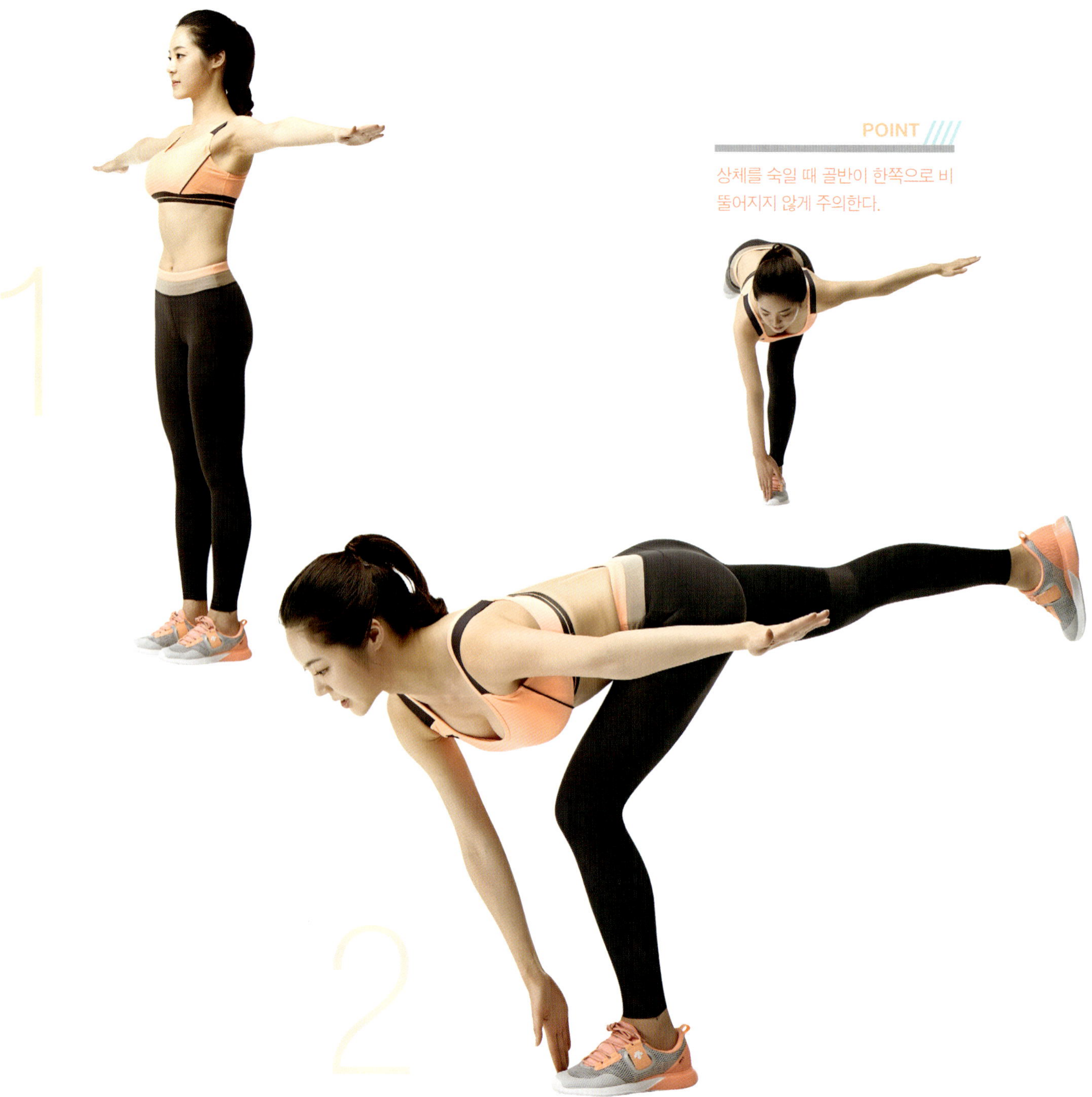

1 허리를 곧게 펴고 다리를 모으고 선다. 양팔을 어깨 높이까지 수평으로 들어 올린다.

2 상체를 숙이며 왼쪽 무릎을 살짝 굽히고, 오른쪽 다리를 뒤로 쭉 뻗는다. 오른손으로 왼쪽 발끝을 살짝 터치한다.

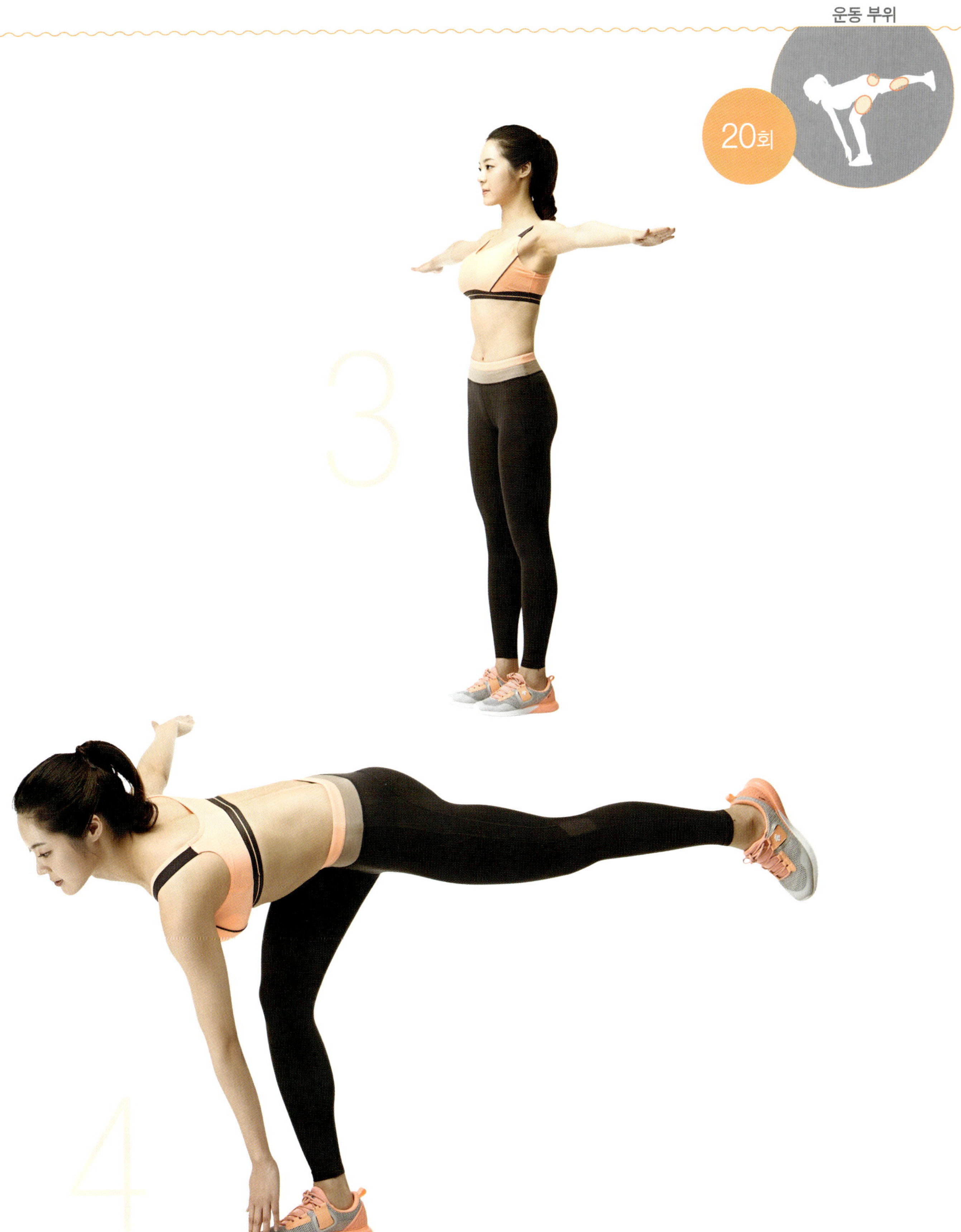

3 천천히 몸을 일으키며 1번 자세로 돌아온다.

4 상체를 숙이며 오른쪽 무릎을 살짝 굽히고, 왼쪽 다리를 뒤로 쭉 뻗는다. 왼손으로 오른쪽 발끝을 터치하고, 1번 자세로 돌아와 동작을 반복한다.

의자에 올라갔다 발 바꿔 내려오기

의자 위로 올라갔다 내려오며 허벅지와 엉덩이 근육을 강화한다. 지방을 태우는 효과도 커서 탄탄하고 슬림한 하체 라인을 만드는 데 좋다.

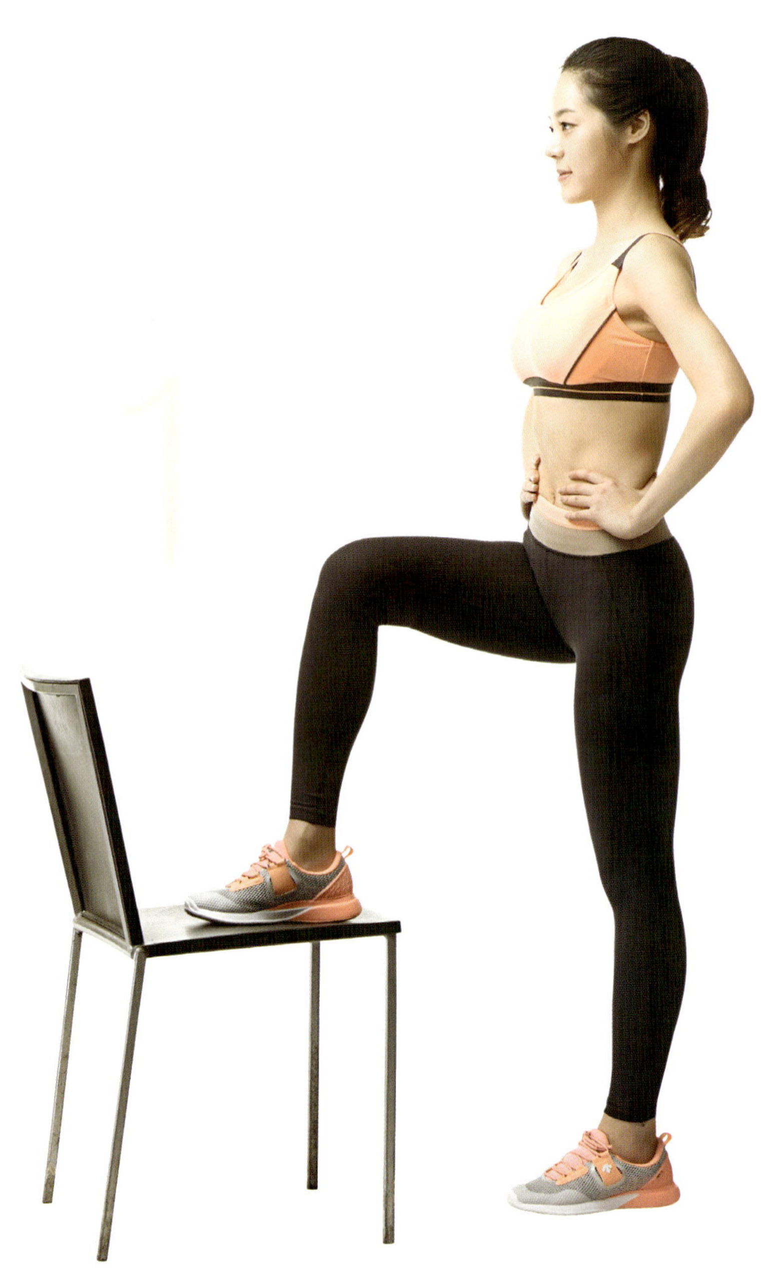

1 허리를 곧게 펴고 다리를 어깨너비로 벌리고 선 다음 손은 허리에 얹는다.
의자 위에 오른발을 올린다.

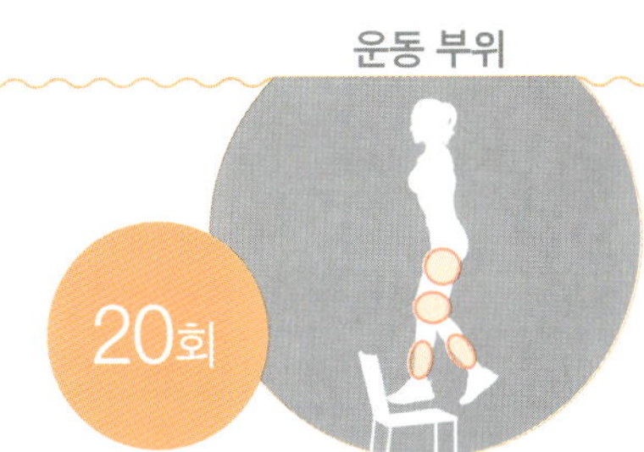

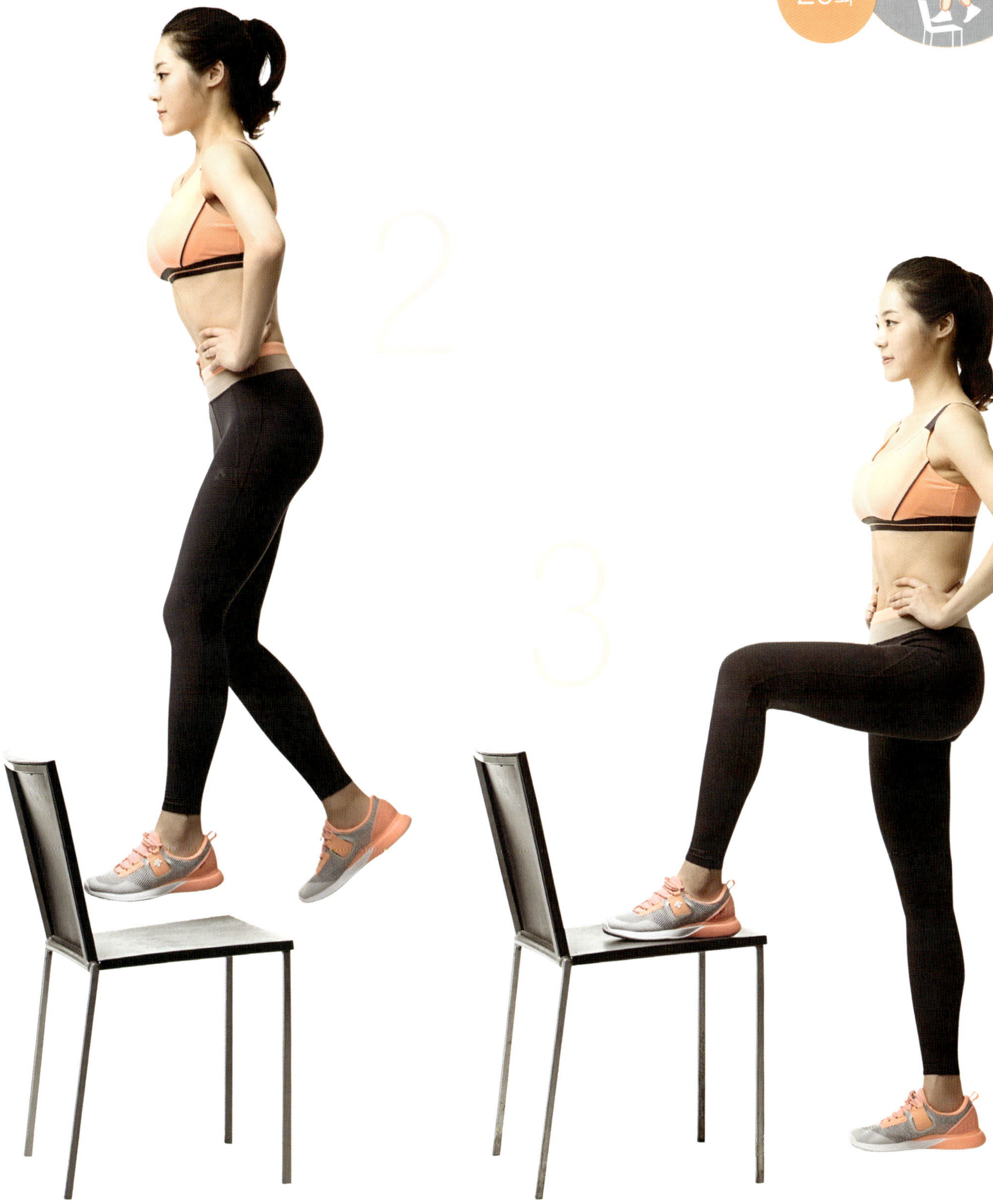

20회

2 오른쪽 다리에 힘을 실으며 의자 위로 몸을 끌어 올리듯 가볍게 뛰어 올라 공중에서 발을 바꿔 오른발로 바닥을 딛는다.

3 의자 위에 왼발을 올리고, 같은 방법으로 실시한 후 동작을 반복한다.

엎드려 팔꿈치로 버티며 다리 차올리기

폭발적인 힘을 사용해 다리를 위로 드는 동작. 강한 힙 업 효과를 얻을 수 있으며, 허벅지 근육을 강화해주며 길게 늘리고 탄력을 준다.

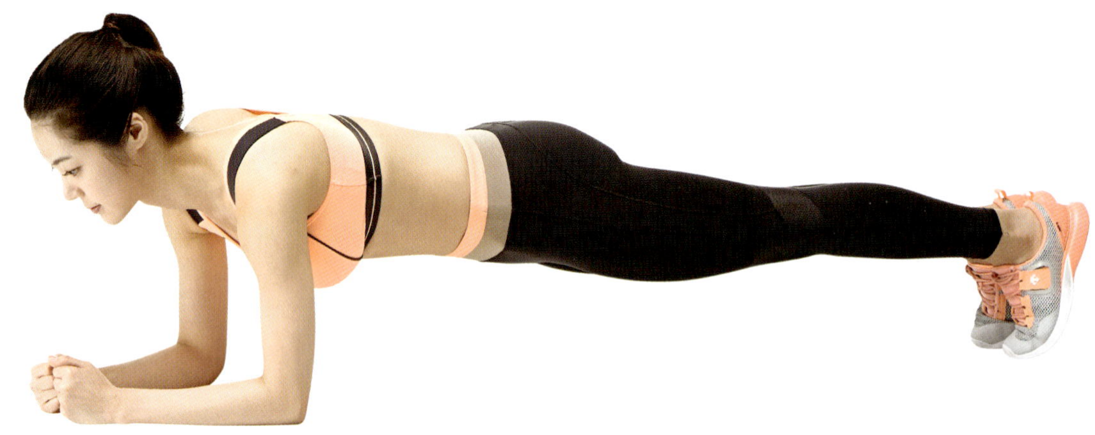

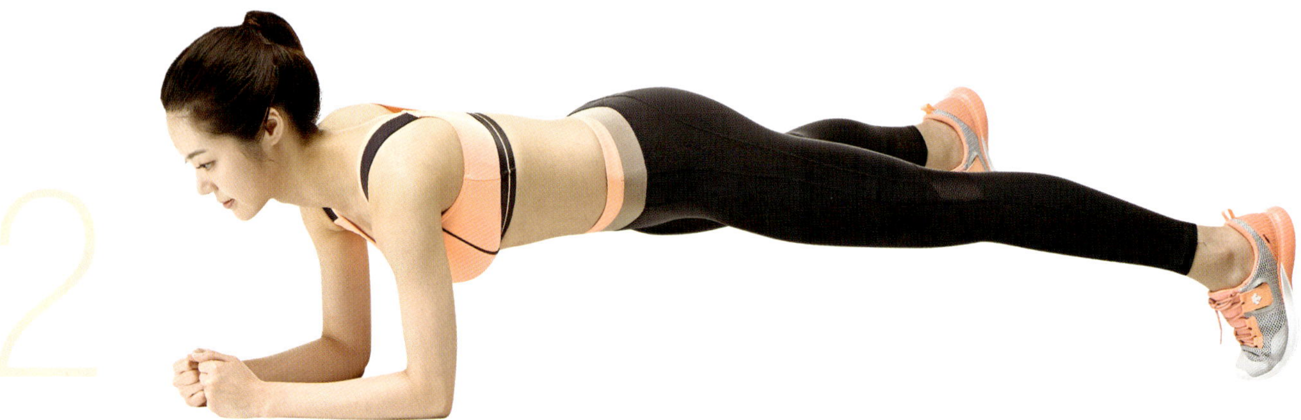

1 팔꿈치를 바닥에 대고 다리는 어깨너비로 벌려 엎드린다. 발끝을 세우고 머리부터 발끝까지 일직선을 유지한다.

2 팔꿈치에 체중을 싣고, 살짝 점프하며 다리를 최대한 넓게 벌린다.

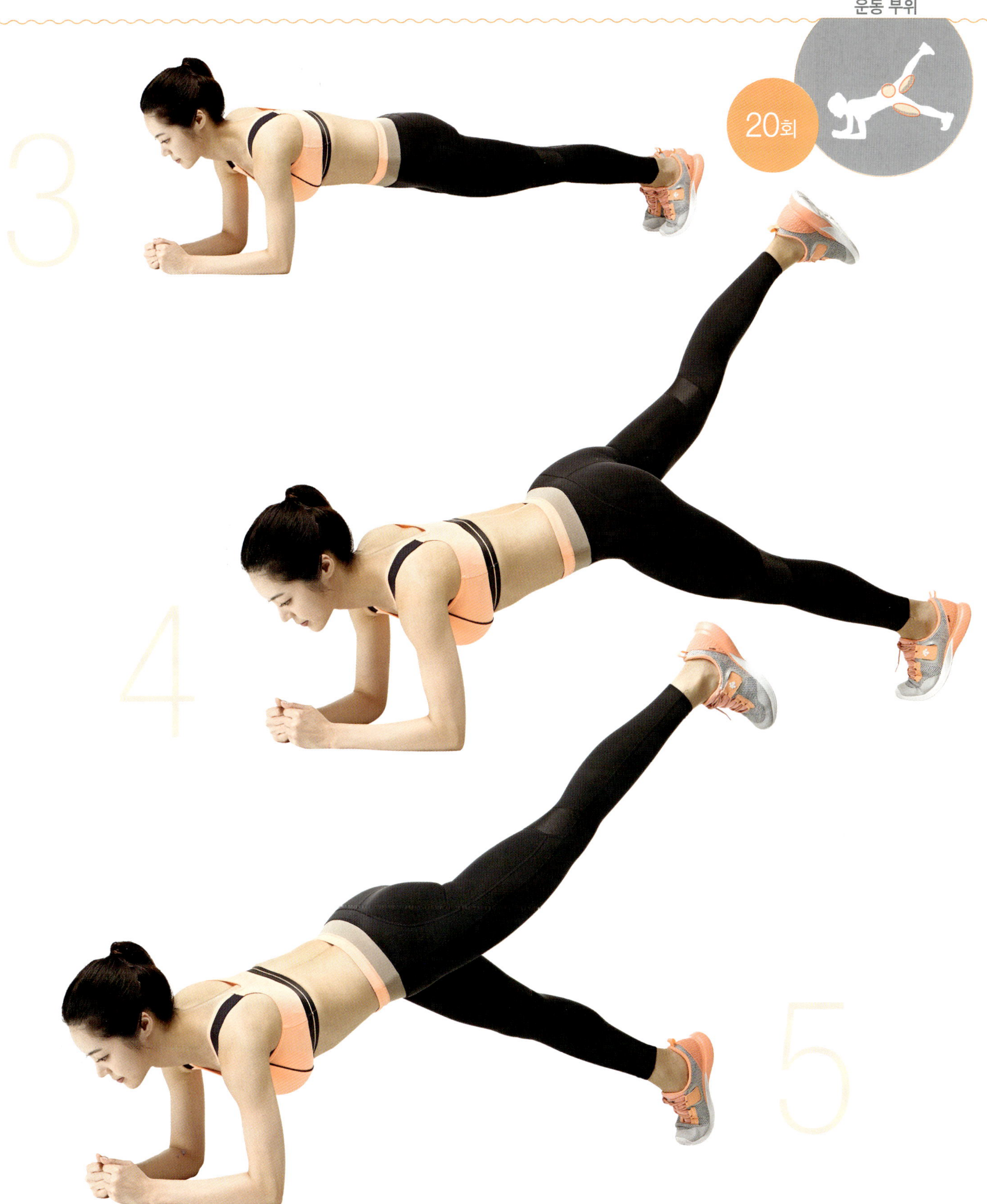

3 엉덩이와 허벅지에 힘을 주며 다리를 모은다.

4 오른쪽 다리를 뒤로 빠르게 차올린 후 천천히 내린다.

5 곧바로 왼쪽 다리를 뒤로 빠르게 차올린 후 천천히 내린다. 1번 자세로 돌아와 동작을 반복한다.

3주
월요일

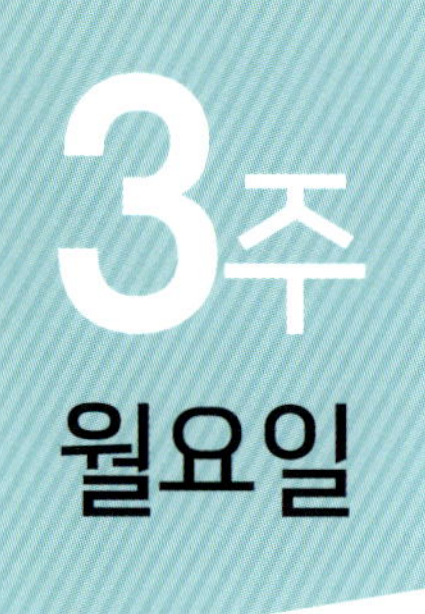

타월 밟고 다리 밀어 앉기

엉덩이와 허벅지 근육을 단련하는 운동이다. 깊숙이 앉을수록 엉덩이에 강한 자극이 전해져 위로 올라붙은 탄력적인 하트 힙을 만들 수 있다.

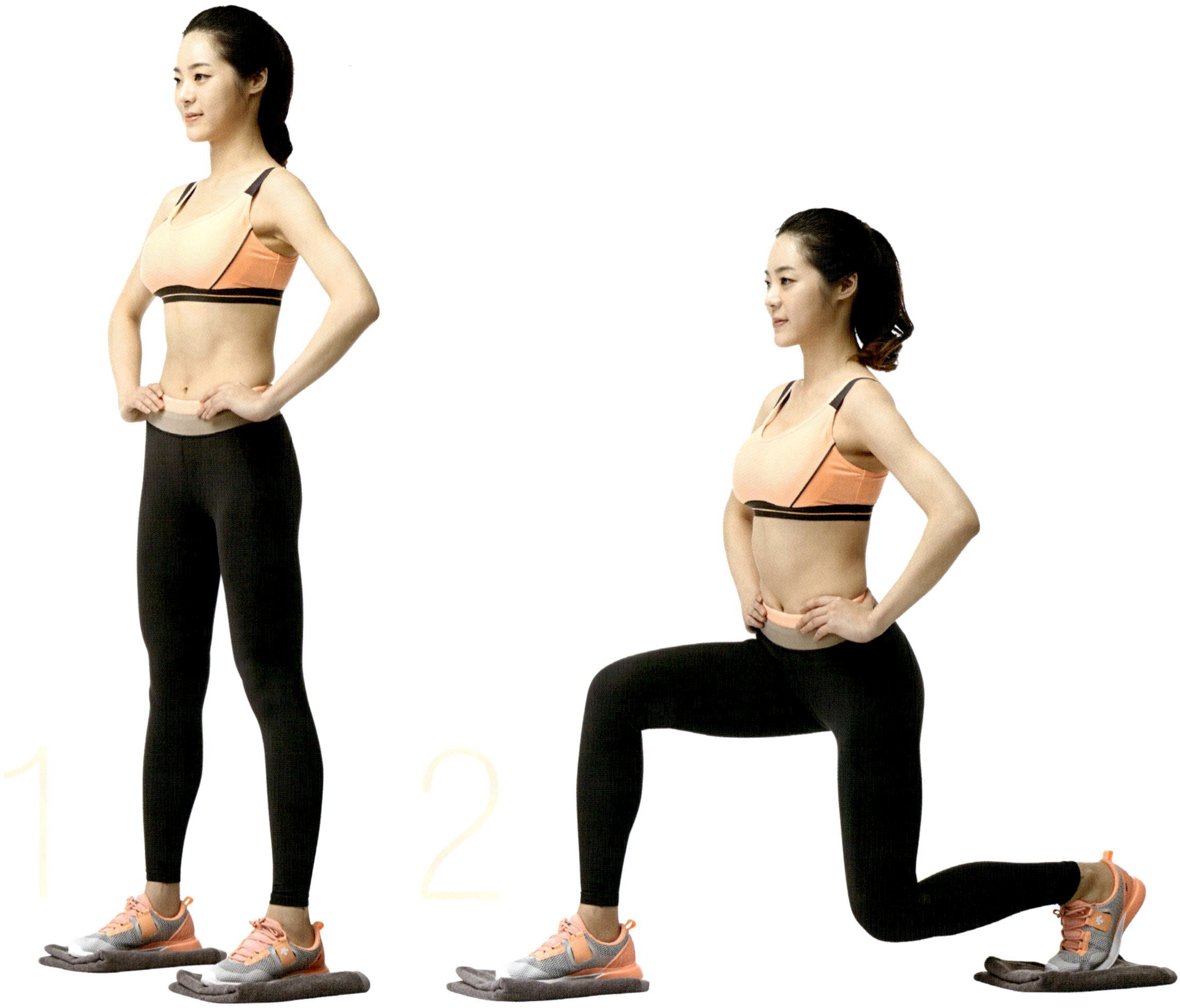

1 두 개의 타월에 각각 발을 올린 다음 다리를 어깨너비로 벌리고 선다. 허리를 곧게 펴고 손은 허리에 얹는다.

2 오른쪽 다리를 앞으로 밀듯이 뻗은 후 양쪽 무릎이 직각이 되도록 앉는다. 왼쪽 무릎이 바닥에 닿기 직전까지 자세를 낮추고 3초간 멈춘다.

운동 부위

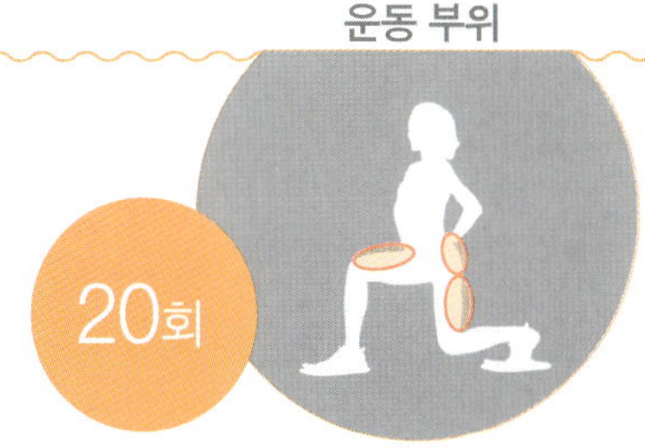

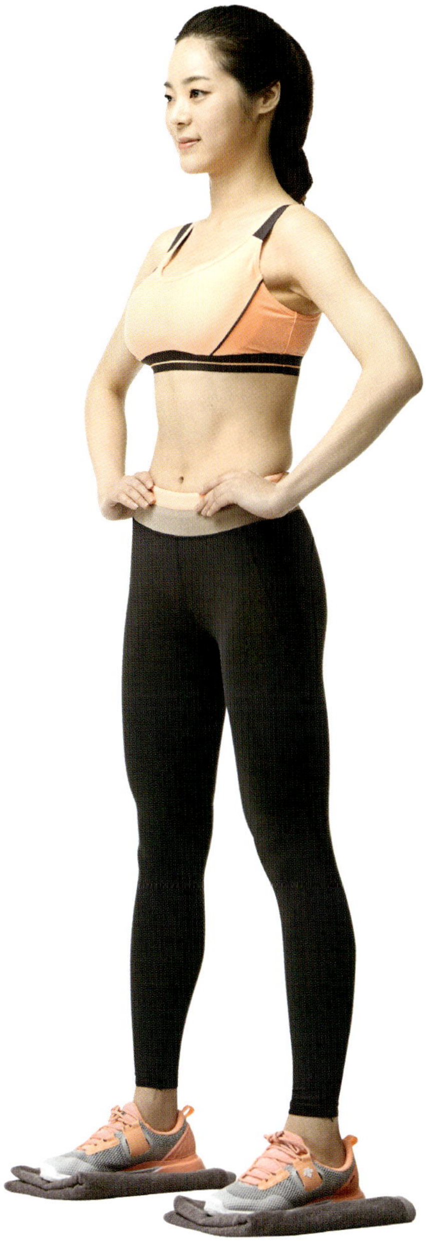

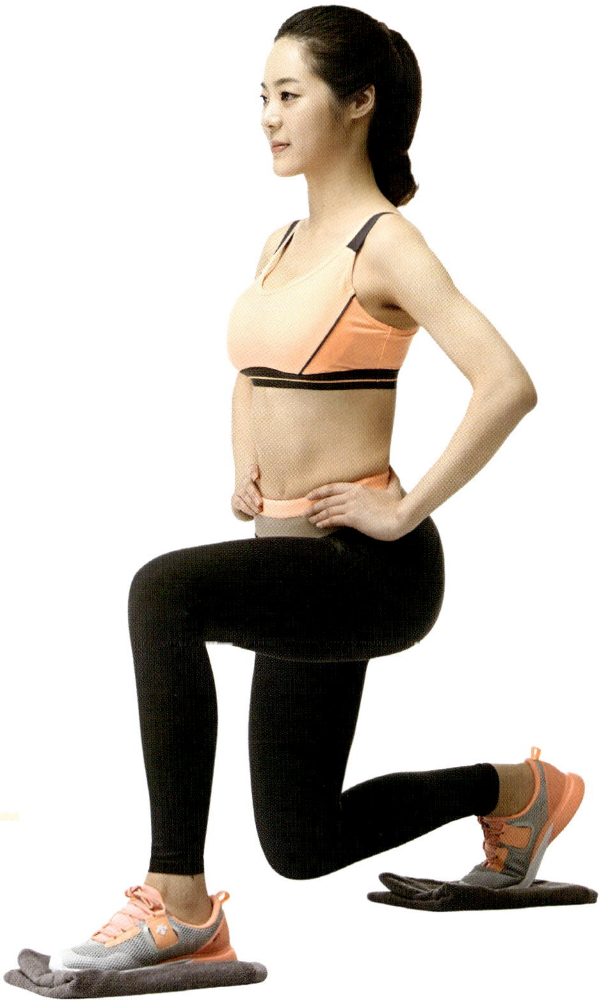

3 천천히 오른쪽 다리를 끌어 당겨 일어선다.

4 이번에는 왼쪽 다리를 앞으로 밀듯이 뻗은 후 양쪽 무릎이 직각이 되도록 앉아 3초간 멈춘다. 천천히 왼쪽 다리를 끌어 당겨 1번 자세로 돌아와 동작을 반복한다.

타월 밟고 앉아 상체 돌리기

무릎을 굽혀 앉으며 상체를 회전시켜, 엉덩이와 허벅지 근육을 강력하게 자극하고 옆구리 근육까지 단련한다.
허리에서 골반으로 떨어지는 라인을 탄탄하고 잘록하게 다져준다.

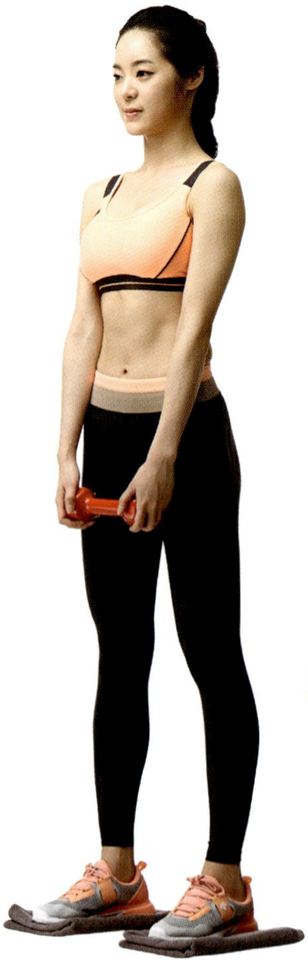

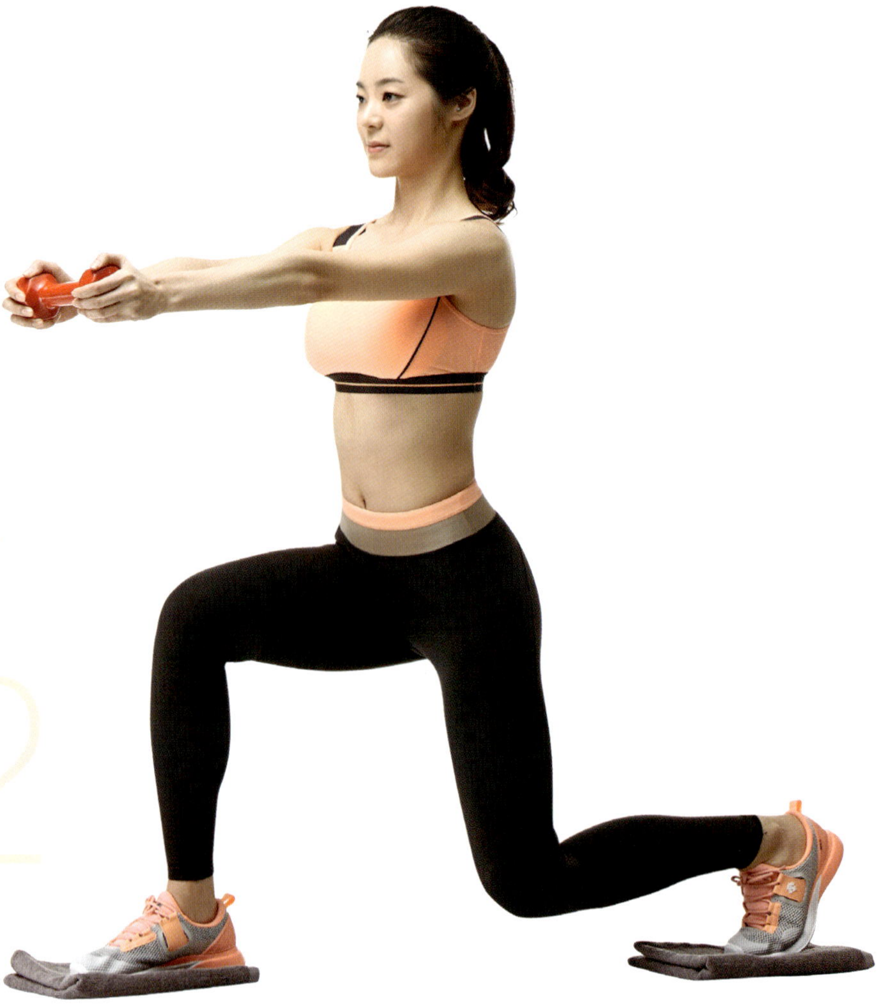

1 두 개의 타월에 각각 발을 올린 다음 다리를 어깨너비로
벌리고 선다. 허리를 곧게 펴고, 덤벨을 양손으로 쥔다.

2 오른쪽 다리를 앞으로 밀듯이 뻗은 후 양쪽 무릎이 직각
이 되도록 앉는다. 왼쪽 무릎이 바닥에 닿기 직전까지 자
세를 낮추고 양팔을 들어 앞으로 나란히 자세를 취한다.

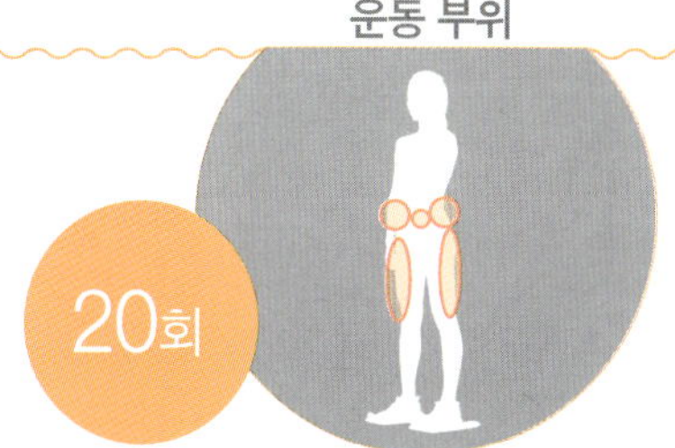

20회

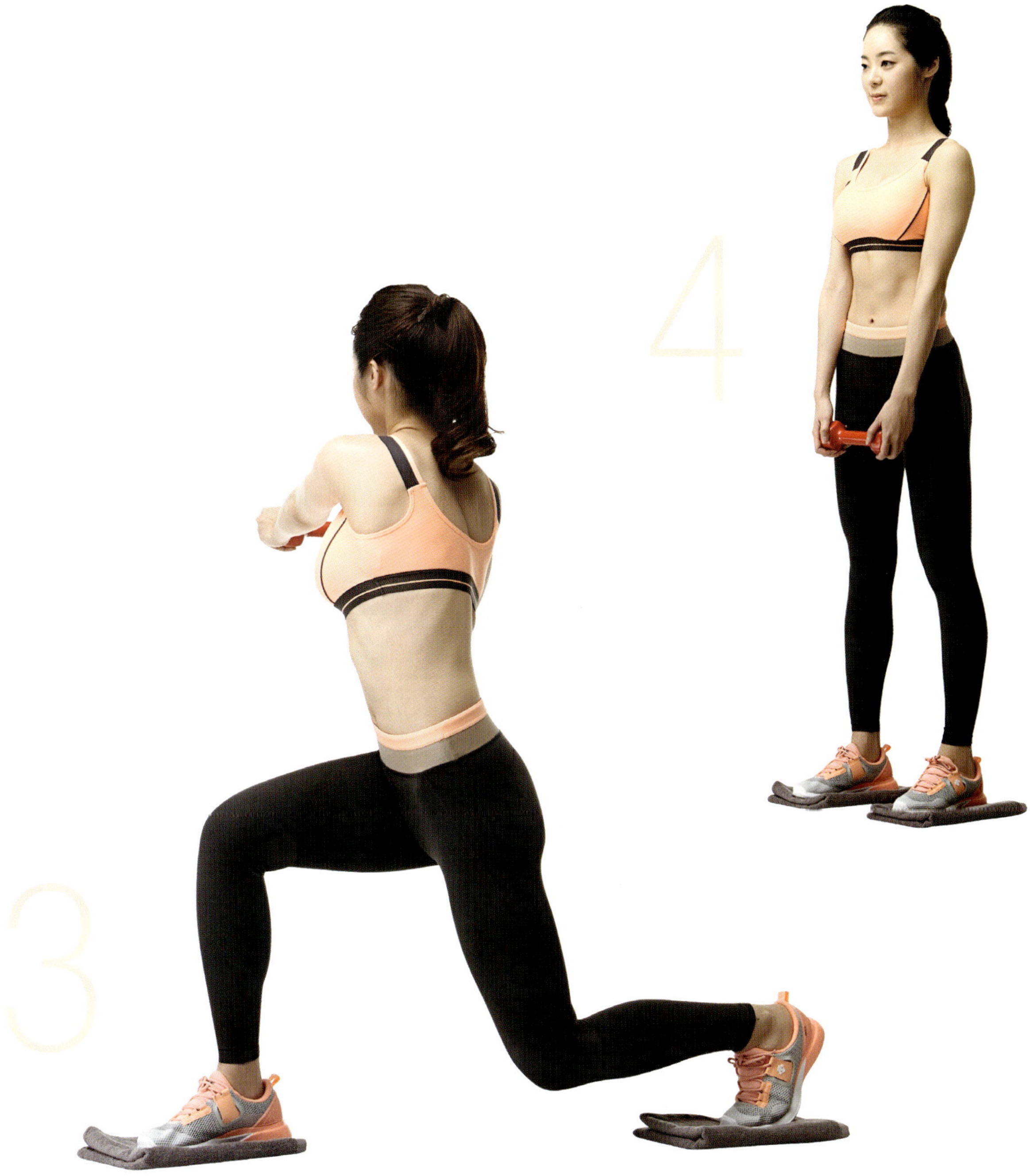

3 복부에 힘을 준 채 상체를 오른쪽으로 최대한 회전시
켰다가 돌아온다. 이때 시선은 자연스럽게 손을 따라
간다.

4 천천히 오른쪽 다리를 끌어 당겨 1번 자세로 돌아온다.
같은 방법으로 반대쪽도 실시한다.

타월에 무릎 대고 옆으로 벌리기

엉덩이와 허벅지 힘으로 무릎을 밀었다 당기는 동작으로, 허벅지 안쪽 근육을 길고 슬림하게 늘리는 최고의
운동이다. 또한 골반 라인을 아름답게 만들어주므로 완벽한 비키니 라인을 완성해준다.

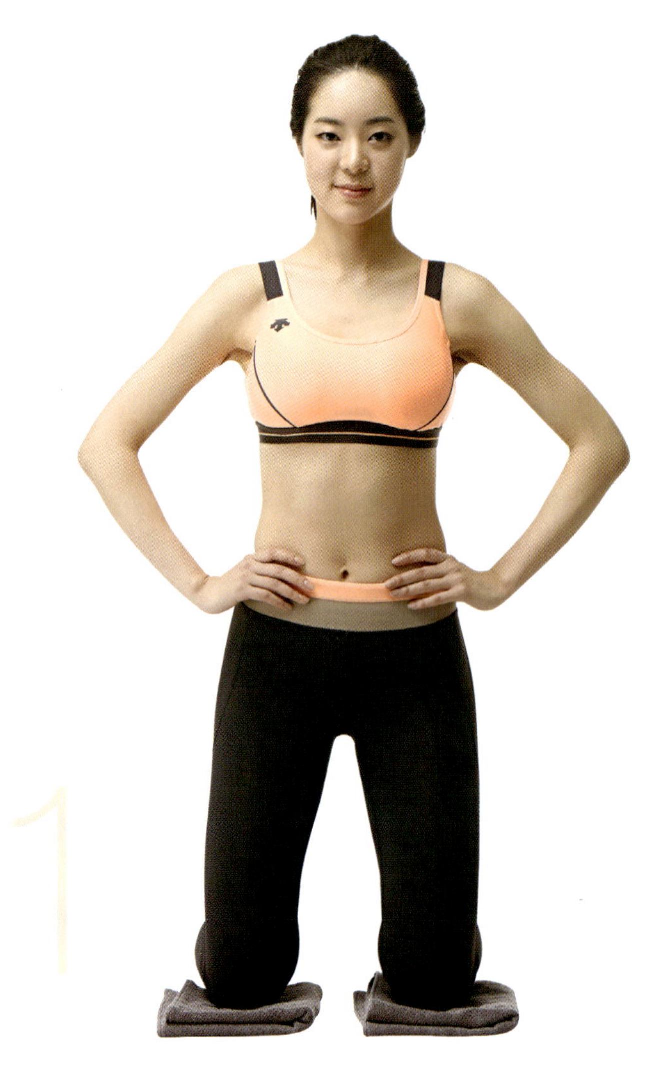

1 두 개의 타월에 각각 무릎을 대고 어깨너비로 벌린다. 복부와 허리에 힘을
주어 상체를 곧게 세우고, 손은 허리에 얹는다.

운동 부위

2

3

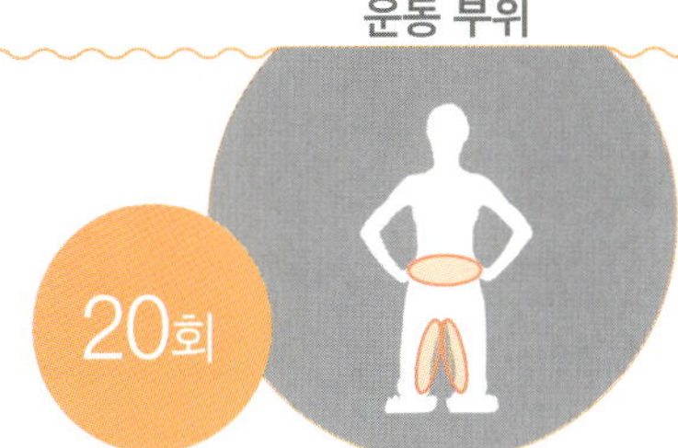

2 엉덩이와 허벅지 안쪽에 힘을 주며 최대한 넓게 무릎을 벌려 3초간 멈춘다.

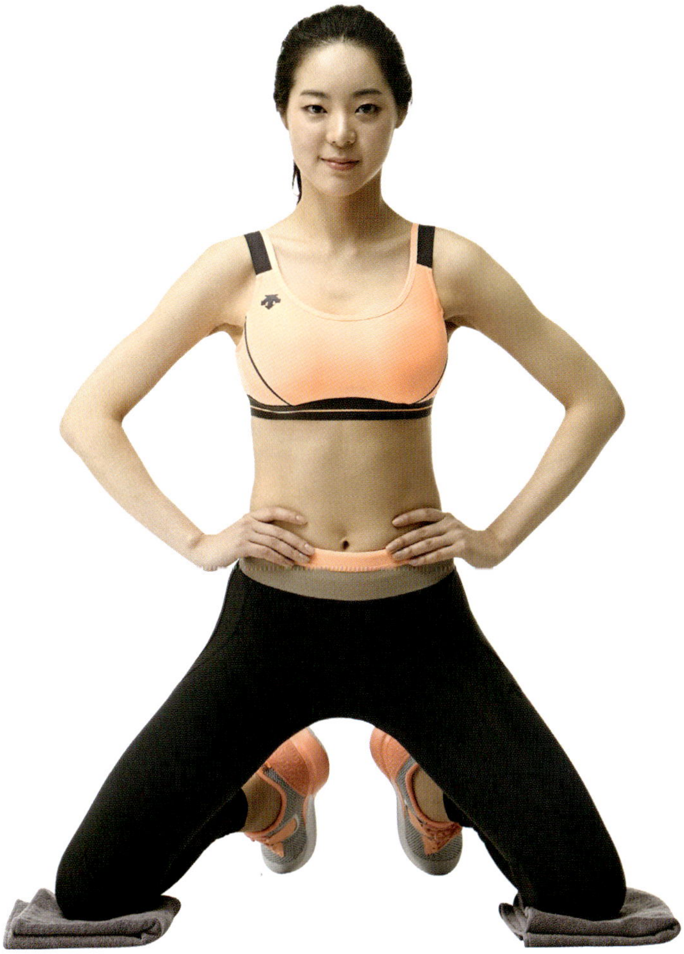

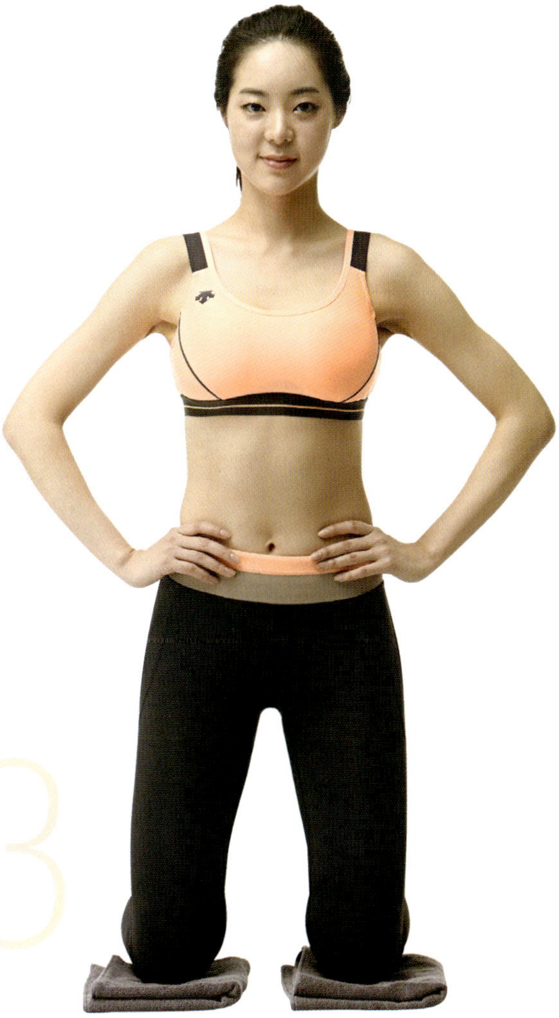

3 천천히 무릎을 당겨 모으며 1번 자세로 돌아와 동작을 반복한다.

타월 밟고 보폭 크게 이동하기

애플 힙을 만드는 '기마 자세'를 응용해 허벅지와 엉덩이, 복부 근육을 더욱 집중적으로 자극한다. 엉덩이 전체 모양을 예쁘게 잡아주고, 업시켜준다.

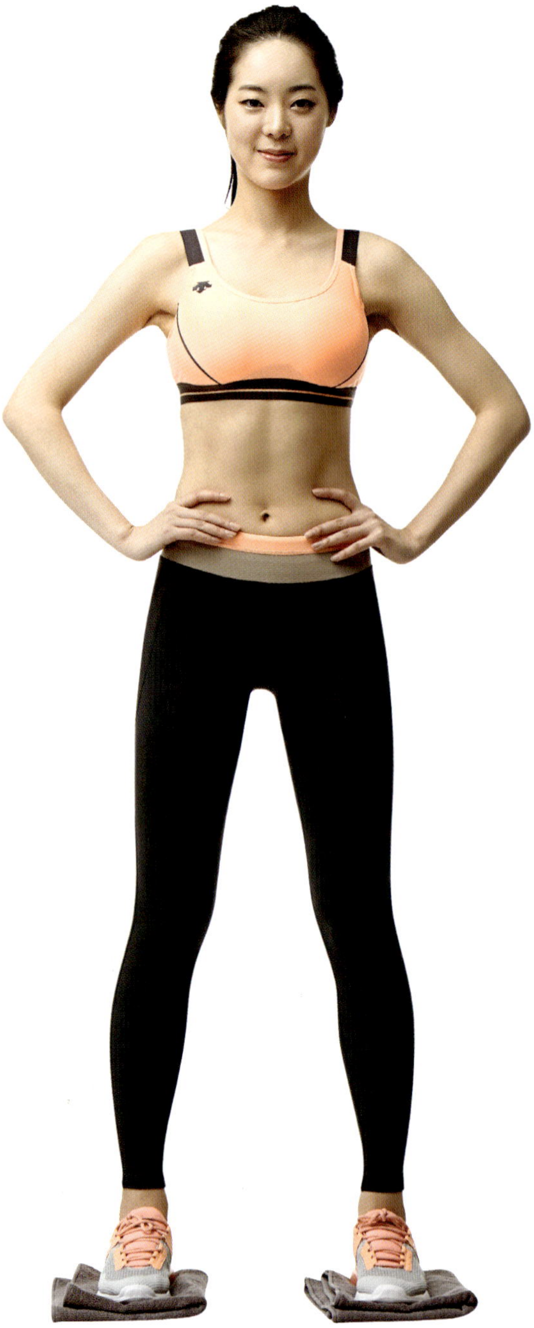

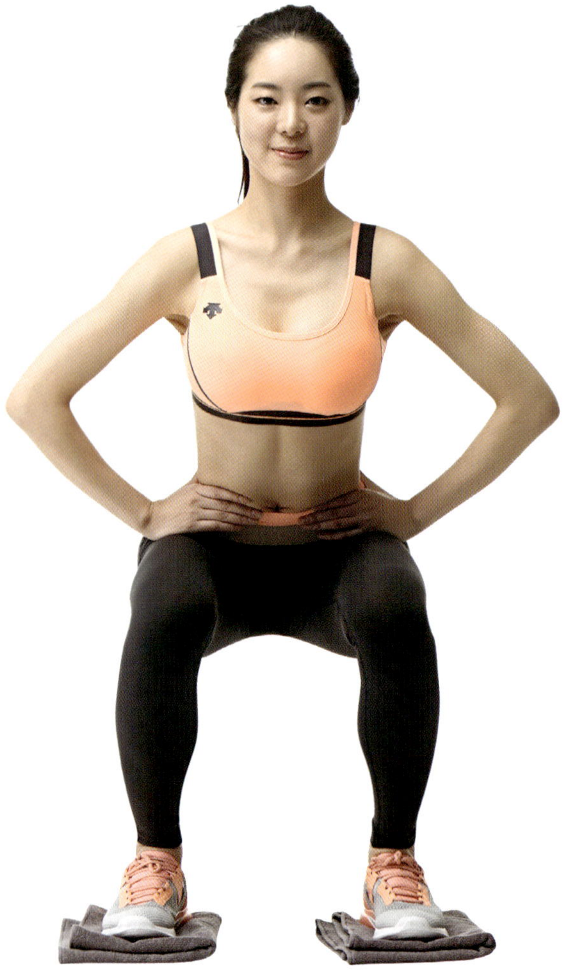

1 두 개의 타월에 각각 발을 올린 다음 다리를 어깨너비로 벌리고 선다. 허리를 곧게 펴고, 손은 허리에 얹는다.

2 의자에 앉는다는 느낌으로 허벅지가 바닥과 수평이 될 때까지 무릎을 구부려 앉는다.

20회

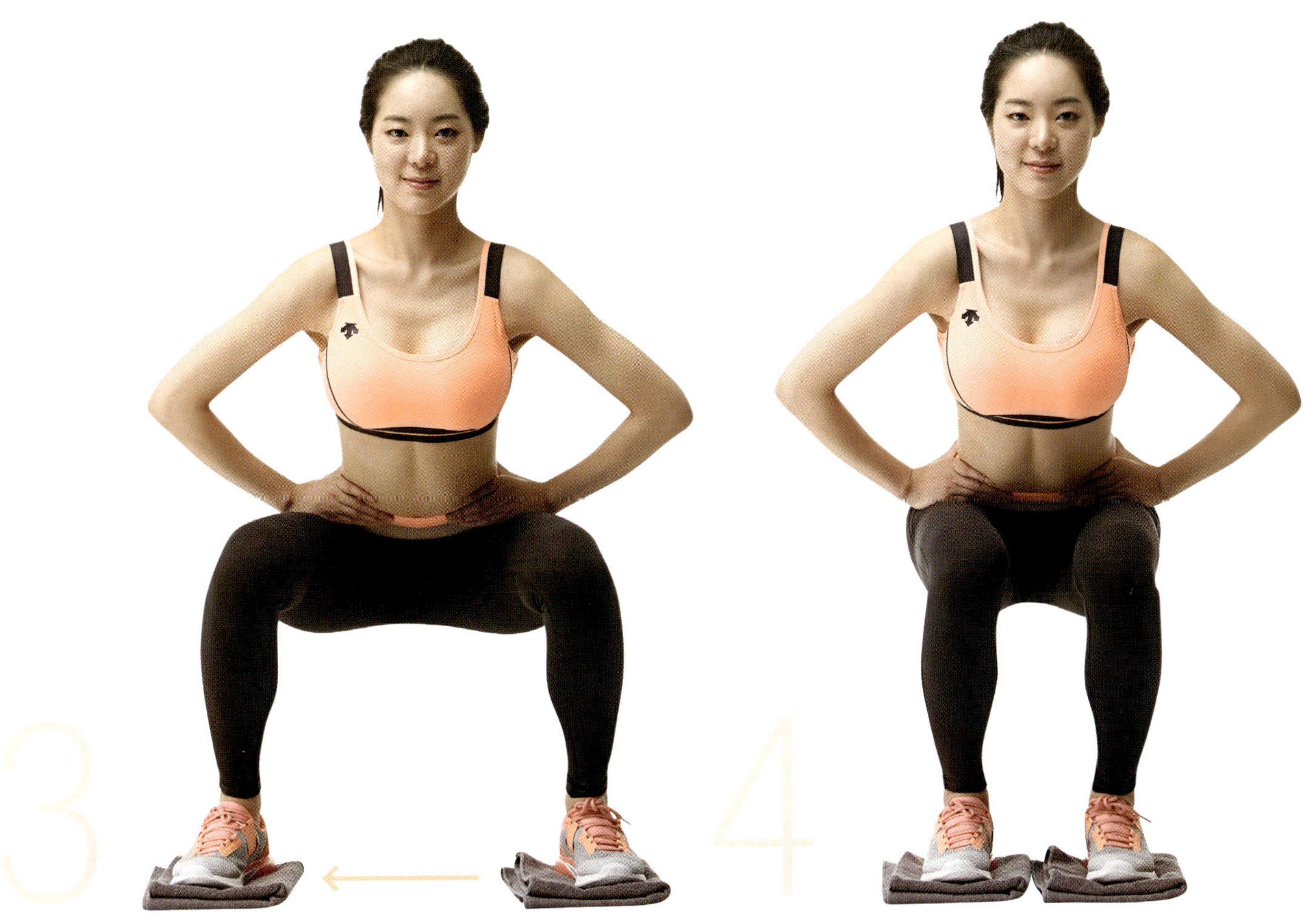

3 왼발은 고정한 채 오른발을 오른쪽으로 밀어 다리 사이
를 벌린다.

4 오른발이 이동한 만큼 왼발을 이동해 다리를 모은다. 같
은 방법으로 반대쪽도 실시한 다음 동작을 반복한다.

기마 자세로 앉아 다리 뻗기

탄력적이고 슬림한 하체를 만드는 최고의 운동이다. 기마 자세로 앉아 하체의 모든 근육을 자극하면서, 좌우 앞뒤로 스트레칭해 각선미 넘치는 다리를 얻을 수 있다.

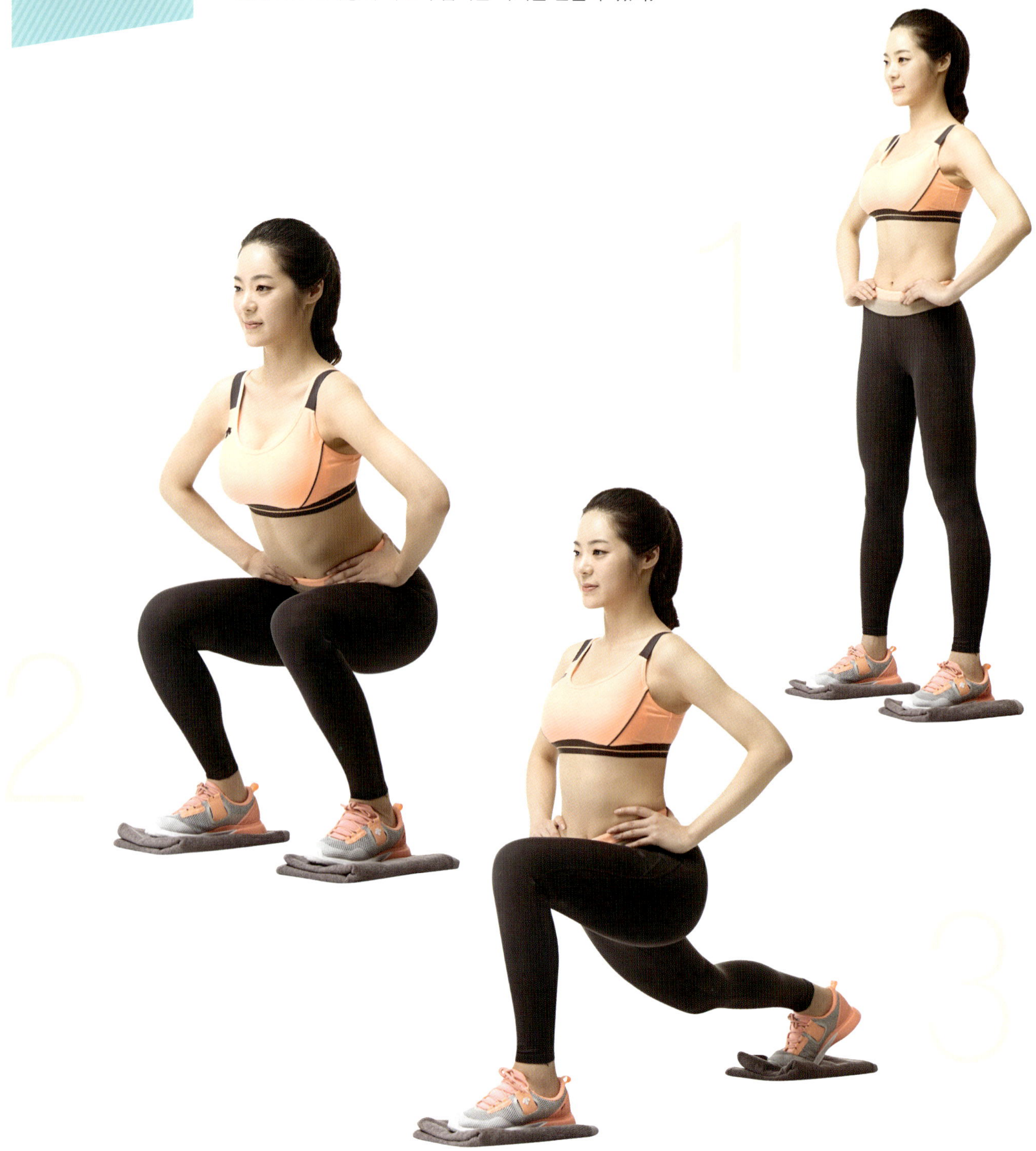

1 두 개의 타월에 각각 발을 올린 다음 다리를 어깨너비로 벌리고 선다. 허리를 곧게 펴고, 손은 허리에 얹는다.

2 의자에 앉는다는 느낌으로 허벅지가 바닥과 수평이 될 때까지 무릎을 구부려 앉는다.

3 허리를 곧게 편 채 왼쪽 무릎을 직각으로 유지하며, 오른쪽 다리를 최대한 뒤로 뻗었다가 모은다.

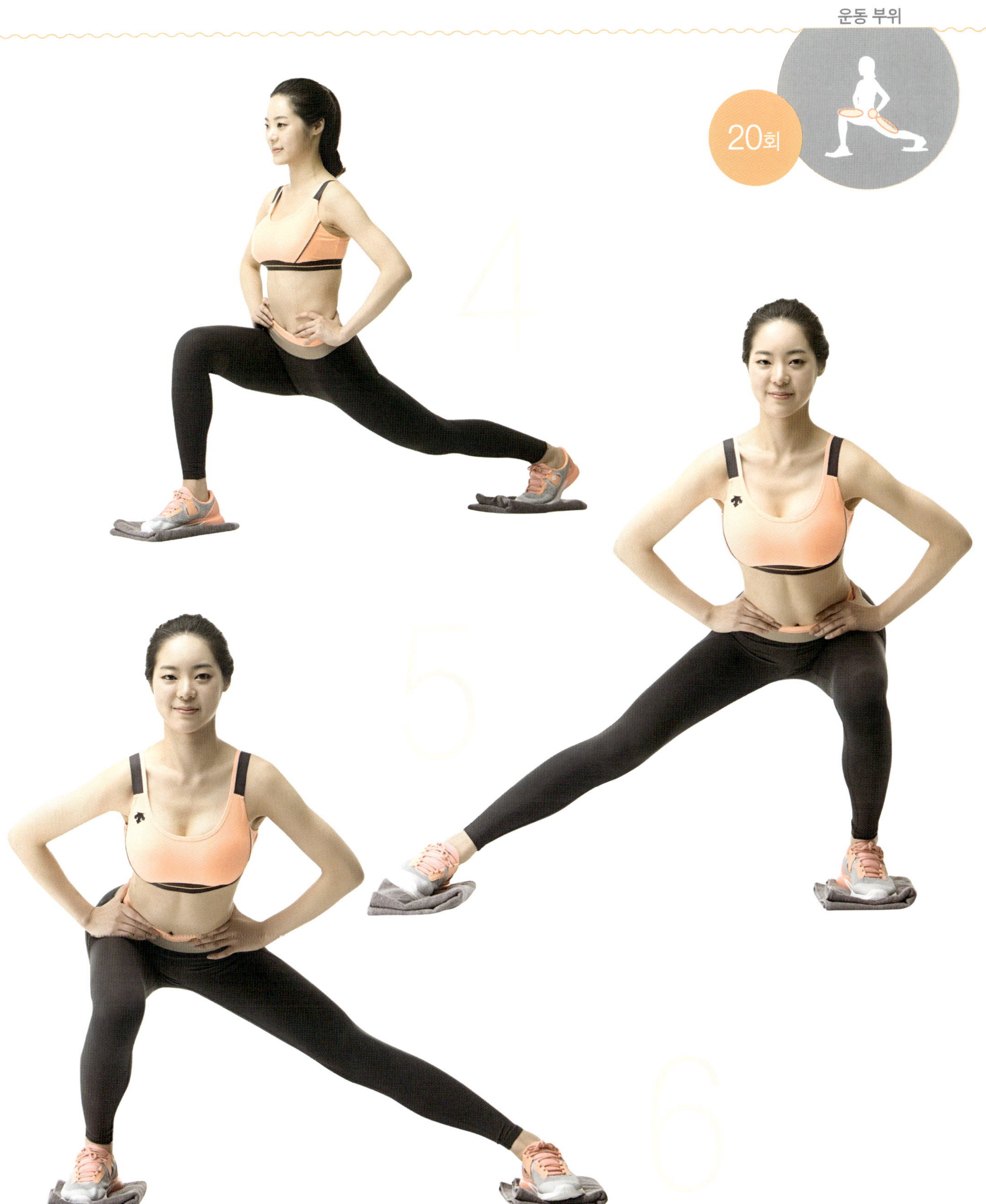

4 같은 방법으로 오른쪽 무릎을 직각으로 유지하며, 왼쪽
  다리를 최대한 뒤로 뻗었다가 모은다.

5 이번에는 왼쪽 무릎을 직각으로 유지하며, 오른쪽 다리
  를 최대한 옆으로 뻗었다가 모은다.

6 같은 방법으로 오른쪽 무릎을 직각으로 유지하며, 왼쪽
  다리를 최대한 옆으로 뻗었다가 모은다. 1번 자세로 돌
  아와 동작을 반복한다.

4주
월요일

한쪽 다리 들고 의자에서 일어나기

허벅지 뒤쪽과 엉덩이에 탄력을 부여하는 운동. 축 늘어진 허벅지의 군살을 없애 슬림한 꿀벅지를 만들어주고, 엉덩이를 드라마틱하게 업시킨다.

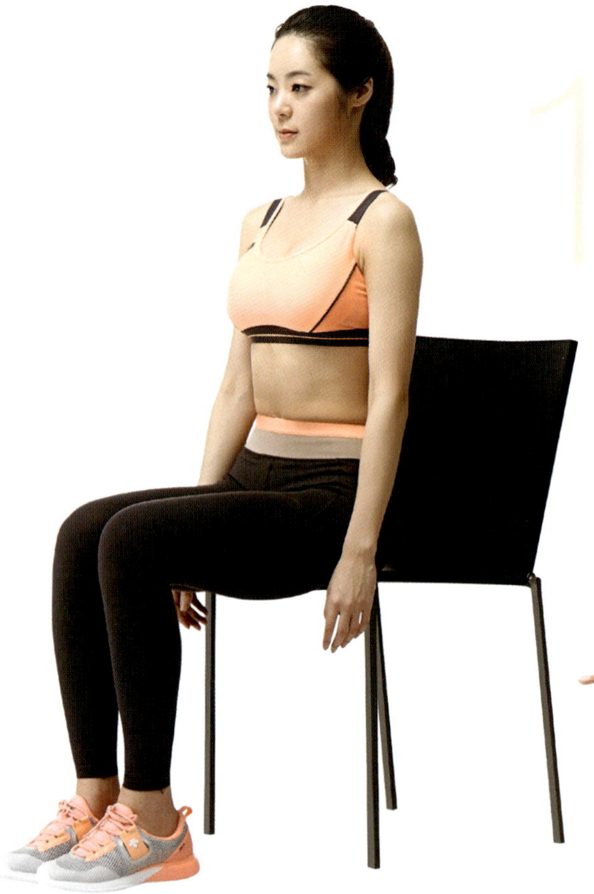

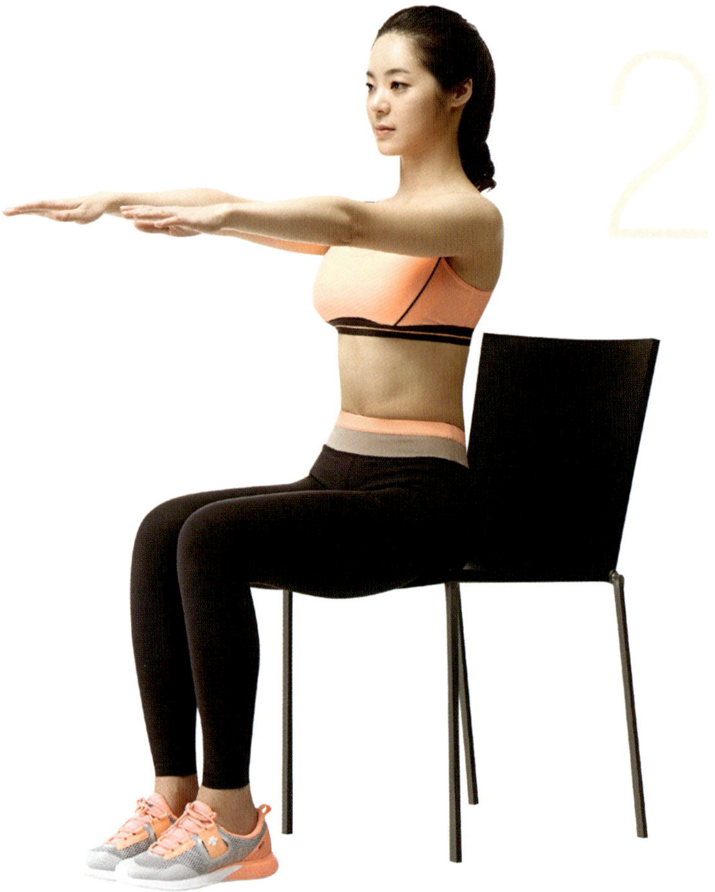

1 허리를 세우고 의자의 끝에 엉덩이를 대고 앉는다.

2 양팔을 어깨 높이로 들어 앞으로 나란히 자세를 취한다.

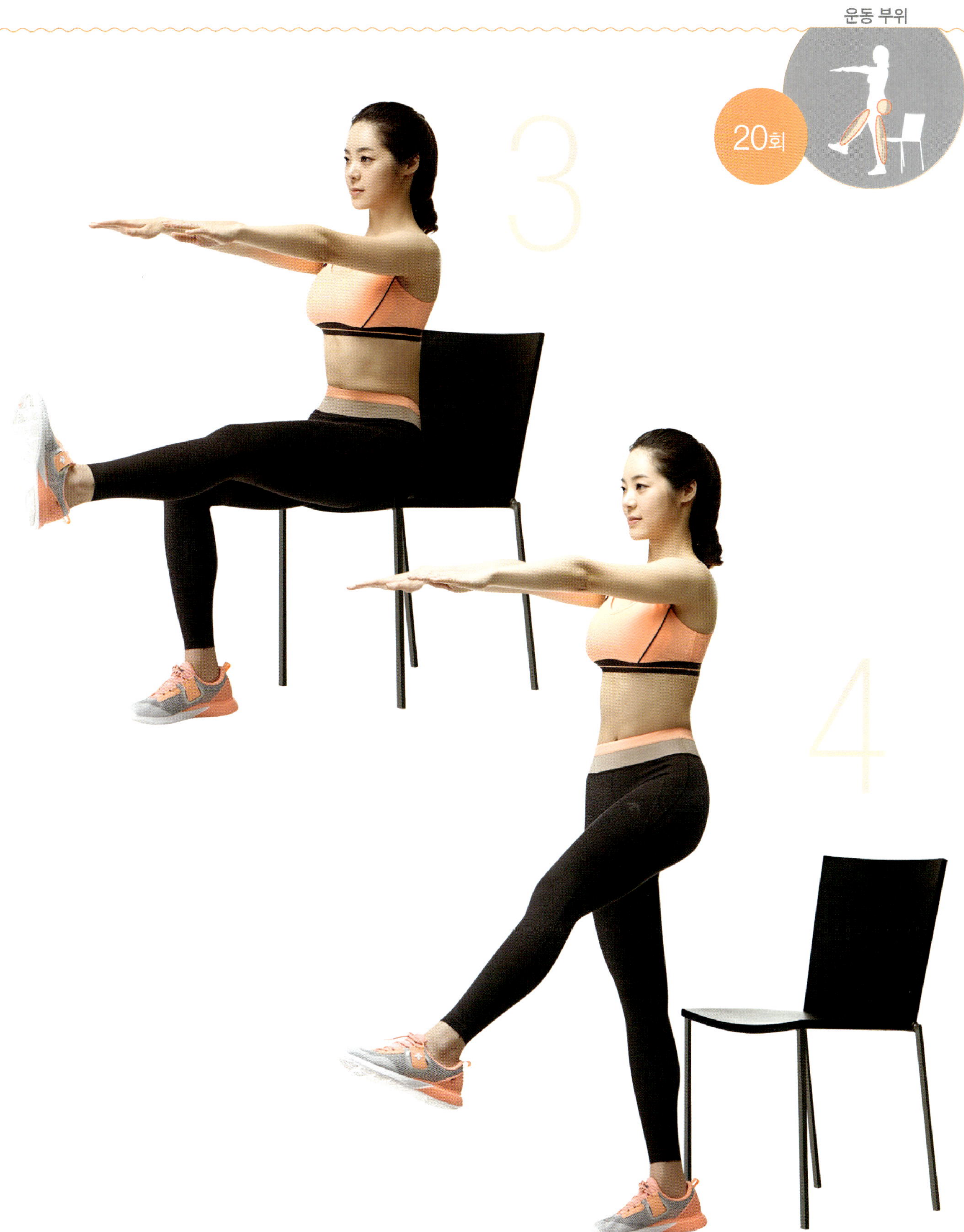

3 양팔을 든 상태에서 왼발을 바닥과 수평이 되도록 든다.

4 오른쪽 발뒤꿈치에 힘을 준 채 무릎을 펴며 의자에서 일
어선다. 다시 천천히 의자에 앉고, 3~4번 동작을 20회
반복한다. 같은 방법으로 반대쪽도 실시한다.

의자 위로 올라가 다리 넘기기

의자에 올라갔다가 지탱하는 다리에 체중을 실으며 내려오는 동작으로, 엉덩이 근육을 집중적으로 발달시킨다. 엉덩이 라인을 다듬고, 허벅지를 매끈하게 만드는 효과가 있다.

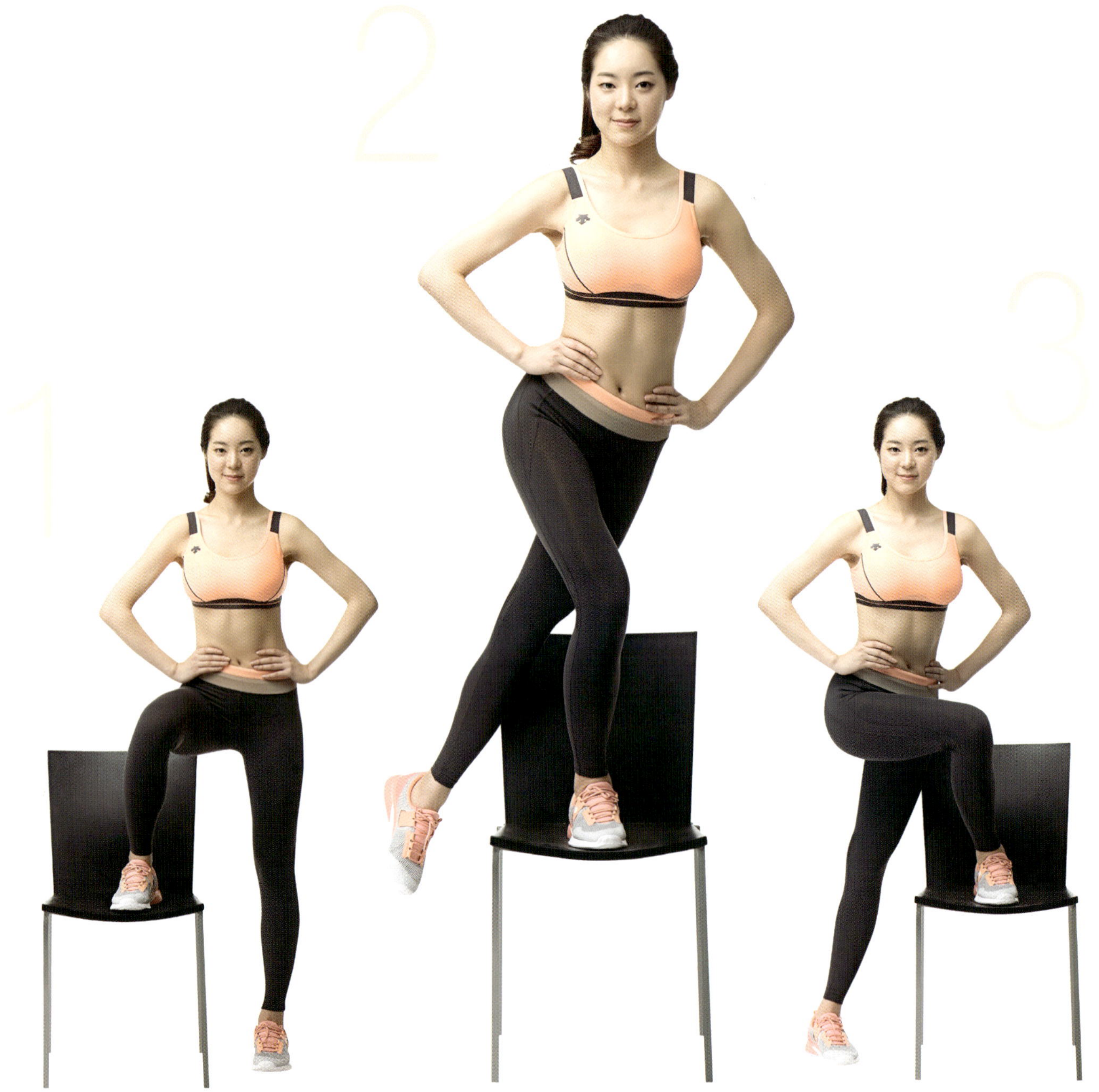

1 다리를 어깨너비로 벌리고 손은 허리에 얹는다. 의자 중앙에 오른발을 올린다.

2 엉덩이와 허벅지에 힘을 준 채 의자 위로 몸을 끌어 올린다. 오른쪽 다리에 체중을 싣고 왼쪽 다리를 오른쪽 다리 뒤로 넘겨 의자 반대쪽으로 이동한다.

3 오른쪽 다리 힘으로 버티며 천천히 왼쪽 다리를 내려 바닥을 딛는다.

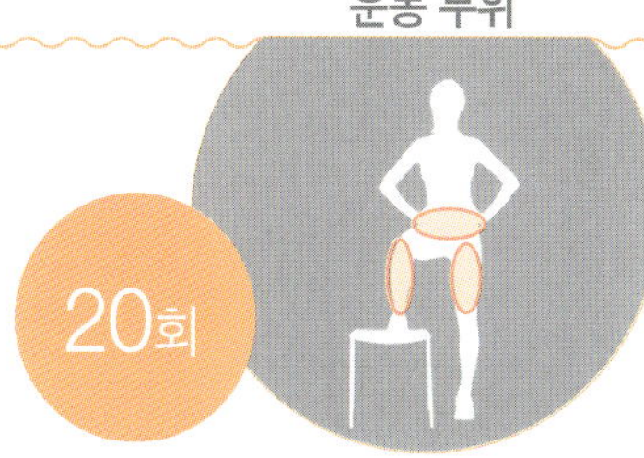

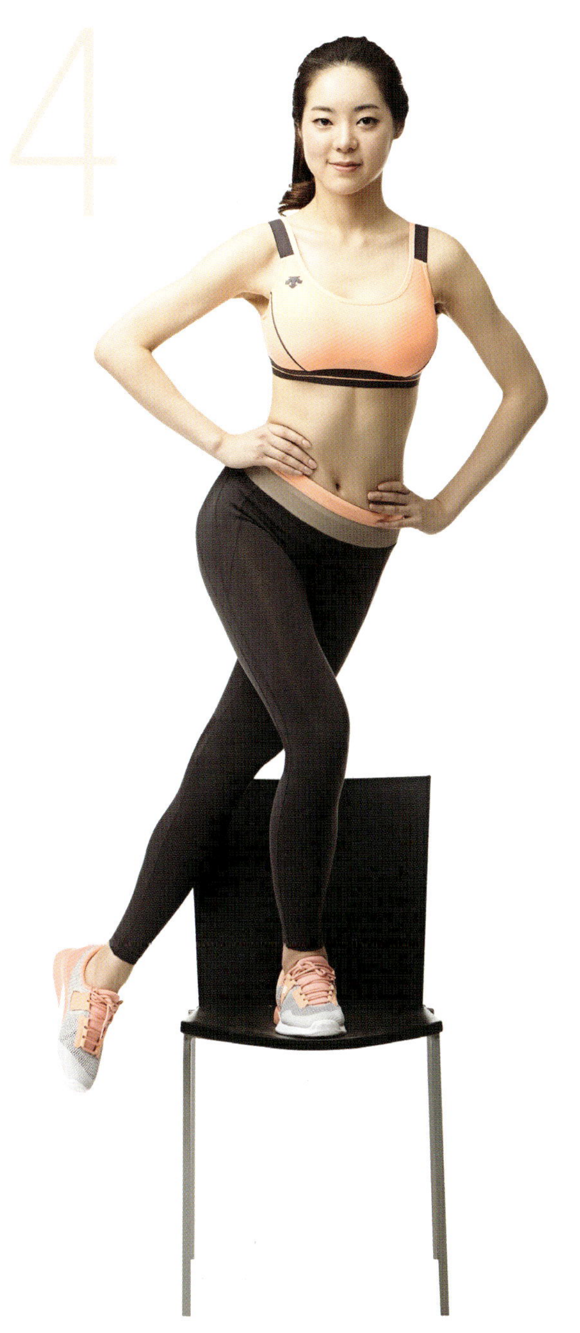

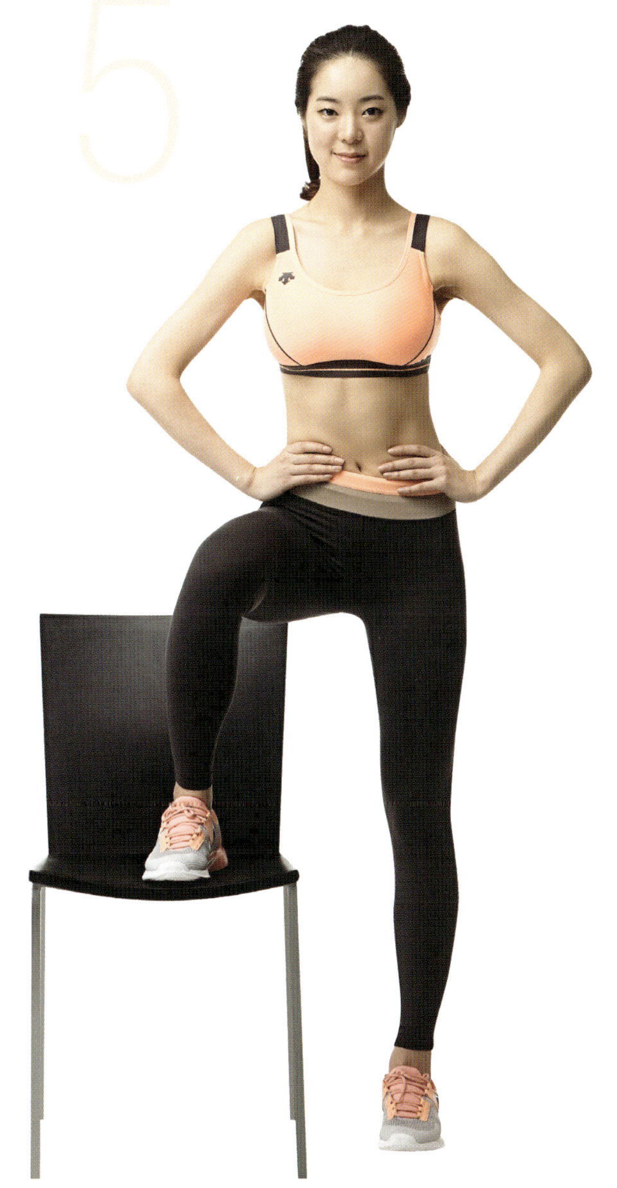

4 다시 오른쪽 다리에 체중을 실으며 의자 위로 몸을 끌어
올린다. 왼쪽 다리를 오른쪽 다리 뒤로 넘겨 의자 반대
쪽으로 이동한다.

5 오른쪽 다리 힘으로 버티며 천천히 왼쪽 다리를 내려 1번
자세로 돌아온다. 동작을 20회 반복하고 같은 방법으
로 반대쪽도 실시한다.

점프하고 다리 바꿔 착지하기

앉았다 일어나는 대표적인 힙 업 운동에 점프하는 동작을 더해 에너지 소비를 높이는 유산소 운동의 효과까지 얻을 수 있다. 엉덩이 라인과 다리 라인을 맵시 있게 잡아주고, 하체의 군살을 제거한다.

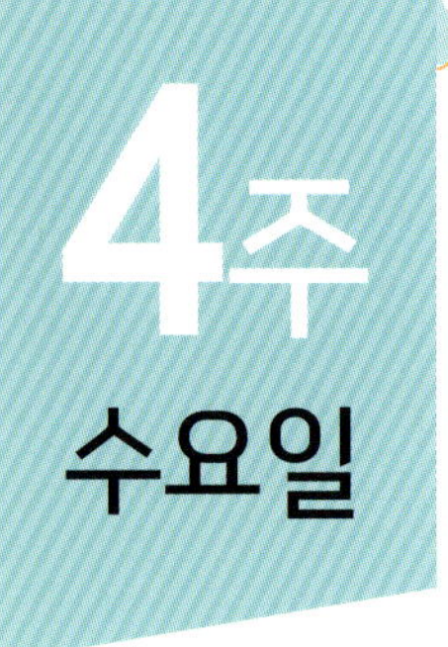

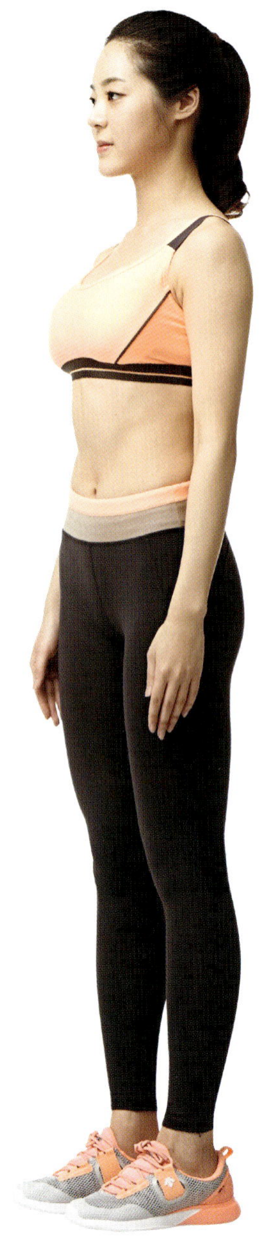

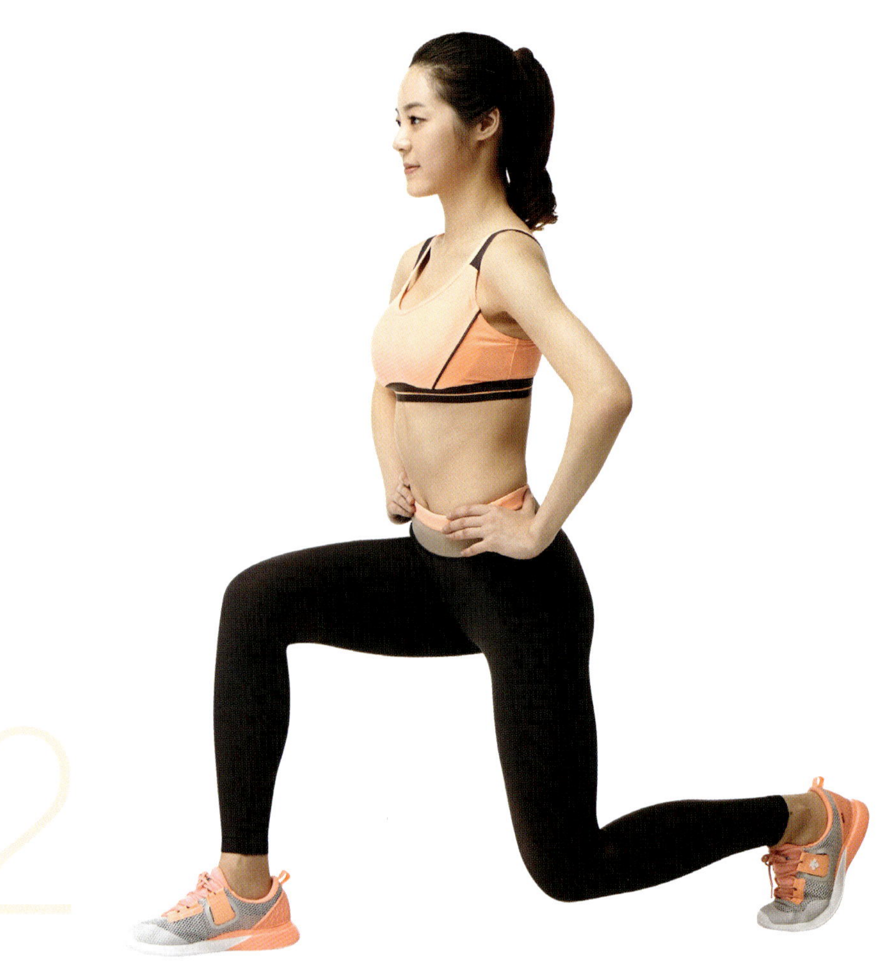

1 다리를 모으고 서서, 허리를 곧게 세운다.

2 허리에 손을 얹고 오른발을 앞으로 크게 내딛어 양쪽 무릎이 직각이 되도록 앉는다.

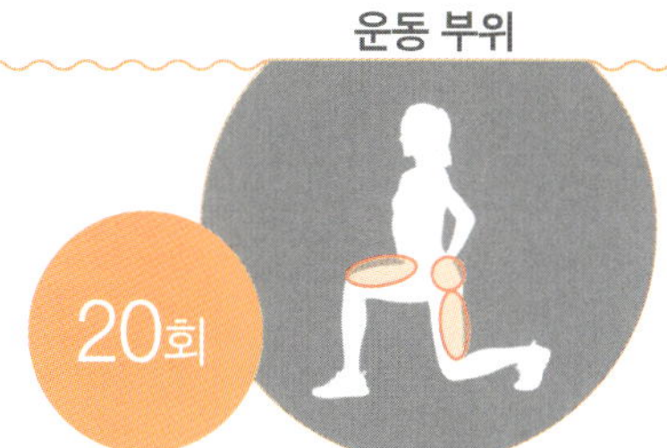

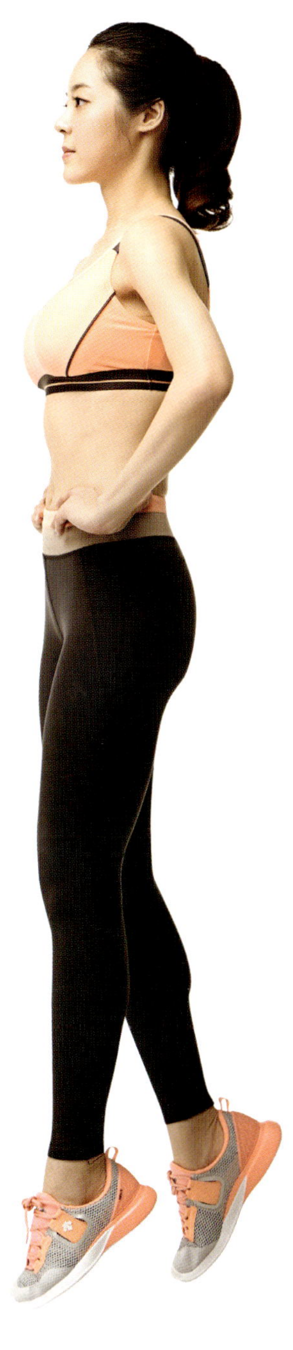

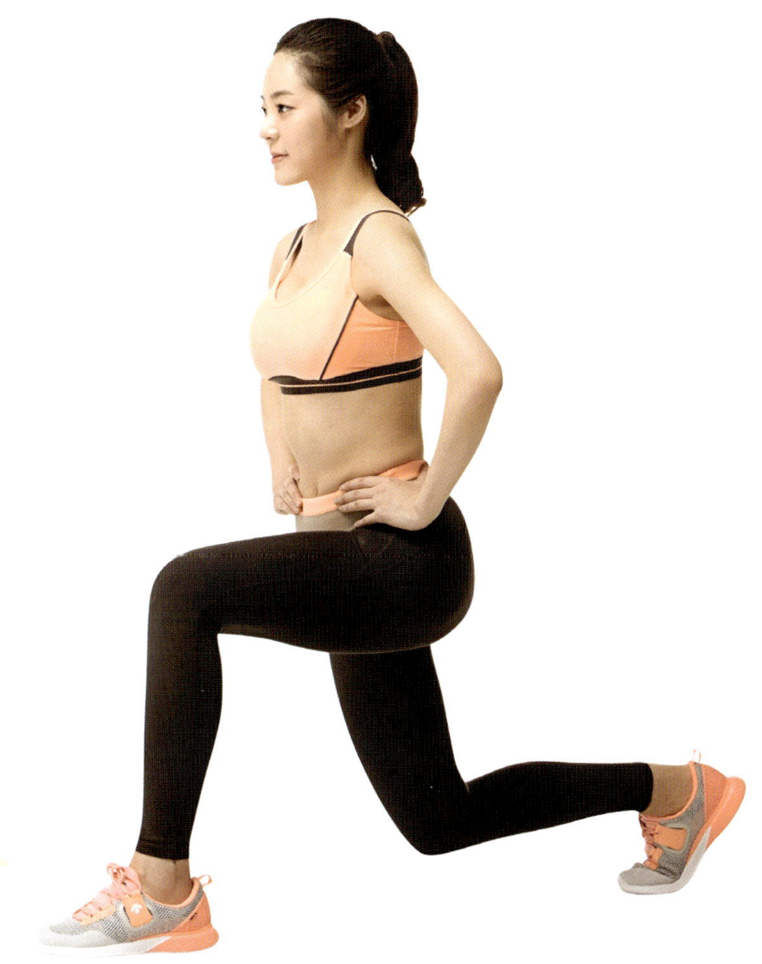

3 몸을 공중에 띄운다는 느낌으로 살짝 점프해 다리를 교차한다.

4 오른쪽 다리를 뒤로 뻗고, 왼쪽 다리를 앞으로 뻗으며 부드럽게 착지해 양쪽 무릎이 직각이 되도록 앉는다. 다리를 바꿔가며 동작을 반복한다.

의자에 발등 대고 앉았다 일어나기

허벅지를 집중 단련하며 엉덩이에 강한 자극을 전한다. 울퉁불퉁한 허벅지 라인을 매끈하게 다듬고, 단시간에 탄력적인 애플 힙을 완성한다.

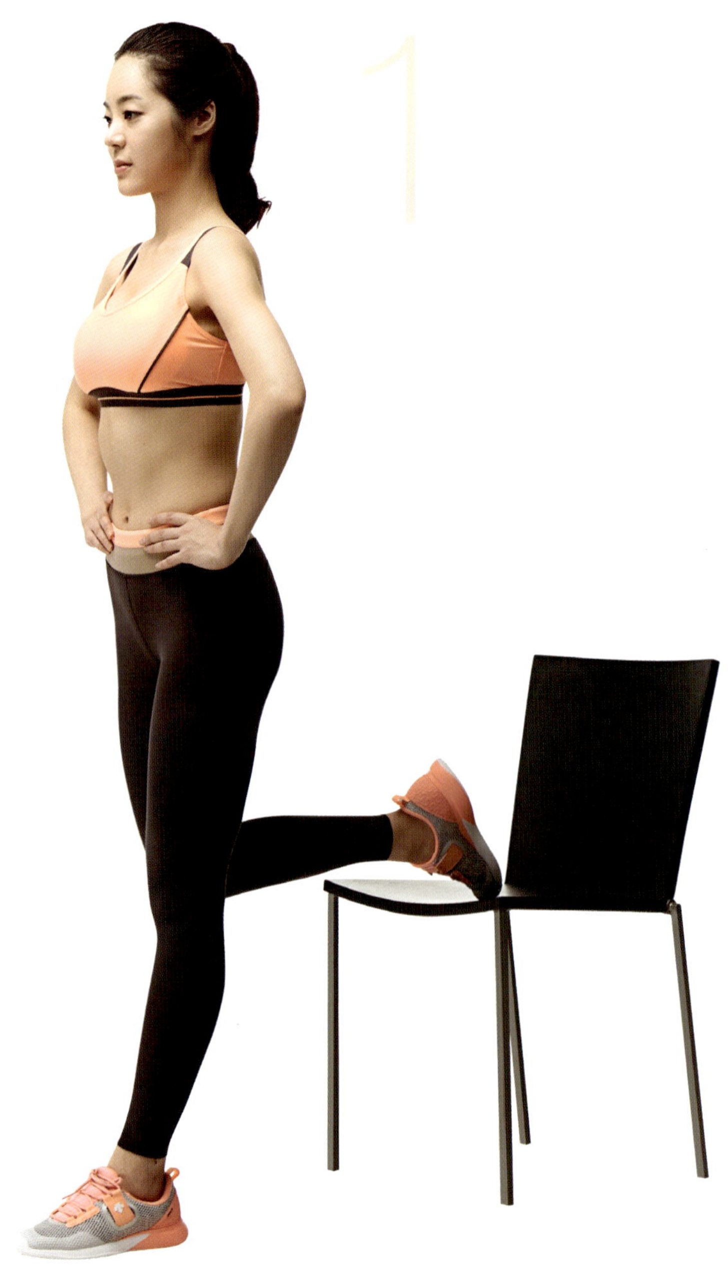

1 다리를 어깨너비로 벌리고 손은 허리에 얹는다. 오른쪽 발끝을 의자에 올린다. 이때 왼쪽 다리에 체중을 싣는다.

운동 부위

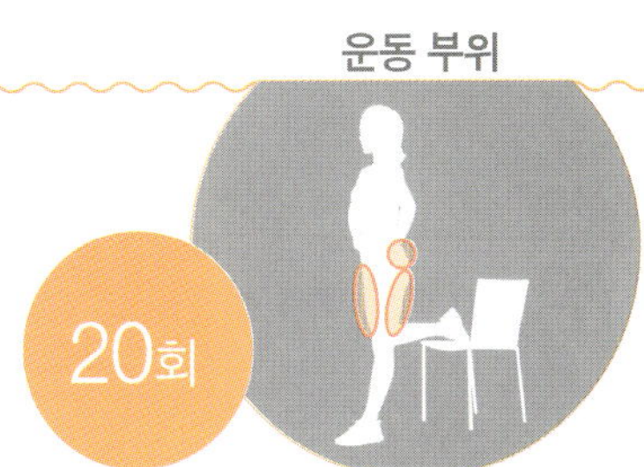

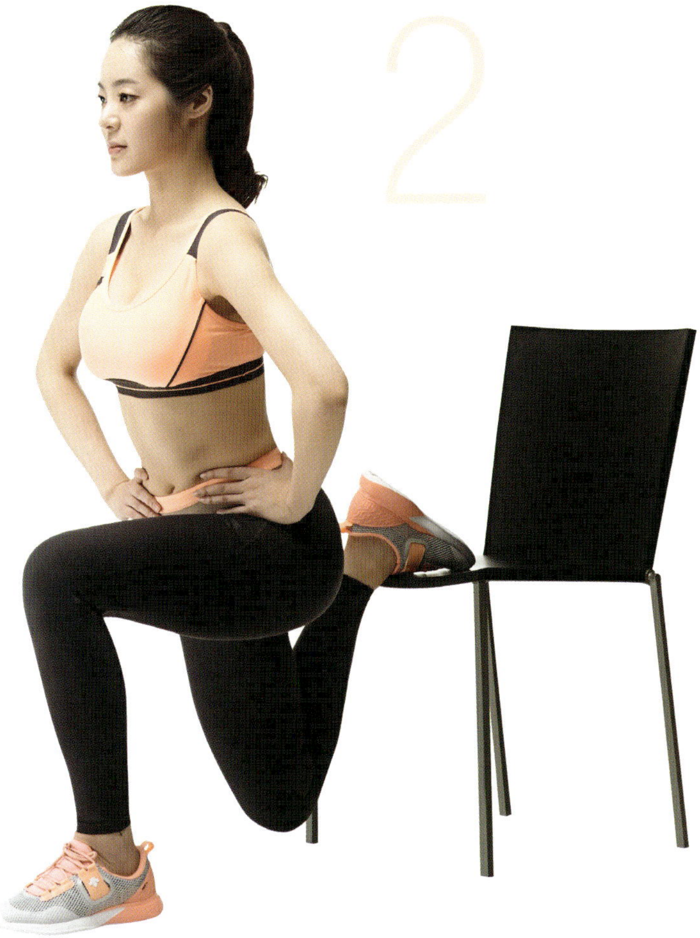

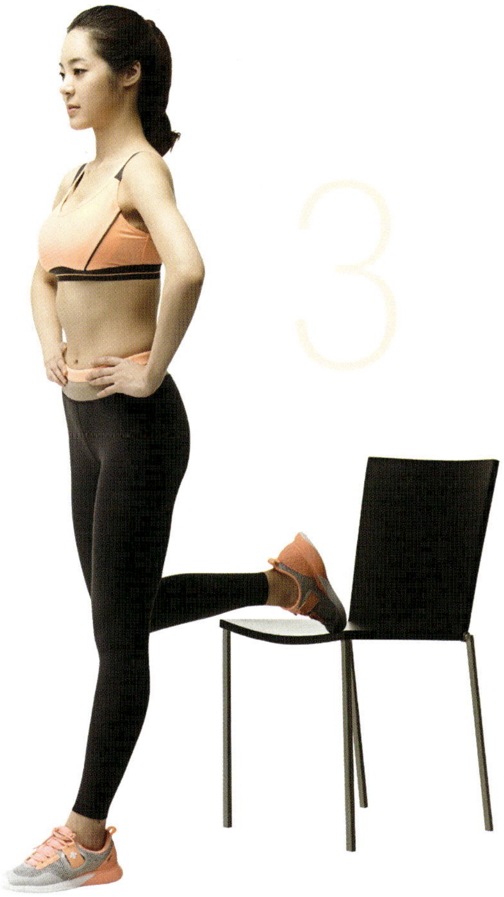

2 왼쪽 무릎이 직각이 되도록 몸을 내려 3초간 멈춘다.

3 천천히 무릎을 펴면서 1번 자세로 돌아와 동작을 20회 반복한다. 같은 방법으로 반대쪽도 실시한다.

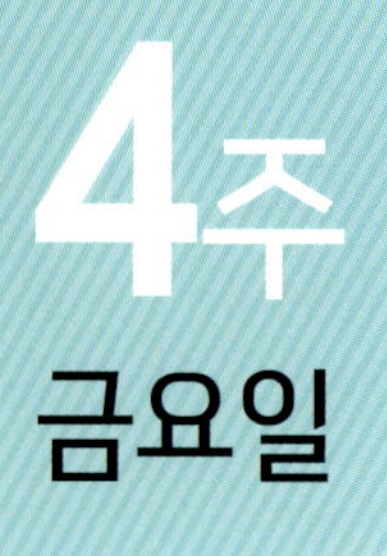

점프하며 다리 모았다 벌려 앉기

점프를 하면서 하체 근육에 탄력을 주고, 동시에 군살을 빼주는 운동이다. 착지할 때 보폭을 넓혔다 줄였다 변화를 주면 엉덩이를 탄력적으로 만들고, 허벅지를 매끈하게 만들 수 있다.

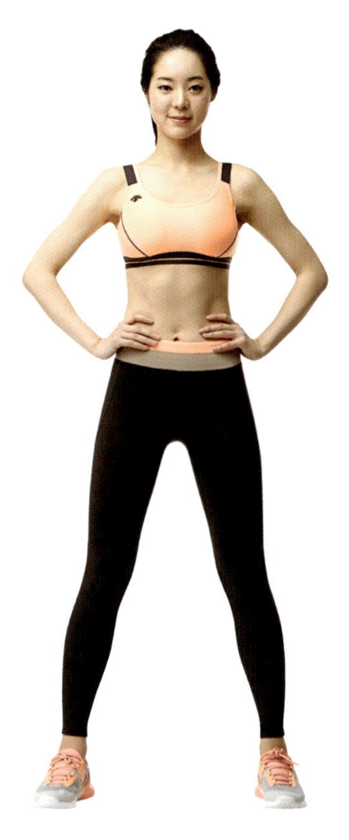

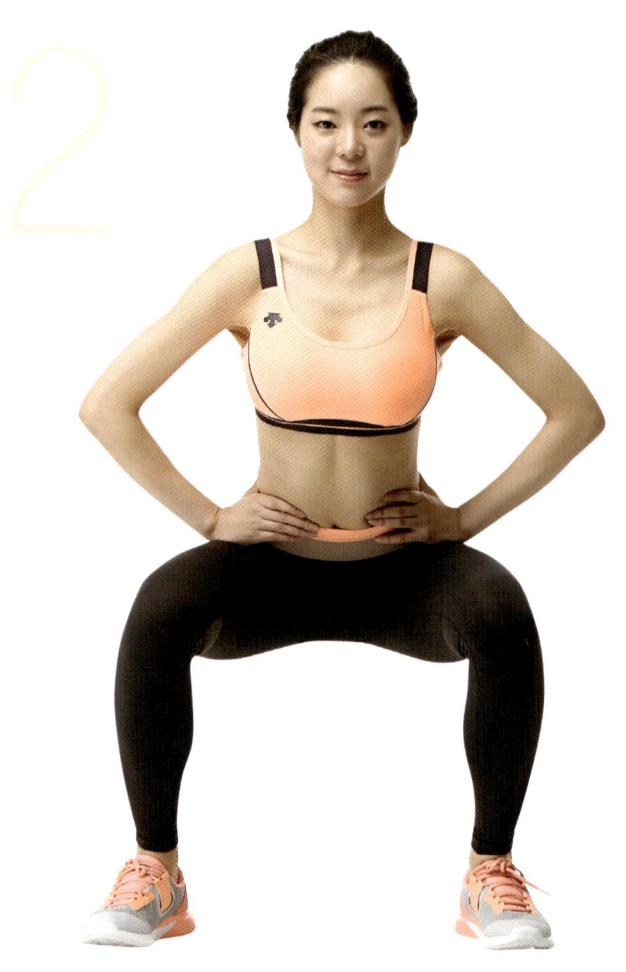

1 허리를 곧게 세우고, 다리를 어깨너비보다 조금 넓게 벌리고 선다. 손은 허리에 얹는다.

2 허벅지가 바닥과 수평이 될 때까지 무릎을 구부려 앉아 3초간 멈춘다.

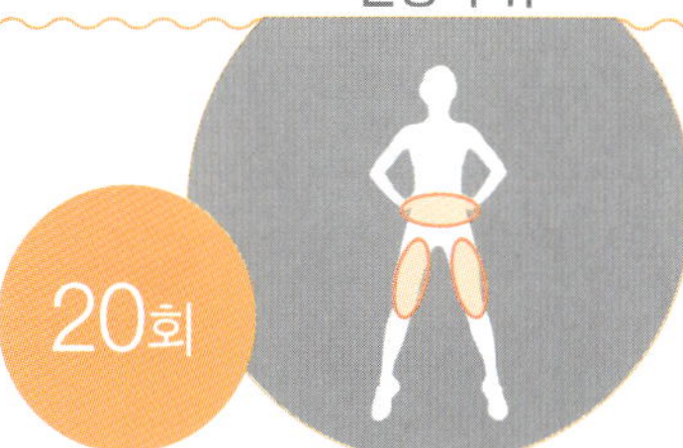

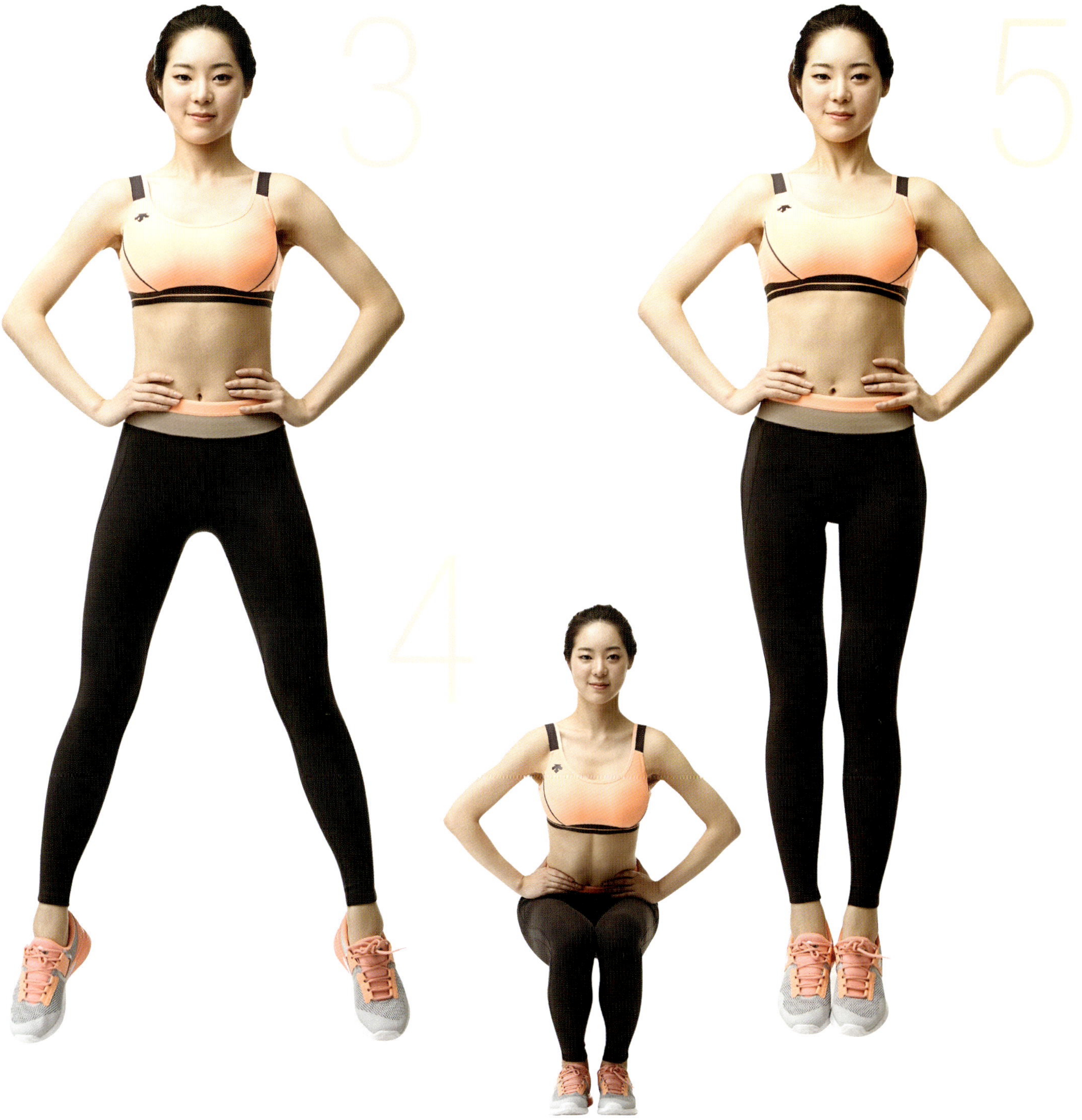

20회

3 그대로 무릎을 펴면서 최대한 높이 점프한다.

4 착지할 때 발을 모으며 그대로 허벅지가 바닥과 수평이
  될 때까지 무릎을 구부려 앉는다.

5 그대로 무릎을 펴면서 다시 최대한 높이 점프한다. 착지
  할 때 1번 자세로 돌아와 동작을 반복한다.

20일
비키니 핏 다이어트

펴낸날 초판 1쇄 2016년 5월 20일

지은이 양덕일

펴낸이 임호준
이사 홍헌표
편집장 김소중
책임 편집 김희현 | **편집 2팀** 장문정
디자인 왕윤경 김효숙 정윤경 | **마케팅** 강진수 임한호 김혜민
경영지원 나은혜 박석호 | **e-비즈** 표형원 이용직 김준홍 류현정 차상은

진행 이주희 | **사진** 김범경 | **모델** 서리나

인쇄 (주)웰컴피앤피

펴낸곳 비타북스 | **발행처** (주)헬스조선 | **출판등록** 제2-4324호 2006년 1월 12일
주소 서울특별시 중구 세종대로 21길 30 | **전화** (02) 724-7684 | **팩스** (02) 722-9339
홈페이지 www.vita-books.co.kr | **블로그** blog.naver.com/vita_books | **페이스북** www.facebook.com/vitabooks

ⓒ 양덕일, 2016

ISBN 979-11-5846-082-2 13510

• 이 도서의 국립중앙도서관 출판예정도서목록(CIP)은 서지정보유통지원시스템 홈페이지(http://seoji.nl.go.kr)와
  국가자료공동목록시스템(http://www.nl.go.kr/kolisnet)에서 이용하실 수 있습니다. (CIP제어번호 : CIP2016010919)

• 비타북스는 독자 여러분의 책에 대한 아이디어와 원고 투고를 기다리고 있습니다.
  책 출간을 원하시는 분은 이메일 vbook@chosun.com으로 간단한 개요와 취지, 연락처 등을 보내주세요.

비타북스는 건강한 몸과 아름다운 삶을 생각하는 (주)헬스조선의 출판 브랜드입니다.